职业卫生与
健康监护实用习题集

主　编　刘移民
副主编　王　致　肖吕武　张维森

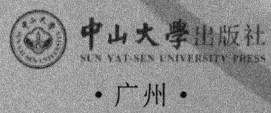
中山大学出版社
·广州·

版权所有　翻印必究

图书在版编目（CIP）数据

职业卫生与健康监护实用习题集/刘移民主编；王致，肖吕武，张维森副主编. —广州：中山大学出版社，2017.6
ISBN 978-7-306-06049-5

Ⅰ. ①职… Ⅱ. ①刘… ②王… ③肖… ④张… Ⅲ. ①职业病—卫生监测—习题题 Ⅳ. ①R135-44

中国版本图书馆 CIP 数据核字（2017）第 110545 号

出 版 人：王天琪
策划编辑：鲁佳慧
责任编辑：鲁佳慧
封面设计：曾　斌
责任校对：邓子华
责任技编：何雅涛
出版发行：中山大学出版社
电　　话：编辑部 020-84111996，84113349，84111997，84110779
　　　　　发行部 020-84111998，84111981，84111160
地　　址：广州市新港西路 135 号
邮　　编：510275　　传　　真：020-84036565
网　　址：http://www.zsup.com.cn　　E-mail：zdcbs@mail.sysu.edu.cn
印 刷 者：广东虎彩云印刷有限公司
规　　格：787mm×1092mm　1/16　24.5 印张　600 千字
版次印次：2017 年 6 月第 1 版　2025 年 5 月第 6 次印刷
定　　价：78.00 元

如发现本书因印装质量影响阅读，请与出版社发行部联系调换

[资助基金]　广州市医学重点学科建设项目（穗卫科教〔2016〕27号）

本书编委会

主　编　刘移民

副主编　王　致　肖吕武　张维森

编　者（按姓氏笔画排名）

　　王建宇　邓颖聪　丘丛玺　朱少芳　刘　鑫　江　兰
　　麦秋苑　苏艺伟　杨志前　李勇勤　李艳华　肖晓琴
　　吴　琳　何易楠　张　海　张伊利　张晋蔚　张海宏
　　陈　坚　陈育全　林秋红　林毓嫱　周　浩　周丽屏
　　周海林　荣　幸　段丹萍　段传伟　郭静宜　唐侍豪
　　黄丽丽　谭夏优

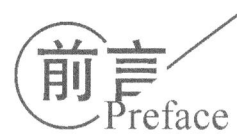

"预防为主、防治结合"是我国职业病防治工作的基本方针。全面贯彻、落实三级预防措施,做到源头预防、早期发现、早期处理、促进康复、预防并发症、改善生活质量,是提升劳动者职业生命质量的重要举措。职业健康监护是以预防为目的,对接触职业病危害因素人员的健康状况进行系统的检查和分析,从而早期发现健康损害,以便采取相应的预防措施,防止疾病的发生和发展,属二级预防的范畴。2007年,在瑞士日内瓦举行的第60届世界卫生大会通过了《工人健康:全球行动计划(GPA)(2008—2017)》,表明保护劳动者的健康及相关权益已经成为全球职业卫生工作者关注的问题。此外,《中华人民共和国职业病防治法》也规定了用人单位应当建立健全职业健康监护制度,保证职业健康监护工作的落实。可见,健康监护工作在职业病防治、保护劳动者健康中具有举足轻重的作用。

职业健康监护工作的专业性和技术性较强,不仅要有针对职业病患者的临床诊疗思维,更需要有寻找病因源头、综合防治的公共卫生观念,因此,要求参与职业健康监护的工作人员必须具备扎实的职业卫生和职业医学理论基础以及娴熟的健康监护实践技术。本书围绕职业卫生和职业医学的基础理论、健康监护相关法律法规以及健康监护实践经验,旨在提高从事职业健康监护工作人员的理论、实践水平和自我学习的积极性。全书共分七章,涉及职业卫生相关法律法规、职业健康监护相关标准、职业病危害基本知识、职业病危害预防控制措施、职业流行病学、职业健康监护技术和职业健康监护质量管理等七方面的内容,健康监护相关知识点较为全面,所选习题紧扣理论和实践,每部分均设有选择、判断、填空、名词解释、简答和案例分析等题型,且每题后面均附有该题的知识点的掌握程度和难易程度,对于使用者的学习具有一定的导向性,有利于把握关键点,提高学习效率,特别是对于从事职业健康监护工作的技术人员自我学习的引导大有帮助。

本书编写过程中,得到领导的高度重视和大力支持,全体编委尽心尽职,通力合作,力求将更全面的知识点、更有实践指导意义的习题内容呈现给读者。但限于编者水平和编写时间的紧迫,本书难免存在错漏及不足之处,敬请广大读者批评指正。

2017年2月

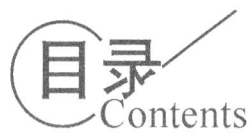

第一章	职业卫生相关法律法规	1
第一节	职业病防治法及相关法律	1
第二节	职业病防治相关规章	10

第二章	职业健康监护相关标准	29
第一节	总则	29
第二节	有害化学因素	34
第三节	粉尘	56
第四节	有害物理因素	60
第五节	生物因素及特殊作业	66
第六节	职业病分类与目录	68

第三章	职业病危害基本知识	71
第一节	职业病危害概述	71
第二节	化学毒物	80
第三节	粉尘	102
第四节	物理因素	119

第四章	职业病危害预防控制措施	134
第一节	防毒措施（工程防护措施）	134
第二节	防毒措施（个人防护和管理上的保障措施）	147
第三节	防尘措施（含工程防护、个人防护和管理保障等）	158
第四节	物理因素防护措施（噪声、振动和高温）	170
第五节	物理因素防护措施（其他物理因素）	184

第五章	职业健康监护技术	198
第一节	前期准备	198

1

第二节　职业健康检查实施……………………………………………… 201
　　第三节　总结分析………………………………………………………… 212
　　第四节　案例分析………………………………………………………… 215

第六章　职业卫生流行病学……………………………………………………… 257
　　第一节　流行病学基本知识……………………………………………… 257
　　第二节　流行病学方法在职业卫生中的应用…………………………… 269

第七章　职业健康监护质量管理………………………………………………… 274
　　第一节　质量管理手册…………………………………………………… 274
　　第二节　程序文件………………………………………………………… 285
　　第三节　作业指导书……………………………………………………… 296

参考答案……………………………………………………………………………… 313

主要参考文献………………………………………………………………………… 382

第一章　职业卫生相关法律法规

第一节　职业病防治法及相关法律

一、单项选择题（每题包括题干及五个答案，其中只有一个正确答案）

1. 用人单位应当对劳动者进行的职业卫生培训包括（　　）。
   A. 上岗前的职业卫生培训　　　　B. 在岗期间的职业卫生培训
   C. 离岗时的职业卫生培训　　　　D. A 和 B
   E. A、B 和 C

   》学习目标要求：掌握　　难易程度：中

2. 承担职业病诊断的医疗卫生机构在进行职业病诊断时，应当组织（　　）名以上取得职业病诊断资格的执业医师集体诊断。
   A. 1　　　B. 2　　　C. 3　　　D. 4　　　E. 5

   》学习目标要求：掌握　　难易程度：中

3. 劳动者对用人单位提供的工作场所职业病危害因素检测结果等资料有异议，诊断、鉴定机构应当提请安全生产监督管理部门进行调查，安全生产监督管理部门应当自接到申请之日起（　　）日内对存在异议的资料或者工作场所职业病危害因素情况做出判定。
   A. 20　　　B. 25　　　C. 30　　　D. 35　　　E. 40

   》学习目标要求：掌握　　难易程度：中

4. 职业病诊断、鉴定过程中，在确认劳动者职业史、职业病危害接触史时，当事人对劳动关系、工种、工作岗位或者在岗时间有争议的，可以向当地的劳动人事争议仲裁委员会申请仲裁；接到申请的劳动人事争议仲裁委员会应当受理，并在（　　）日内做出裁决。
   A. 10　　　B. 15　　　C. 20　　　D. 25　　　E. 30

   》学习目标要求：掌握　　难易程度：中

5. 用人单位对仲裁裁决不服的，可以在职业病诊断、鉴定程序结束之日起（　　）日内依法向人民法院提起诉讼。
   A. 10　　　B. 15　　　C. 20　　　D. 25　　　E. 30

   》学习目标要求：掌握　　难易程度：中

6. 产生职业病危害的用人单位，应当在醒目位置设置公告栏，公布有关职业病防治的内容不包括（　　）。

A. 规章制度 B. 操作规程
C. 载明产品特性及主要成分 D. 职业病危害事故应急救援措施
E. 工作场所职业病危害因素检测结果

> 学习目标要求：掌握　　难易程度：中

7. 关于劳动过程的防护与管理，下列说法错误的是（　　）。
   A. 用人单位应当为劳动者建立职业健康监护档案，并按照规定的期限妥善保存
   B. 职业健康检查应当由市级以上人民政府卫生计生行政部门批准的医疗卫生机构承担
   C. 劳动者离开用人单位时，有权索取本人职业健康监护档案复印件
   D. 用人单位不得安排未成年工从事接触职业病危害的作业
   E. 用人单位不得安排孕期、哺乳期的女职工从事对本人和胎儿、婴儿有危害的作业

> 学习目标要求：掌握　　难易程度：中

8. 关于职业病病人的保障，下列说法错误的是（　　）。
   A. 医疗卫生机构发现疑似职业病病人时，应当告知劳动者本人并及时通知用人单位
   B. 用人单位对不适宜继续从事原工作的职业病病人，应当调离原岗位，并妥善安置
   C. 在疑似职业病病人诊断或者医学观察期间，用人单位可解除或者终止与其订立的劳动合同
   D. 疑似职业病病人在诊断、医学观察期间的费用，由用人单位承担
   E. 用人单位对从事接触职业病危害的作业的劳动者，应当给予适当岗位津贴

> 学习目标要求：掌握　　难易程度：中

9. 下列说法错误的是（　　）。
   A. 劳动者被诊断患有职业病，但用人单位没有依法参加工伤保险的，其医疗和生活保障由该个人承担
   B. 职业病病人的诊疗、康复费用，伤残以及丧失劳动能力的职业病病人的社会保障，按照国家有关工伤保险的规定执行
   C. 职业病病人除依法享有工伤保险外，依照有关民事法律，尚有获得赔偿的权利的，有权向用人单位提出赔偿要求
   D. 职业病病人变动工作单位，其依法享有的待遇不变
   E. 用人单位已经不存在或者无法确认劳动关系的职业病病人，可以向地方人民政府民政部门申请医疗救助和生活等方面的救助

> 学习目标要求：掌握　　难易程度：中

10. 下列说法错误的是（　　）。
    A. 劳动者依法享有职业卫生保护的权利
    B. 用人单位必须依法参加工伤保险

C. 国家鼓励和支持职业病康复机构的建设
D. 有关防治职业病的国家职业卫生标准，由国务院安全生产监督管理部门组织制定并公布
E. 任何单位和个人有权对违反本法的行为进行检举和控告

▶ 学习目标要求：掌握　难易程度：中

11. 用人单位下列行为中，正确的是（　　）。
①用人单位不安排未经上岗前职业健康检查的劳动者从事接触职业病危害的作业
②用人单位不安排女职工从事接触职业病危害的作业
③用人单位不安排有职业禁忌的劳动者从事其所禁忌的作业
④用人单位不安排未成年人从事接触职业病危害的作业

  A. ①②③　　B. ①②④　　C. ①③④　　D. ②③④　　E. ①②③④

12. 下列行为中，用人单位会被予以警告，责令限期改正，可以并处 3 万元以下的罚款的是（　　）。
A. 隐瞒、伪造、篡改、损毁职业健康监护档案等相关资料
B. 安排有职业禁忌的劳动者从事所禁忌的作业的
C. 未按照规定在劳动者离开用人单位时提供职业健康监护答案复印件的
D. 未按照规定制订职业健康监护计划和落实专项经费的
E. 拒不提供职业病诊断、鉴定所需资料的

▶ 学习目标要求：了解　难易程度：中

13. 当事人对职业病诊断机构做出的职业病诊断结论有异议的，可以在接到职业病诊断证明书之日起（　　）天内向职业病诊断机构所在地设区的市级卫生计生行政部门申请鉴定。

  A. 15　　B. 20　　C. 25　　D. 30　　E. 35

▶ 学习目标要求：掌握　难易程度：中

二、多项选择题（每题包括题干及五个答案，其中有两个或两个以上的正确答案）

1. 有关职业病诊断及职业病病人保障的描述，说法正确的是（　　）。
A. 职业病病人的诊疗、康复费用，伤残以及丧失劳动能力的职业病病人的社会保障，按照国家有关工伤保险的规定执行
B. 职业病病人除依法享有工伤保险外，依照有关民事法律，尚有获得赔偿的权利的，有权向用人单位提出赔偿要求
C. 劳动者被诊断患有职业病，但用人单位没有依法参加工伤保险的，其医疗和生活保障由该用人单位承担
D. 职业病病人变动工作单位，其依法享有的待遇不变
E. 人民法院受理有关案件需要进行职业病鉴定时，应当从省、自治区、直辖市人民政府卫生计生行政部门依法设立的相关的专家库中选取参加鉴定的专家

▶ 学习目标要求：掌握　难易程度：中

2. 职业病诊断，应当综合分析下列哪些因素？（　　）

A. 病人的职业史
B. 职业病危害接触史和工作场所职业病危害因素情况
C. 临床表现以及辅助检查结果等
D. 病人的家族史
E. 病人的过敏史

> 学习目标要求：掌握　　难易程度：中

3. 劳动者享有下列哪些职业卫生保护权利？（　　）
   A. 获得职业健康检查、职业病诊疗、康复等职业病防治服务
   B. 要求用人单位提供符合防治职业病要求的职业病防护设施和个人使用的职业病防护用品，改善工作条件
   C. 对违反职业病防治法律、法规以及危及生命健康的行为提出批评、检举和控告
   D. 拒绝违章指挥和强令进行没有职业病防护措施的作业
   E. 参与用人单位职业卫生工作的民主管理，对职业病防治工作提出意见和建议

> 学习目标要求：掌握　　难易程度：中

4. 产生职业病危害的用人单位的设立除应当符合法律、行政法规规定的设立条件外，其工作场所还应当符合下列职业卫生要求（　　）。
   A. 职业病危害因素的强度或者浓度符合国家职业卫生标准
   B. 有与职业病危害防护相适应的设施
   C. 有配套的更衣间、洗浴间、孕妇休息间等卫生设施
   D. 设备、工具、用具等设施符合保护劳动者生理、心理健康的要求
   E. 法律、行政法规和国务院卫生计生行政部门、安全生产监督管理部门关于保护劳动者健康的其他要求

> 学习目标要求：掌握　　难易程度：中

5. 劳动者可以到以下哪些依法承担职业病诊断的医疗卫生机构进行职业病诊断？（　　）
   A. 用人单位所在地　　　　　　　B. 本人户籍所在地
   C. 用人单位法人代表户籍所在地　　D. 暂时居住地
   E. 经常居住地

> 学习目标要求：掌握　　难易程度：中

6. 发生职业病危害事故或者有证据证明危害状态可能导致职业病危害事故发生时，安全生产监督管理部门可以采取下列临时控制措施（　　）。
   A. 责令违反职业病防治法律、法规的单位和个人停止违法行为
   B. 查阅或者复制与违反职业病防治法律、法规的行为有关的资料和采集样品
   C. 封存造成职业病危害事故或者可能导致职业病危害事故发生的材料和设备
   D. 组织控制职业病危害事故现场
   E. 责令暂停导致职业病危害事故的作业

» 学习目标要求：熟悉　　难易程度：中

7. 下列说法正确的是（　　）。
   A. 劳动者对仲裁裁决不服的，可以依法向人民法院提起诉讼
   B. 确诊为职业病的，用人单位还应当向所在地劳动保障行政部门报告
   C. 县级以上地方人民政府卫生计生行政部门负责本行政区域内的职业病统计报告的管理工作，并按照规定上报
   D. 职业病诊断争议由设区的省级以上地方人民政府卫生计生行政部门根据当事人的申请，组织职业病诊断鉴定委员会进行鉴定
   E. 当事人对职业病诊断有异议的，可以向做出诊断的医疗卫生机构所在地的地方人民政府卫生计生行政部门申请鉴定

» 学习目标要求：掌握　　难易程度：中

8. 用人单位违反职业病防治法规定，有下列行为之一的，由安全生产监督管理部门责令限期改正，给予警告，可以并处5万元以上10万元以下的罚款。包括哪些行为？（　　）
   A. 工作场所职业病危害因素检测、评价结果没有存档、上报、公布的
   B. 未实施由专人负责的职业病危害因素日常监测，或者监测系统不能正常监测的
   C. 未按照规定组织劳动者进行职业卫生培训，或者未对劳动者个人职业病防护采取指导、督促措施的
   D. 未按照规定组织职业健康检查、建立职业健康监护档案或者未将检查结果书面告知劳动者的
   E. 未依照本法规定在劳动者离开用人单位时提供职业健康监护档案复印件的

» 学习目标要求：了解　　难易程度：中

9. 违反职业病防治法规定，有下列情形之一的，由安全生产监督管理部门责令限期治理，并处5万元以上30万元以下的罚款；情节严重的，责令停止产生职业病危害的作业，或者提请有关人民政府按照国务院规定的权限责令关闭。包括哪些情形？（　　）
   A. 隐瞒技术、工艺、设备、材料所产生的职业病危害而采用的
   B. 隐瞒本单位职业卫生真实情况的
   C. 未按照规定安排职业病病人、疑似职业病病人进行诊治的
   D. 擅自拆除、停止使用职业病防护设备或者应急救援设施的
   E. 工作场所职业病危害因素的强度或者浓度超过国家职业卫生标准的

» 学习目标要求：熟悉　　难易程度：中

10. 关于职业病防治的法律责任，下列说法正确的是（　　）。
    A. 生产、经营或者进口国家明令禁止使用的可能产生职业病危害的设备或者材料的，依照有关法律、行政法规的规定给予处罚
    B. 用人单位违反本法规定，已经对劳动者生命健康造成严重损害的，由安全

生产监督管理部门责令停止产生职业病危害的作业，或者提请有关人民政府按照国务院规定的权限责令关闭，并处 10 万元以上 50 万元以下的罚款

C. 用人单位违反本法规定，造成重大职业病危害事故或者其他严重后果，构成犯罪的，对直接负责的主管人员和其他直接责任人员，依法追究刑事责任

D. 卫生计生行政部门、安全生产监督管理部门不按照规定报告职业病和职业病危害事故的，由上一级行政部门责令改正，通报批评，给予警告；虚报、瞒报的，对单位负责人、直接负责的主管人员和其他直接责任人员依法给予降级、撤职或者开除的处分

E. 未取得职业卫生技术服务资质认可擅自从事职业卫生技术服务的，或者医疗卫生机构未经批准擅自从事职业健康检查、职业病诊断的，由安全生产监督管理部门和卫生计生行政部门依据职责分工责令立即停止违法行为，没收违法所得

▶ 学习目标要求：了解　　难易程度：中

11. 职业病诊断、鉴定过程中，在确认劳动者职业史、职业病危害接触史时，当事人对哪些内容有争议的，可以向当地的劳动人事争议仲裁委员会申请仲裁？（　　）

　　A. 劳动关系　　B. 离岗时间　　C. 工种　　D. 工作岗位　　E. 在岗时间

▶ 学习目标要求：掌握　　难易程度：中

12. 下列说法正确的是（　　）。

A. 工会组织对用人单位违反职业病防治法律、法规，侵犯劳动者合法权益的行为，有权要求纠正

B. 产生严重职业病危害时，工会组织有权要求采取防护措施，或者向政府有关部门建议采取强制性措施

C. 发生职业病危害事故时，工会组织有权参与事故调查处理

D. 产生严重职业病危害时，工会组织无权向政府有关部门建议采取强制性措施

E. 发现危及劳动者生命健康的情形时，工会组织有权向用人单位建议组织劳动者撤离危险现场，用人单位应当立即做出处理

▶ 学习目标要求：熟悉　　难易程度：中

13. 违反职业病防治法规定，由安全生产监督管理部门给予警告，责令限期改正；逾期不改正的，处 10 万元以下的罚款，包括哪些行为？（　　）

A. 工作场所职业病危害因素检测、评价结果没有存档、上报、公布的

B. 建设项目的职业病防护设施未按照规定与主体工程同时投入生产和使用的

C. 未按照规定公布有关职业病防治的规章制度、操作规程、职业病危害事故应急救援措施的

D. 未按照规定组织劳动者进行职业卫生培训，或者未对劳动者个人职业病防护采取指导、督促措施的

E. 未按照规定对职业病防护设施进行职业病危害控制效果评价、未经安全生产监督管理部门验收或者验收不合格，擅自投入使用的

> 学习目标要求：熟悉　　难易程度：中

14. 用人单位有下列行为之一的，予以警告，责令限期改正，可以并处 3 万元以下罚款的是（　　）。

　　A. 未建立或者落实职业健康监护制度的
　　B. 不承担职业健康检查费用的
　　C. 未按照规定安排职业病病人、疑似职业病病人进行诊治的
　　D. 弄虚作假，指使他人冒名顶替参加职业健康检查的
　　E. 安排未成年人从事接触职业病危害的作业的

> 学习目标要求：了解　　难易程度：中

15. 用人单位出现下列哪些行为，且情节严重，会被责令停止产生职业病危害的作业，或者提请有关人民政府按照国务院规定的权限责令关闭的是（　　）。

　　A. 用人单位安排未经职业健康检查的劳动者从事接触职业病危害的作业
　　B. 隐瞒、伪造、篡改、损毁职业健康监护档案等相关资料
　　C. 弄虚作假，指使他人冒名顶替参加职业健康检查
　　D. 用人单位安排女职工从事接触职业病危害的作业
　　E. 对劳动者隐瞒其职业健康检查结果的

> 学习目标要求：了解　　难易程度：中

16. 用人单位的哪些行为会予以警告，责令限期改正，可以并处 5 万元以上 30 万元以下的罚款（　　）。

　　A. 安排有职业病的劳动者调离原有岗位
　　B. 安排孕期、哺乳期女职工从事接触职业病危害的作业
　　C. 安排有职业禁忌的劳动者从事所禁忌的作业的
　　D. 安排未经职业健康检查的劳动者从事接触职业病危害的作业
　　E. 安排未成年人从事接触职业病危害的作业的

> 学习目标要求：了解　　难易程度：中

17. 职业病诊断与鉴定工作应当按照《职业病防治法》、《职业病诊断与鉴定管理办法》的有关规定及国家职业病诊断标准进行，遵循（　　）的原则。

　　A. 科学　　　B. 公正　　　C. 及时　　　D. 便民　　　E. 公平

> 学习目标要求：掌握　　难易程度：中

18. 职业病诊断机构应当具备下列条件（　　）。

　　A. 持有《医疗机构执业许可证》
　　B. 具有相应的诊疗科目及与开展职业病诊断相适应的职业病诊断医师等相关医疗卫生技术人员
　　C. 具有与开展职业病诊断相适应的场所和仪器、设备

D. 具有健全的职业病诊断质量管理制度

E. 具有《中华人民共和国职业病防治法》规定的其他条件

> 学习目标要求：掌握　　难易程度：难

19. 在确认劳动者职业史、职业病危害接触史时，当事人对（　　）有争议的，职业病诊断机构应当告知当事人依法向用人单位所在地的劳动人事争议仲裁委员会申请仲裁。

A. 劳动关系　　B. 工种　　C. 工作岗位　　D. 在岗时间

E. 接触有害因素

> 学习目标要求：掌握　　难易程度：中

三、判断题

1. 没有证据否定职业病危害因素与病人临床表现之间的必然联系的，应当诊断为职业病。（　）

> 学习目标要求：掌握　　难易程度：中

2. 用人单位可安排未成年工从事接触职业病危害的作业。（　　）

> 学习目标要求：掌握　　难易程度：中

3. 对遭受或者可能遭受急性职业病危害的劳动者，用人单位应当及时组织救治、进行健康检查和医学观察，所需费用由个人承担。（　　）

> 学习目标要求：掌握　　难易程度：中

4. 对在职业健康检查中发现有与所从事的职业相关的健康损害的劳动者，应当调离原工作岗位，并妥善安置。（　　）

> 学习目标要求：掌握　　难易程度：中

5. 国务院和县级以上地方人民政府劳动保障行政部门应当加强对工伤保险的监督管理，确保劳动者依法享受工伤保险待遇。（　　）

> 学习目标要求：掌握　　难易程度：中

6. 承担职业病诊断的医疗卫生机构有权拒绝劳动者进行职业病诊断的要求。（　　）

> 学习目标要求：掌握　　难易程度：中

7. 职业病诊断、鉴定机构需要了解工作场所职业病危害因素情况时，可以对工作场所进行现场调查，也可以向安全生产监督管理部门提出，安全生产监督管理部门应当在十五日内组织现场调查。（　　）

> 学习目标要求：掌握　　难易程度：中

8. 用人单位和医疗卫生机构发现职业病病人或者疑似职业病病人时，应当及时向所在地卫生计生行政部门和安全生产监督管理部门报告。（　　）

> 学习目标要求：掌握　　难易程度：中

9. 劳动者接受职业健康检查可不当正常出勤。（　　）

➤ 学习目标要求：掌握　难易程度：易

10. 用人单位应当选择由市级以上人民政府卫生计生行政部门批准的医疗卫生机构承担职业健康工作。（　）

➤ 学习目标要求：掌握　难易程度：易

11. 用人单位不得安排未经上岗前职业健康检查的劳动者从事接触职业病危害的作业。（　）

➤ 学习目标要求：掌握　难易程度：易

12. 职业病诊断机构发现职业病病人或者疑似职业病病人时，可以及时向所在地卫生计生行政部门和安全生产监督管理部门报告。（　）

➤ 学习目标要求：掌握　难易程度：中

四、填空题

1. 职业病防治工作坚持_____的方针，建立用人单位负责、行政机关监管、行业自律、职工参与和社会监督的机制，实行分类管理、综合治理。

➤ 学习目标要求：掌握　难易程度：中

2. 有关防治职业病的国家职业卫生标准，由_____组织制定并公布。

➤ 学习目标要求：掌握　难易程度：中

3. 职业病危害因素分类目录由_____制定、调整并公布。

➤ 学习目标要求：掌握　难易程度：中

4. 对放射工作场所和放射性同位素的运输、贮存，用人单位必须配置_____和_____，保证接触放射线的工作人员佩戴个人剂量计。

➤ 学习目标要求：掌握　难易程度：中

5. 职业病危害因素检测、评价由依法设立的取得国务院安全生产监督管理部门或者设区的_____以上地方人民政府安全生产监督管理部门按照职责分工给予资质认可的_____机构进行。

➤ 学习目标要求：掌握　难易程度：中

6. 对从事接触职业病危害的作业的劳动者，用人单位应当按照国务院安全生产监督管理部门、卫生计生行政部门的规定组织_____、_____和_____的职业健康检查，并将检查结果书面告知劳动者。

➤ 学习目标要求：掌握　难易程度：中

7. 职业健康检查应当由_____部门批准的医疗卫生机构承担。

➤ 学习目标要求：掌握　难易程度：中

五、名词解释

职业病

> 学习目标要求：掌握　　难易程度：中

六、简答题

1. 承担职业病诊断的医疗卫生机构应当具备哪些条件？

   > 学习目标要求：掌握　　难易程度：中

2. 用人单位应当采取的职业病防治管理措施有哪些？

   > 学习目标要求：掌握　　难易程度：中

3. 用人单位应当保障职业病病人依法享受国家规定的职业病待遇，内容包括哪些？

   > 学习目标要求：掌握　　难易程度：中

4. 安全生产监督管理部门履行监督检查职责时，有权采取哪些措施？

   > 学习目标要求：熟悉　　难易程度：中

5. 安全生产监督管理部门及其职业卫生监督执法人员履行职责时，不得有哪些行为？

   > 学习目标要求：熟悉　　难易程度：中

第二节　职业病防治相关规章

一、单项选择题（每题包括题干及五个答案，其中只有一个正确答案）

1. 下列说法正确的是（　　）。
   A. 建设项目职业病危害分类管理办法由国务院安全生产监督管理部门制定
   B. 建设项目的职业病防护设施所需费用应当纳入建设项目工程预算，并与主体工程同时设计，同时施工，同时投入生产和使用
   C. 国家对从事放射性、高毒、高危粉尘等作业实行特殊管理，具体管理办法由国务院制定
   D. 建设项目在竣工验收前，建设单位应当进行职业病危害控制效果评价
   E. 以上都是

   > 学习目标要求：掌握　　难易程度：中

2. 下列说法错误的是（　　）。
   A. 安全生产监督管理部门应当自收到职业病危害预评价报告之日起10日内，做出审核并书面通知建设单位

B. 新建、扩建、改建建设项目和技术改造、技术引进项目可能产生职业病危害的，建设单位在可行性论证阶段应当向安全生产监督管理部门提交职业病危害评价报告

C. 未提交预评价报告或者预评价报告未经安全生产监督管理部门审核同意的，有关部门不得批准该建设项目

D. 职业病危害预评价、职业病危害控制效果评价由依法设立的取得国务院安全生产监督管理部门或者设区的市级以上地方人民政府安全生产监督管理部门按照职责分工给予资质认可的职业卫生技术服务机构进行

E. 职业病危害预评价报告应当对建设项目可能产生的职业病危害因素及其对工作场所和劳动者健康的影响做出评价，确定危害类别和职业病防护措施

▶ 学习目标要求：掌握　　难易程度：中

3. 若用人单位违反职业病防治法有关规定，存在未按照规定对工作场所职业病危害因素进行检测、评价的行为，由安全生产监督管理部门给予警告，责令限期改正，逾期不改正的，应处以（　　）的罚款。

A. 5 万元以上 10 万元以下

B. 5 万元以上 20 万元以下

C. 5 万元以上 30 万元以下

D. 10 万元以上 20 万元以下

E. 10 万元以上 50 万元以下

▶ 学习目标要求：了解　　难易程度：中

4. 职业病诊断、鉴定机构需要了解工作场所职业病危害因素情况时，可以向安全生产监督管理部门提出，安全生产监督管理部门应当在（　　）日内组织现场调查。

A. 10　　　B. 15　　　C. 20　　　D. 25　　　E. 30

▶ 学习目标要求：掌握　　难易程度：中

5. 下列说法错误的是（　　）。

A. 职业卫生监督执法人员应当忠于职守，秉公执法，严格遵守执法规范

B. 涉及用人单位的秘密的，职业卫生监督执法人员应当为其保密

C. 职业卫生监督执法人员应当依法经过资格认定

D. 职业卫生监督执法人员依法执行职务时，被检查单位有权拒绝检查

E. 县级以上人民政府职业卫生监督管理部门依照职业病防治法律、法规、国家职业卫生标准和卫生要求，依据职责划分，对职业病防治工作进行监督检查

▶ 学习目标要求：熟悉　　难易程度：中

6. 职业健康监护工作的责任主体是（　　）。

A. 职业卫生技术服务机构　　　　B. 用人单位

C. 安全生产监督部门　　　　　　D. 医疗卫生部门

E. 劳动者

» 学习目标要求：掌握　难易程度：易

7. 用人单位选择职业健康检查机构时，应选择（　　）。
    A. 有职业健康检查资质的市级以上人民政府卫生计生行政部门批准的医疗卫生机构
    B. 有职业健康检查资质的省级以上人民政府卫生计生行政部门批准的医疗卫生机构
    C. 任意的区级以上人民政府卫生计生行政部门批准的医疗卫生机构
    D. 有职业健康检查资质的区级以上人民政府卫生计生行政部门批准的医疗卫生机构
    E. 任意省级以上人民政府卫生计生行政部门批准的医疗卫生机构

» 学习目标要求：掌握　难易程度：易

» 学习目标要求：掌握　难易程度：中

8. 劳动者若准备调离原来所从事的职业病危害岗位时，用人单位应当在劳动者离岗（　　）内组织其进行离岗时的职业健康检查。
    A. 前30日　　B. 前60日　　C. 前90日　　D. 后30日　　E. 后90日

» 学习目标要求：熟悉　难易程度：中

9. 劳动者离岗前（　　）内的在岗期间的职业健康检查可以视为离岗时的职业健康检查。
    A. 30日　　B. 60日　　C. 90日　　D. 120日　　E. 半年

» 学习目标要求：熟悉　难易程度：易

10. 用人单位应当及时将职业健康检查结果及职业健康检查机构的建议以（　　）形式如实告知劳动者。
    A. 口头　　B. 短信　　C. 电子邮件　　D. 公示　　E. 书面

» 学习目标要求：掌握　难易程度：易

11. 职业健康监护中心出现新发现职业病（职业中毒）或者（　　）例以上疑似职业病（职业中毒）的，用人单位应当及时向所在地安全生产监督管理部门报告。
    A. 1　　B. 2　　C. 3　　D. 4　　E. 5

» 学习目标要求：熟悉　难易程度：中

12. 若违反《用人单位职业健康监护监督管理办法》的规定，未报告职业病、疑似职业病的，由安全生产监督管理部门责令限期改正，给予警告，可以并处（　　）万元以下的罚款。
    A. 0.5　　B. 1　　C. 2　　D. 3　　E. 4

» 学习目标要求：了解　难易程度：易

13. 《用人单位职业健康监护监督管理办法》自（　　）起施行。
    A. 2010年8月1日　　　　　　　　B. 2011年7月1日

C. 2012年6月1日　　　　　　　D. 2011年5月1日
E. 2010年4月1日

≫ 学习目标要求：了解　　难易程度：易

14. 《职业病诊断与鉴定管理办法》经卫生部部务会审议通过，自（　　）起实施。
A. 2013年1月9日　　　　　　B. 2013年1月10日
C. 2013年4月9日　　　　　　D. 2013年4月10日
E. 2013年4月11日

≫ 学习目标要求：了解　　难易程度：中

15. 职业病诊断机构批准证书有效期为（　　）年。
A. 3　　　B. 4　　　C. 5　　　D. 6　　　E. 7

≫ 学习目标要求：熟悉　　难易程度：中

16. 职业病鉴定办事机构应当在受理鉴定申请之日起_____日内组织鉴定、形成鉴定结论，并在鉴定结论形成后_____日内出具职业病鉴定书。（　　）
A. 60，15　　B. 30，25　　C. 30，15　　D. 60，25　　E. 60，30

≫ 学习目标要求：掌握　　难易程度：中

17. 职业病诊断证明书一式（　　）份。
A. 1　　　B. 2　　　C. 3　　　D. 4　　　E. 5

≫ 学习目标要求：掌握　　难易程度：中

18. 职业病诊断机构需要延续依法取得的职业病诊断机构批准证书有效期的，应当在批准证书有效期届满（　　）日前，向原批准机关申请延续。
A. 15　　　B. 20　　　C. 30　　　D. 40　　　E. 50

≫ 学习目标要求：掌握　　难易程度：中

19. 职业病诊断机构在进行职业病诊断时，应当组织（　　）名以上单数职业病诊断医师进行集体诊断。
A. 1　　　B. 3　　　C. 5　　　D. 7　　　E. 9

≫ 学习目标要求：掌握　　难易程度：中

20. 专家组人数为五人以上单数，其中相关专业职业病诊断医师应当为本次专家人数的（　　）以上。
A. 1/2　　B. 2/3　　C. 3/4　　D. 5/6　　E. 6/7

≫ 学习目标要求：掌握　　难易程度：中

21. 鉴定结论应当经专家组（　　）以上成员通过。
A. 1/2　　B. 2/3　　C. 3/4　　D. 3/5　　E. 4/5

≫ 学习目标要求：掌握　　难易程度：中

22. 首次鉴定的职业病鉴定书一式（　　）份。
A. 1　　　B. 2　　　C. 3　　　D. 4　　　E. 5

» 学习目标要求：掌握　　难易程度：中

23. 职业病鉴定书应当于鉴定结论做出之日起（　　）内由职业病鉴定办事机构送达当事人。

　　A. 15　　　B. 20　　　C. 30　　　D. 40　　　E. 50

» 学习目标要求：掌握　　难易程度：中

24. 职业病诊断医师应当依法在其_____范围内从事职业病诊断工作，不得从事超出其_____范围的职业病诊断工作。（　　）

　　A. 职称　　B. 职务　　C. 职责　　D. 资质　　E. 专业

» 学习目标要求：熟悉　　难易程度：中

25. 职业病诊断机构需要延续依法取得的职业病诊断机构批准证书有效期的，应当在批准证书有效期届满（　　）日前，向原批准机关申请延续。

　　A. 15　　　B. 20　　　C. 30　　　D. 40　　　E. 50

» 学习目标要求：掌握　　难易程度：中

26. 职业病诊断机构进行职业病诊断时，应当书面通知劳动者所在的用人单位提供其掌握的职业病诊断资料，用人单位应当在接到通知后的（　　）日内如实提供。

　　A. 10　　　B. 20　　　C. 30　　　D. 40　　　E. 50

» 学习目标要求：掌握　　难易程度：中

27. 职业病诊断机构在进行职业病诊断时，诊断医师对诊断结论有意见分歧的，应当根据（　　）诊断医师的一致意见形成诊断结论。

　　A. 1/2　　B. 2/3　　C. 3/4　　D. 3/5　　E. 4/5

» 学习目标要求：掌握　　难易程度：中

28. 现在施行的《职业健康检查管理办法》是自（　　）起施行的。

　　A. 2002 年 3 月 28 日　　　　B. 2010 年 5 月 1 日
　　C. 2013 年 4 月 10 日　　　　D. 2015 年 3 月 26 日
　　E. 2015 年 5 月 1 日

» 学习目标要求：掌握　　难易程度：易

29. 职业健康检查档案保存时间应当自劳动者最后一次职业健康检查结束之日起不少于（　　）年。

　　A. 10　　　B. 15　　　C. 20　　　D. 25　　　E. 30

» 学习目标要求：熟悉　　难易程度：易

30. 医疗卫生机构开展职业健康检查，原则上应当经（　　）部门批准，试点省份的职能可能转移给行业协会。

　　A. 国家卫生计生行政　　　　B. 省级卫生计生行政
　　C. 市级卫生计生行政　　　　D. 省级安全生产监督管理
　　E. 市级安全生产监督管理

➤ 学习目标要求：熟悉　　难易程度：易

31. 职业健康检查机构应当在职业健康检查结束之日起（　　）个工作日内将职业健康检查结果，包括劳动者个人职业健康检查报告和用人单位职业健康检查总结报告，书面告知用人单位。

　　A. 10　　　B. 30　　　C. 40　　　D. 60　　　E. 90

➤ 学习目标要求：掌握　　难易程度：易

32. 用人单位应当将劳动者个人职业健康检查结果及职业健康检查机构的建议等情况（　　）劳动者。

　　A. 口头告知　B. 电话告知　C. 书面告知　D. 短信告知　E. 邮件告知

➤ 学习目标要求：掌握　　难易程度：易

33. 省级卫生计生行政部门应当对本辖区内的职业健康检查机构进行定期或者不定期抽查；设区的市级卫生计生行政部门应当至少组织（　　）对本辖区内职业健康检查机构的监督检查；县级卫生计生行政部门负责日常监督检查。

　　A. 1年1次　B. 1年2次　C. 1季度1次　D. 2年1次　E. 3年1次

➤ 学习目标要求：熟悉　　难易程度：易

34. 职业健康检查项目、周期按照（　　）执行。

　　A. 中华人民共和国职业病防治法
　　B. 职业健康监护管理办法
　　C. 职业卫生技术服务机构监督管理暂行办法
　　D. 职业健康监护技术规范
　　E. 职业卫生技术服务机构工作规范

➤ 学习目标要求：掌握　　难易程度：易

35. （　　）负责全国范围内职业健康检查工作的监督管理。

　　A. 卫生部　　　　　　　　　　B. 国家卫生和计划生育委员会
　　C. 国家安全生产监督管理总局　　D. 国家人力资源和社会保障部
　　E. 国务院

➤ 学习目标要求：熟悉　　难易程度：易

36. 职业健康检查机构可以在（　　）内开展外出职业健康检查。

　　A. 全国范围　　　　　　　　　B. 所在省全省范围
　　C. 所在市全市范围　　　　　　D. 所在区全区范围
　　E. 执业登记机关管辖区

➤ 学习目标要求：熟悉　　难易程度：易

37. 下列不属于卫生计生行政部门对职业健康检查机构的监督检查内容的是（　　）。

　　A. 职业健康检查档案管理情况
　　B. 按照批准的类别和项目开展职业健康检查工作的情况

C. 外出职业健康检查工作情况

D. 职业病诊断工作情况

E. 职业健康检查结果、疑似职业病的报告与告知情况

> 学习目标要求：熟悉   难易程度：中

二、多项选择题（每题包括题干及五个答案，其中有两个或两个以上的正确答案）

1. 对可能发生急性职业损伤的有毒、有害工作场所，用人单位应当采取哪些措施？（   ）

   A. 设置报警装置　　　　　　　　B. 配置现场急救用品
   C. 冲洗设备　　　　　　　　　　D. 应急撤离通道
   E. 必要的泄险区

> 学习目标要求：掌握   难易程度：中

2. 向用人的单位提供可能产生职业病危害的设备的，应该提供中文说明书，并在设备醒目位置设置警示标识和中文警示说明。警示说明应该包括哪些？（   ）

   A. 设备性能　　　　　　　　　　B. 可能产生的职业病危害
   C. 安全操作和维护注意事项　　　D. 职业病防护
   E. 应急救治措施

> 学习目标要求：掌握   难易程度：中

3. 职业健康监护的职业健康检查包括（   ）。

   A. 上岗前职业健康检查　　　　　B. 在岗期间职业健康检查
   C. 离岗时职业健康检查　　　　　D. 离岗后职业健康检查
   E. 应急职业健康检查

> 学习目标要求：掌握   难易程度：易

4. 下列说法正确的是（   ）。

   A. 用人单位应当落实本单位职业健康检测年度计划，并保证所需要的专项经费
   B. 用人单位应当承担职业健康检查费用
   C. 用人单位应当确保职业健康检查的劳动者身份的真实性
   D. 用人单位不依法落实职业健康监护工作，任何单位和个人均有权向安全生产监督管理部门举报或者报告
   E. 用人单位的主要负责人对本单位职业健康监护工作全面负责

> 学习目标要求：掌握   难易程度：易

5. 用人单位实施职业健康检查时，应当提供哪些文件和资料给委托的职业健康检查机构？（   ）

   A. 用人单位的基本情况
   B. 用人单位具体的生产工艺流程图
   C. 工作场所职业病危害因素种类
   D. 职业病危害因素定期检测、评价结果

E. 工作场所职业病危害因素接触人员名册

▶ 学习目标要求：掌握　　难易程度：中

6. 用人单位收到根据职业健康检查报告后采取下列措施，正确的是（　　）。
   A. 对健康损害可能与所从事的职业相关的劳动者，立刻解除或终止与其的劳动合同
   B. 对需要复查的劳动者，按照职业健康检查机构要求的时间安排复查和医学观察
   C. 对有职业禁忌的劳动者，可不调离或暂时脱离原工作岗位，但需要定期进行医学观察
   D. 对疑似职业病病人，按照职业健康检查机构的建议安排其进行医学观察或者职业病诊断
   E. 对存在职业病危害的岗位，只要在此岗位中不出现疑似职业病病人或有职业禁忌的劳动者，则不需要完善职业病防护设施

▶ 学习目标要求：掌握　　难易程度：中

7. 用人单位为劳动者建立的职业健康监护档案应包括（　　）。
   A. 劳动者的姓名、性别、年龄、籍贯、婚姻、文化程度、嗜好等情况
   B. 劳动者职业史、既往病史和职业病危害史
   C. 历次职业健康检查结果及处理情况
   D. 职业病诊疗资料
   E. 需要存入职业健康监护档案的其他有关资料

▶ 学习目标要求：掌握　　难易程度：易

8. 安全生产监督管理部门依法对用人单位落实有关职业健康监护的情况进行监督检查，重点监督检查内容包括（　　）。
   A. 职业健康监护制度建立情况
   B. 针对职业健康检查结果及建议，向劳动者履行告知义务情况
   C. 报告职业病、疑似职业病情况
   D. 劳动者职业健康监护档案建立及管理情况
   E. 为离开用人单位的劳动者提供其职业健康监护档案复印件情况

▶ 学习目标要求：了解　　难易程度：易

9. 下列说法正确的是（　　）。
   A. 用人单位可以每年可以安排一部分接触职业病危害因素的劳动者进行职业健康检查
   B. 岗位接触的职业病危害因素改变，职业健康检查项目也应相应调整
   C. 对疑似职业病病人，可不安排其进行职业病诊断
   D. 劳动者离岗时，应评价劳动者健康变化是否与其岗位的职业病危害因素有关，以分清责任
   E. 职业健康检查经费可与用人单位当年的经济利润挂钩，随利润多少而变化

> 学习目标要求：熟悉　　难易程度：难

10. 医疗卫生机构申请开展职业病诊断，应当向省级卫生计生行政部门提交下列资料（　　）。

  A. 职业病诊断机构申请表
  B.《医疗机构执业许可证》及副本的复印件
  C. 与申请开展的职业病诊断项目相关的诊疗科目及相关资料
  D. 与申请项目相适应的职业病诊断医师等相关医疗卫生技术人员情况
  E. 省级卫生计生行政部门规定提交的其他资料

> 学习目标要求：掌握　　难易程度：中

11. 从事职业病诊断的医师应当具备下列条件（　　）。

  A. 具有医师执业证书
  B. 具有中级以上卫生专业技术职务任职资格
  C. 熟悉职业病防治法律法规和职业病诊断标准
  D. 从事职业病诊断、鉴定相关工作五年以上
  E. 按规定参加职业病诊断医师相应专业的培训，并考核合格

> 学习目标要求：熟悉　　难易程度：难

12. 劳动者可以选择（　　）的职业病诊断机构进行职业病诊断。

  A. 用人单位所在地　　　　　　B. 本人户籍所在地
  C. 经常居住地　　　　　　　　D. 本人居住地
  E. 用人单位注册地

> 学习目标要求：掌握　　难易程度：难

13. 参与职业病鉴定的专家有下列（　　）情形之一的，应当回避。

  A. 是职业病鉴定当事人或者当事人近亲属
  B. 是职业病诊断当事人或者当事人近亲属
  C. 已参加当事人职业病诊断或者首次鉴定
  D. 与职业病鉴定当事人有利害关系
  E. 与职业病鉴定当事人有其他关系，可能影响鉴定公正

> 学习目标要求：掌握　　难易程度：中

14. 当事人申请职业病鉴定时，应当提供下列资料（　　）。

  A. 职业病鉴定申请书
  B. 职业病诊断申请书
  C. 职业病诊断鉴定证明书
  D. 职业病诊断证明书，申请省级鉴定的还应当提交市级职业病鉴定书
  E. 卫生计生行政部门要求提供的其他有关资料

> 学习目标要求：掌握　　难易程度：中

15. 省级卫生计生行政部门应当向社会公布本行政区域内（　　）等相关信息。

A. 职业病诊断机构名单　　　　　B. 职业病诊断机构地址
C. 职业病诊断项目　　　　　　　D. 职业病诊断医师名单
E. 职业病诊断机构电话

❯ 学习目标要求：掌握　　难易程度：难

16. 劳动者在诊断与鉴定过程中享有（　　）的权利。
A. 选择诊断机构就诊的权利　　　B. 知情权
C. 申请劳动仲裁的权利　　　　　D. 异议申诉权利
E. 选择鉴定专家权

❯ 学习目标要求：掌握　　难易程度：难

17. 设区的市级以上卫生计生行政部门应当向社会公布本行政区域内依法承担职业病鉴定工作的办事机构的（　　）。
A. 名称　　　　　　　　　　　　B. 工作时间
C. 地点　　　　　　　　　　　　D. 鉴定工作程序
E. 鉴定流程

❯ 学习目标要求：掌握　　难易程度：难

18. 职业病诊断与鉴定工作涉及哪些机构和部门？（　　）
A. 职业病诊断机构　　　　　　　B. 职业病鉴定机构
C. 安全生产监督管理部门　　　　D. 劳动人事争议仲裁委员会
E. 卫生计生行政部门

❯ 学习目标要求：掌握　　难易程度：中

19. 《职业病诊断鉴定管理办法》修订的原则是（　　）。
A. 合法性原则　　　　　　　　　B. 便民原则
C. 合理性原则　　　　　　　　　D. 效率性原则
E. 公平性原则

❯ 学习目标要求：掌握　　难易程度：中

20. 职业病诊断证明书应当包括下列内容（　　）。
A. 劳动者、用人单位基本信息
B. 诊断结论，确诊为职业病的，应当载明职业病的名称、程度（期别）、处理意见
C. 诊断时间
D. 临床表现
E. 实验室检查结果

❯ 学习目标要求：掌握　　难易程度：中

21. 职业病诊断机构应当建立职业病诊断档案并永久保存，档案应当包括（　　）。
A. 职业病诊断证明书
B. 职业病诊断过程记录，包括参加诊断的人员、时间、地点、讨论内容及诊

断结论

C. 用人单位、劳动者和相关部门、机构提交的有关资料

D. 临床检查与实验室检验等资料

E. 与诊断有关的其他资料

> 学习目标要求：了解　　难易程度：中

22. 主检医师的职责是（　　）。

A. 确定职业健康检查项目和周期

B. 联系工厂企业确定职业健康检查方案

C. 对职业健康检查过程进行质量控制

D. 审核职业健康检查报告

E. 对职业健康检查结果进行解释

> 学习目标要求：掌握　　难易程度：中

23. 下列属于职业健康检查机构违法行为的是（　　）。

A. 超出批准范围从事职业健康检查的

B. 不按照《职业病防治法》规定履行法定职责的

C. 出具虚假证明文件的

D. 职业健康检查机构出租、出借《职业健康检查机构资质批准证书》

E. 未按照规定报告疑似职业病

> 学习目标要求：掌握　　难易程度：中

24. 职业健康检查是指医疗卫生机构按照国家有关规定，对从事接触职业病危害作业的劳动者进行的（　　）健康检查。

A. 上岗前　　B. 在岗期间　　C. 离岗时　　D. 离岗后　　E. 应急

> 学习目标要求：掌握　　难易程度：中

25. 在职业健康检查中，用人单位应当如实提供职业健康检查所需的相关资料，包括（　　）。

A. 用人单位的基本情况

B. 工作场所存在的职业病危害因素种类

C. 职业病危害接触人员名册、岗位（或工种）、接触时间

D. 工作场所职业病危害因素定期检测相关资料

E. 职业健康监护档案

> 学习目标要求：掌握　　难易程度：中

26. 职业健康检查机构应当具备哪些条件？（　　）

A. 持有《医疗机构执业许可证》，涉及放射检查项目的还应当持有《放射诊疗许可证》

B. 具有相应的职业健康检查场所、候检场所和检验室，建筑总面积不少于 400 m^2，每个独立的检查室使用面积不少于 6 m^2

C. 具有与批准开展的职业健康检查类别和项目相适应的执业医师、护士等医疗卫生技术人员
D. 至少具有 2 名取得职业病诊断资格的执业医师
E. 具有与批准开展的职业健康检查类别和项目相适应的仪器、设备

> 学习目标要求：掌握　　难易程度：中

27. 职业健康检查机构具有（　　）职责。
    A. 在批准的职业健康检查类别和项目范围内，依法开展职业健康检查工作，并出具职业健康检查报告
    B. 履行疑似职业病和职业禁忌的告知和报告义务
    C. 定期向卫生计生行政部门报告职业健康检查工作情况，包括外出职业健康检查工作情况
    D. 开展职业病防治知识宣传教育
    E. 开展重点职业病监测与职业健康风险评估

> 学习目标要求：掌握　　难易程度：中

28. 关于主检医师下列选项错误的是（　　）。
    A. 职业健康检查机构不能指定主检医师
    B. 具有执业医师证书
    C. 具有中级以上专业技术职务任职资格
    D. 具有主检医师资格证书
    E. 从事职业健康检查相关工作 3 年以上，熟悉职业卫生和职业病诊断相关标准

> 学习目标要求：掌握　　难易程度：中

29. 职业健康检查档案应当包括下列哪些材料（　　）。
    A. 职业健康检查委托协议书
    B. 用人单位提供的相关资料（工作场所存在的职业病危害因素种类、接触人员名册、岗位（或工种）、接触时间等）
    C. 参与职业健康检查工作的医护人员资格证书复印件
    D. 现场拍照及摄影资料
    E. 出具的职业健康检查结果总结报告和告知材料

> 学习目标要求：熟悉　　难易程度：中

30. 按照劳动者接触的职业病危害因素，职业健康检查哪几类？（　　）
    A. 接触粉尘类
    B. 接触化学因素类
    C. 接触物理因素类
    D. 接触生物因素类
    E. 接触放射因素类及其他类（特殊作业等）

> 学习目标要求：熟悉　　难易程度：中

31. 职业健康检查结果报告包括（　　）。

A. 用人单位职业健康检查总结报告
B. 劳动者个人职业健康检查报告
C. 疑似职业病报告卡
D. 职业健康监护评价报告
E. 职业病诊断报告书

> 学习目标要求：掌握　难易程度：中

三、判断题

1. 劳动者离岗前半年内的在岗期间的职业健康检查可以视为离岗时的职业健康检查。（　　）

> 学习目标要求：熟悉　难易程度：中

2. 用人单位对未进行离岗时职业健康检查的劳动者，可因工作业务需要解除或者终止与其订立的劳动合同。（　　）

> 学习目标要求：熟悉　难易程度：中

3. 劳动者或者其近亲属、劳动者委托的代理人、安全生产行政执法人员有权查阅、复印劳动者的职业健康监护档案。（　　）

> 学习目标要求：掌握　难易程度：易

4. 劳动者离开用人单位时，有权索取本人职业健康监护档案复印件，用人单位应当如实、有偿提供，并在所提供的复印件上签章。（　　）

> 学习目标要求：掌握　难易程度：中

5. 劳动者对职业病诊断结果不认同的，可以申请鉴定，职业病鉴定实行两级鉴定制，省级鉴定结论为最终鉴定。（　　）

> 学习目标要求：熟悉　难易程度：中

6. 用人单位未在规定时间内提供职业病诊断所需要资料的，职业病诊断机构应当依法提请安全生产监督管理部门督促用人单位提供。（　　）

> 学习目标要求：掌握　难易程度：中

7. 鉴定结论与诊断结论或者首次鉴定结论不一致的，职业病鉴定办事机构可以向相关卫生计生行政部门和安全生产监督管理部门报告。（　　）

> 学习目标要求：掌握　难易程度：中

8. 鉴定结束后，鉴定记录应当随同职业病鉴定书一并由职业病鉴定办事机构存档，永久保存。（　　）

> 学习目标要求：掌握　难易程度：中

9. 设区的市没有医疗卫生机构申请开展职业病诊断的，省级卫生计生行政部门可以根据职业病诊断工作的需要，指定公立医疗卫生机构承担职业病诊断工作，并使其在规定时间内达到本办法第六条规定的条件。（　　）

» 学习目标要求：掌握　难易程度：中

10. 职业病诊断机构不能作为职业病鉴定办事机构。（　　）

» 学习目标要求：掌握　难易程度：中

11. 职业病诊断机构需要了解工作场所职业病危害因素情况时，可以对工作场所进行现场调查，也可以依法提请安全生产监督管理部门组织现场调查。（　　）

» 学习目标要求：掌握　难易程度：中

12. 职业健康检查机构发现疑似职业病病人时，应当及时通知用人单位，同时向所在地卫生计生行政部门和安全生产监督管理部门报告。（　　）

» 学习目标要求：掌握　难易程度：中

13. 省级卫生计生行政部门应当对本辖区内的职业健康检查机构进行定期或者不定期抽查；设区的市级卫生计生行政部门每年应当至少组织一次对本辖区内职业健康检查机构的监督检查；县级卫生计生行政部门负责日常监督检查。（　　）

» 学习目标要求：熟悉　难易程度：中

14. 职业健康检查机构应具有相应的职业健康检查场所、候检场所和检验室，建筑总面积不少于 350 m²，每个独立的检查室使用面积不少于 10 m²。（　　）

» 学习目标要求：掌握　难易程度：中

15. 主检医师由职业健康检查机构指定，需具备具有执业医师证书、中级以上专业技术职务任职资格、主检医师资格证书。（　　）

» 学习目标要求：掌握　难易程度：中

16. 医疗卫生机构开展职业健康检查，应当经市级卫生计生行政部门批准。省级卫生计生行政部门应当及时向社会公布批准的职业健康检查机构名单、地址、检查类别和项目等相关信息。（　　）

» 学习目标要求：熟悉　难易程度：易

17. 职业健康检查的项目、周期按照《职业健康监护技术规范》（GBZ 188）执行，放射工作人员职业健康检查按照《放射工作人员职业健康监护技术规范》（GBZ 235）等规定执行。（　　）

» 学习目标要求：掌握　难易程度：易

18. 职业健康检查机构可以在执业登记机关管辖区域内开展外出职业健康检查。（　　）

» 学习目标要求：熟悉　难易程度：易

四、填空题

1. 用人单位应当保障职业病病人依法享受国家规定的职业病待遇。用人单位应当按照国家有关规定，安排职业病病人进行_____、_____和_____。

» 学习目标要求：掌握　难易程度：中

2. 职业健康监护包括劳动者的_____、_____、_____、_____的职业健康检查和职业健康监护档案管理。

> 学习目标要求：掌握　　难易程度：易

3. 用人单位是职业健康监护工作的_____。

> 学习目标要求：掌握　　难易程度：易

4. 用人单位应当依照《_____》（GBZ 188）等国家职业卫生标准的要求，制订、落实本单位职业健康检测年度计划，并保证所需要的专项经费。

> 学习目标要求：掌握　　难易程度：中

5. 用人单位应当根据劳动者所接触的_____，定期安排劳动者进行在岗期间的职业健康检查。

> 学习目标要求：掌握　　难易程度：中

6. 对在岗期间的职业健康检查，用人单位应当按照国家职业卫生标准的规定和要求，确定接触职业病危害的劳动者的_____和_____。

> 学习目标要求：掌握　　难易程度：中

7. 劳动者出现职业中毒症状，用人单位应当立即组织其进行_____。

> 学习目标要求：掌握　　难易程度：中

8. 对准备脱离所从事的职业病危害作业或者岗位的劳动者，用人单位应当在劳动者离岗前_____日内组织劳动者进行离岗时的职业健康检查。

> 学习目标要求：掌握　　难易程度：易

9. 职业病鉴定应当遵循_____、_____的原则，专家组进行职业病鉴定时，可以邀请有关单位人员旁听职业病鉴定会。

> 学习目标要求：掌握　　难易程度：中

10. 劳动者依法要求进行职业病诊断的，职业病诊断机构_____接诊，并告知劳动者职业病诊断的程序和所需材料。

> 学习目标要求：掌握　　难易程度：中

11. 职业病诊断机构在安全生产监督管理部门做出_____或者_____应当中止职业病诊断。

> 学习目标要求：熟悉　　难易程度：中

12. 设区的_____职业病诊断鉴定委员会负责职业病诊断争议的首次鉴定。

> 学习目标要求：掌握　　难易程度：中

13. 职业病鉴定实行_____，省级职业病鉴定结论为_____。

> 学习目标要求：掌握　　难易程度：中

14. 职业病鉴定专家库应当以取得各类职业病诊断资格的医师为主要成员，吸收临床相关学科、_____、_____等相关专业的专家组成。

» 学习目标要求：掌握　难易程度：中

15. 参加职业病鉴定的专家，应当由申请鉴定的_____或者_____的职业病鉴定办事机构从专家库中按照专业类别以随机抽取的方式确定。

» 学习目标要求：熟悉　难易程度：中

16. 职业病诊断机构可以根据诊断需要，聘请其他单位_____参加诊断。必要时，可以邀请_____提供咨询意见。

» 学习目标要求：熟悉　难易程度：中

17. 职业健康检查是指医疗卫生机构按照国家有关规定，对从事接触职业病危害作业的劳动者进行的_____、_____、_____的健康检查。

» 学习目标要求：掌握　难易程度：中

18. _____负责全国范围内职业健康检查工作的监督管理。

» 学习目标要求：掌握　难易程度：易

19. 医疗卫生机构开展职业健康检查，应当经_____批准。_____应当及时向社会公布批准的职业健康检查机构_____、_____、_____等相关信息。

» 学习目标要求：掌握　难易程度：中

20. 职业健康检查机构应具有相应的职业健康检查场所、候检场所和检验室，建筑总面积不少于_____ m²，每个独立的检查室使用面积不少于_____ m²。

» 学习目标要求：掌握　难易程度：中

21. 职业健康检查机构至少具有_____名取得_____的执业医师。

» 学习目标要求：掌握　难易程度：中

22. 职业健康检查机构应当在职业健康检查结束之日起_____个工作日内将职业健康检查结果，包括劳动者_____和用人单位_____，_____用人单位，用人单位应当将劳动者个人职业健康检查结果及职业健康检查机构的建议等情况_____劳动者。

» 学习目标要求：掌握　难易程度：中

23. 职业健康检查机构发现疑似职业病病人时，应当告知劳动者本人并及时通知用人单位，同时向所在地_____部门和_____部门报告。发现职业禁忌的，应当及时告知用人单位和劳动者。

» 学习目标要求：掌握　难易程度：中

五、名词解释

1. 职业病危害

» 学习目标要求：掌握　难易程度：中

2 职业禁忌

» 学习目标要求：掌握　　难易程度：中

3. 职业健康监护

» 学习目标要求：掌握　　难易程度：中

4. 职业健康监护档案

» 学习目标要求：掌握　　难易程度：中

5. 职业病诊断

» 学习目标要求：掌握　　难易程度：中

6. 职业病鉴定

» 学习目标要求：掌握　　难易程度：中

7. 职业病危害接触史

» 学习目标要求：掌握　　难易程度：中

8. 职业健康检查

» 学习目标要求：掌握　　难易程度：中

9. 主检医师

» 学习目标要求：掌握　　难易程度：难

六、简答题

1. 用人单位委托职业健康检查机构对劳动者进行职业健康检查时，应当提供哪些文件和资料？

» 学习目标要求：掌握　　难易程度：中

2. 用人单位为劳动者建立的个人职业健康监护档案的内容应该包括哪些？

» 学习目标要求：掌握　　难易程度：中

3. 简述安排劳动者进行上岗前、在岗期间和离岗时职业健康检查的目的。

» 学习目标要求：掌握　　难易程度：中

4. 如何确定劳动者职业健康检查的项目与内容？

　　▶ 学习目标要求：掌握　　难易程度：难

5. 在职业健康检查结果中出现复查、职业禁忌证、疑似职业病的劳动者应如何合理处置？

　　▶ 学习目标要求：熟悉　　难易程度：中

6. 职业病诊断需要哪些资料？

　　▶ 学习目标要求：掌握　　难易程度：中

7. 职业病诊断鉴定专家应当具备哪些条件？

　　▶ 学习目标要求：熟悉　　难易程度：中

8. 职业病诊断证明书应当包括哪些内容？

　　▶ 学习目标要求：掌握　　难易程度：中

9. 为方便劳动者进行职业病诊断与鉴定，采取了哪些措施？

　　▶ 学习目标要求：掌握　　难易程度：难

10. 职业病诊断与鉴定的原则有哪些？

　　▶ 学习目标要求：掌握　　难易程度：难

11. 主检医师应具备哪些条件？

　　▶ 学习目标要求：掌握　　难易程度：中

12. 职业健康检查机构应当具备哪些条件？

　　▶ 学习目标要求：掌握　　难易程度：难

13. 按照劳动者接触的职业病危害因素，职业健康检查分为哪几类？

　　▶ 学习目标要求：掌握　　难易程度：中

14. 职业健康检查档案应当包括哪些材料？

　　❯❯ 学习目标要求：掌握　　难易程度：中

15. 职业健康检查中用人单位应当如实提供哪些职业健康检查所需相关资料？

　　❯❯ 学习目标要求：掌握　　难易程度：中

第二章 职业健康监护相关标准

第一节 总 则

一、单项选择题（每题包括题干及五个答案，其中只有一个正确答案）

1. 《职业健康监护技术规范 GBZ 188—2014》于（   ）公布实施。
   A. 2014 年 12 月 31 日   B. 2014 年 5 月 14 日
   C. 2014 年 5 月 1 日   D. 2014 年 10 月 31 日
   E. 2014 年 10 月 1 日

   >> 学习目标要求：掌握　难易程度：中

2. 《职业健康监护技术规范》适用于（   ）。
   A. 接触职业性危害因素劳动者的职业健康监护
   B. 接触职业病危害因素劳动者的职业健康监护
   C. 接触化学毒物和物理有害因素劳动者的职业健康监护
   D. 接触化学毒物劳动者的职业健康监护
   E. 所有职业人群的健康监护

   >> 学习目标要求：掌握　难易程度：中

3. 职业健康监护主要包括（   ）。
   A. 上岗前、在岗期间和离岗时职业健康检查
   B. 上岗前、在岗期间和离岗时职业健康检查及离岗后随访
   C. 上岗前、在岗期间和离岗时职业健康检查及应急健康检查
   D. 上岗前、在岗期间和离岗时职业健康检查及离岗后健康检查和应急健康检查
   E. 职业健康检查、离岗后健康检查、应急健康检查和健康监护档案管理

   >> 学习目标要求：掌握　难易程度：中

4. 劳动者职业史不包括（   ）。
   A. 工作单位   B. 部门/车间
   C. 工种   D. 岗位职务
   E. 接触职业病危害因素

   >> 学习目标要求：掌握　难易程度：中

5. 神经系统常规检查不包括（   ）。
   A. 意识　B. 精神状况　C. 腱反射　D. 营养状况　E. 深感觉

> 学习目标要求：掌握　　难易程度：中

6. 劳动者个人资料不包括（　　）。
   A. 身份证号码　　　　　　　　B. 出生地
   C. 教育程度　　　　　　　　　D. 姓名
   E. 配偶

> 学习目标要求：掌握　　难易程度：中

7. 用人单位职业健康监护档案不包括（　　）。
   A. 职业病诊断证明书　　　　　B. 工作场所职业病危害因素监测结果
   C. 职业病诊疗资料　　　　　　D. 职业病报告卡
   E. 职业健康检查委托协议

> 学习目标要求：掌握　　难易程度：难

8. 劳动者离开用人单位时，有权索取（　　）。
   A. 本人职业健康监护档案原件　B. 本人职业健康监护档案复印件
   C. 职业病诊疗资料　　　　　　D. 职业病报告卡
   E. 职业健康检查委托协议

> 学习目标要求：掌握　　难易程度：中

9. 职业健康检查中，每个受检对象的体检表，应由（　　）审阅后填写体检结论并签名。
   A. 主检医师　　　　　　　　　B. 总检医师
   C. 体检负责人　　　　　　　　D. 科室主任
   E. 职业病诊断医师

> 学习目标要求：掌握　　难易程度：中

10. 用于职业健康监护的生物标志物分为（　　）。
    A. 生物接触标志物　　　　　　B. 生物效应标志物
    C. 生物接触和生物效应标志物　D. 外源性物质
    E. 代谢产物

> 学习目标要求：掌握　　难易程度：难

二、多项选择题（每题包括题干及五个答案，其中有两个或两个以上的正确答案）

1. 职业禁忌证是劳动者从事特定职业或者接触特定职业病危害因素时（　　）。
   A. 比一般职业人群更易于遭受职业病危害
   B. 比一般职业人群更易于罹患职业病
   C. 可能导致原有自身疾病加重
   D. 作业过程中诱发可能对他人生命健康构成危险的疾病
   E. 比一般人职业人群劳动能力降低

> 学习目标要求：掌握　　难易程度：中

2. 下面哪些不属于物理因素所致职业病？（　　）

A. 中暑 B. 手臂振动病
C. 激光所致眼（角膜、晶状体、视网膜）损伤
D. 冻伤 E. 尘肺

▶ 学习目标要求：掌握　　难易程度：难

3. 在职业健康检查中，用人单位应当如实提供下列哪些职业健康检查所需的相关资料，并承担检查费用？（　　）
   A. 用人单位的基本情况
   B. 工作场所职业病危害因素种类及其接触人员名册、岗位（或工种）、接触时间
   C. 工作场所职业病危害因素定期检测等相关资料
   D. 受检者生活习惯、嗜好
   E. 受检者联系方式

▶ 学习目标要求：掌握　　难易程度：中

4. 用人单位应当对下列哪些劳动者进行上岗前的职业健康检查？（　　）
   A. 拟从事接触职业病危害作业的新录用劳动者
   B. 转岗到该作业岗位的劳动者
   C. 拟从事有特殊健康要求作业的劳动者
   D. 出差后回来上班的劳动者
   E. 产假后回来上班的劳动者

▶ 学习目标要求：掌握　　难易程度：中

5. 工业毒物进入人体的主要途径有（　　）。
   A. 呼吸道　　B. 皮肤　　C. 血液　　D. 消化道　　E. 水

▶ 学习目标要求：掌握　　难易程度：中

6. 劳动者个人基本信息资料包括（　　）。
   A. 个人资料 B. 职业史
   C. 个人生活史 D. 既往史
   E. 家族史

▶ 学习目标要求：掌握　　难易程度：中

7. 粉尘工职业健康检查时肺功能检查关键指标包括（　　）。
   A. 用力肺活量（FVC） B. 第一秒用力肺活量（FEV1）
   C. 用力肺活量一秒率（FEV1/FVC%）
   D. 每分钟最大通气量（MVV） E. 肺弥散功能测定

▶ 学习目标要求：掌握　　难易程度：难

8. 劳动者职业健康监护档案包括（　　）。
   A. 劳动者职业史、既往史和职业病危害接触史
   B. 相应工作场所职业病危害因素监测结果

C. 职业健康检查结果及处理情况

D. 职业健康检查结果报告和评价报告

E. 职业病诊疗等健康资料

> 学习目标要求：掌握　难易程度：中

9. 职业健康监护目的有（　　）。

A. 早期发现职业病、职业健康损害和职业禁忌证

B. 跟踪观察职业病及职业健康损害的发生、发展规律及分布情况

C. 评价职业健康损害与作业环境中职业病危害因素的关系及危害程度

D. 识别新的职业病危害因素和高危人群

E. 评价预防和干预措施的效果

> 学习目标要求：掌握　难易程度：中

10. 确定健康监护目标疾病应根据下列哪些原则？（　　）

A. 目标疾病如果是职业禁忌证，应确定监护的职业病危害因素和所规定的职业禁忌证的关系及相关程度

B. 目标疾病如果是职业病，应是国家职业病目录中规定的疾病，应和监护的职业病危害因素有明确的因果关系，并要有一定的发病率

C. 目标疾病一定要易于检出

D. 有确定的监护手段和医学检查方法，能够做到早期发现目标疾病

E. 早期发现后采取干预措施能对目标疾病的转归产生有利的影响

> 学习目标要求：了解　难易程度：难

三、判断题

1. 只有急性毒性作业的以及对人体只有急性健康损害但又有确定的职业禁忌证的，上岗前执行强制性健康监护，在岗期间执行推荐性健康监护。（　　）

> 学习目标要求：掌握　难易程度：中

2. 技术负责人批准、颁发《质量管理手册》。（　　）

> 学习目标要求：掌握　难易程度：中

3. 劳动者被诊断患有职业病，但用人单位没有依法参加工伤保险的，其医疗和生活保障由该用人单位承担。（　　）

> 学习目标要求：掌握　难易程度：难

4. 根据国家现行职业卫生监管工作分工，用人单位的职业卫生监督检查由安全生产监督管理部门负责。（　　）

> 学习目标要求：掌握　难易程度：中

5. 如最后一次在岗期间的健康检查是在离岗前的 90 日内，可视为离岗时检查。（　　）

> 学习目标要求：掌握　难易程度：中

四、填空题

1. 按照职业健康检查的种类，可分为上岗前职业健康检查、在岗期间职业健康检查和_____。

  ▶ 学习目标要求：掌握　　难易程度：中

2. 职业健康检查结果报告分为总结报告、个体结论报告和_____三种。

  ▶ 学习目标要求：掌握　　难易程度：中

3. 根据职业健康检查结果，对劳动者个体的结论可分为____种。

  ▶ 学习目标要求：掌握　　难易程度：中

4. 一般医学生理指标的检测包括_____、心率、呼吸频率、身高、体重测量和营养状况观测。

  ▶ 学习目标要求：掌握　　难易程度：中

5. 职业健康监护收集劳动者个人基本信息资料包括个人资料、_____、个人生活史、既往史和家族史。

  ▶ 学习目标要求：掌握　　难易程度：中

五、名词解释

1. 职业禁忌证

  ▶ 学习目标要求：掌握　　难易程度：中

2. 噪声作业

  ▶ 学习目标要求：掌握　　难易程度：中

3. 生产性粉尘

  ▶ 学习目标要求：掌握　　难易程度：中

4. MSDS（物质安全数据说明书）

  ▶ 学习目标要求：了解　　难易程度：难

5. 生物效应标志物

  ▶ 学习目标要求：掌握　　难易程度：中

6. 职业病

  ▶ 学习目标要求：掌握　　难易程度：中

7. 职业健康监护

> 学习目标要求：掌握　　难易程度：中

六、简答题

1. 简述劳动者职业健康检查个体的体检结论分类。
> 学习目标要求：掌握　　难易程度：中

2. 简述用人单位应当在哪些情况下对劳动者进行上岗前的职业健康检查。
> 学习目标要求：掌握　　难易程度：难

3. 简述职业健康监护目标疾病应遵循的原则。
> 学习目标要求：掌握　　难易程度：难

第二节　有害化学因素

一、单项选择题（每题包括题干及五个答案，其中只有一个正确答案）

1. 某女性锅炉操作工，在通风不良条件下，连续工作3～4小时，突然感到头痛、头晕，出现面色潮红、口唇呈樱桃红色、呼吸加快等症状和体征。在采集职业史时应重点询问下列哪种毒物的接触史（　　）。
   A. 二氧化碳　　B. 硫化氢　　C. 一氧化碳　　D. 氮氧化物　　E. 二硫化碳
> 学习目标要求：掌握　　难易程度：中

2. 一氧化碳上岗前职业健康检查的必检项目，下列哪项不是必检项目？（　　）
   A. 血常规　　B. 肺功能　　C. 心电图　　D. 尿常规　　E. 血清 ALT
> 学习目标要求：掌握　　难易程度：中

3. 在毒物对机体影响的因素中，下列哪种说法是错误的？（　　）
   A. 个体易感性是中毒难易的重要条件
   B. 毒物浓度与作用时间是中毒的必需条件
   C. 接触毒性大的毒物，就一定会中毒
   D. 挥发性毒物，吸入中毒危险大
   E. 接触一定剂量的毒物，可能会中毒
> 学习目标要求：掌握　　难易程度：难

4. 进入人体的铅主要贮存于（　　）。
   A. 心脏　　B. 骨骼　　C. 肝脏　　D. 毛发　　E. 大脑
> 学习目标要求：掌握　　难易程度：中

5. 铅及其无机化合物职业健康检查周期，下列哪项是错误的？（　　）

A. 血铅 <400 μg/L，每年体检 1 次

B. 尿铅 <70 μg/L，每年体检 1 次

C. 血铅 >400 μg/L，每年体检 1 次

D. 血铅 400～600 μg/L，每 3 个月复查血铅或尿铅 1 次

E. 尿铅 70～120 μg/L，每 3 个月复查血铅或尿铅 1 次

> 学习目标要求：熟悉　　难易程度：难

6. 关于铅对血液及造血系统影响，下列哪一种说法是错误的？（　　）

　　A. 可有轻度贫血　　　　　　　B. 多呈低色素正常细胞型贫血

　　C. 碱粒红细胞增多　　　　　　D. 点彩红细胞增多

　　E. 网织红细胞减少

> 学习目标要求：熟悉　　难易程度：难

7. 汞及其无机化合物职业健康检查周期，下列哪项是正确的？（　　）

　　A. 作业场所有毒作业分级Ⅰ级，2 年 1 次

　　B. 作业场所有毒作业分级Ⅰ级，1 年 1 次

　　C. 作业场所有毒作业分级Ⅱ级及以上，2 年 1 次

　　D. 以上都是

　　E. 以上都不是

> 学习目标要求：熟悉　　难易程度：难

8. 三硝基甲苯（TNT）职业健康检查的职业禁忌证是（　　）。

　　A. 晶状体病变　　　　　　　　B. 视功能病变

　　C. 视网膜病变　　　　　　　　D. 眼睑病变

　　E. 眼底病变

> 学习目标要求：掌握　　难易程度：中

9. 锰及其无机化合物上岗前职业健康检查的职业禁忌证是（　　）。

　　A. 中枢神经系统器质性疾病　　B. 肢端溶骨症

　　C. 过敏性皮肤病　　　　　　　D. 支气管哮喘

　　E. 口腔炎

> 学习目标要求：掌握　　难易程度：中

10. 患者男性，42 岁，某蓄电池厂铸造工人，近来有记忆力减退、失眠和多梦等症，腹部隐痛，常有腹绞痛剧烈发作，如果考虑职业性中毒，下列哪项检查意义最大？（　　）

　　A. 尿铅　　B. 尿锰　　C. 尿汞　　D. 尿镉　　E. 尿锰

> 学习目标要求：掌握　　难易程度：中

11. 下列哪项是锰及其无机化合物在岗期间职业健康检查的必检项目？（　　）

　　A. 血常规　　B. 尿常规　　C. 心电图　　D. 血清 ALT　　E. 以上都是

> 学习目标要求：掌握　　难易程度：中

12. 下列哪种金属毒物在常温下可蒸发？（　　）
    A. 镍　　　B. 镉　　　C. 汞　　　D. 钛　　　E. 铬

> 学习目标要求：了解　　难易程度：中

13. 下列哪项是预防汞中毒的措施（　　）。
    A. 严禁在车间内吸烟
    B. 汞的灌注应在通风柜内进行
    C. 排出的含汞蒸气，应用氯化活性炭吸附净化
    D. 排出的含汞蒸气，应用碘化活性炭吸附净化
    E. 以上都是

> 学习目标要求：熟悉　　难易程度：难

14. 患者男性，28岁，从事荧光灯制造工作7年。近来出现失眠、多梦、易怒、脾气急躁、手指有细小震颤等症状，在采集职业史时应重点询问下列哪种毒物的接触史？（　　）
    A. 苯　　　B. 锡　　　C. 汞　　　D. 铬　　　E. 砷

> 学习目标要求：掌握　　难易程度：中

15. 在生产环境中，金属汞主要以哪种形式进入体内？（　　）
    A. 蒸气　　B. 雾、烟　　C. 雾、粉尘　　D. 粉尘、烟　　E. 烟

> 学习目标要求：了解　　难易程度：中

16. 镉及其无机化合物职业健康检查周期，下列哪项是正确的？（　　）
    A. 2年1次　　　　　　　　B. 1年1次
    C. 半年1次　　　　　　　　D. 以上都是
    E. 以上都不是

> 学习目标要求：掌握　　难易程度：中

17. 下列哪项是汞及其无机化合物在岗期间职业健康检查的必检项目？（　　）
    A. 血常规　　B. 尿常规　　C. 心电图　　D. 尿汞　　E. 以上都是

> 学习目标要求：掌握　　难易程度：中

18. 汞及其无机化合物在岗期间职业健康检查，下列哪项不是必检项目？（　　）
    A. 血常规　　　　　　　　　B. 尿常规
    C. 尿视黄醇结合蛋白　　　　D. 心电图
    E. 尿汞

> 学习目标要求：掌握　　难易程度：中

19. 下列哪项是铅及其无机化合物在岗期间职业健康检查的必检项目？（　　）
    A. 血常规　　B. 尿常规　　C. 心电图　　D. 尿铅　　E. 以上都是

> 学习目标要求：掌握　　难易程度：中

20. 铅及其无机化合物在岗期间职业健康检查，下列哪项不是必检项目？（　　）

A. 血常规 B. 尿常规
C. 心电图 D. 尿铅
E. 神经-肌电图

» 学习目标要求：掌握　难易程度：中

21. 硫酸在岗期间职业健康检查的必检项目，下列哪项不是必检项目？（　　）
A. 血常规 B. 尿常规
C. 纯音听阈测试 D. 肺功能
E. 心电图

» 学习目标要求：掌握　难易程度：中

22. 下列哪项是铬及其无机化合物在岗期间职业健康检查的目标疾病？（　　）
A. 卟啉病 B. 支气管哮喘
C. 多发性周围神经病 D. 职业性铬鼻病
E. 职业性噪声聋

» 学习目标要求：掌握　难易程度：中

23. 苯职业健康检查周期，下列哪项是正确的？（　　）
A. 2年1次 B. 1年1次
C. 半年1次 D. 以上都是
E. 以上都不是

» 学习目标要求：掌握　难易程度：中

24. 苯职业健康检查复查，下列哪项是正确的？（　　）
A. 受检人员血液指标异常者，应每周复查1次，连续3次
B. 受检人员血液指标异常者，应每周复查1次，连续2次
C. 受检人员血液指标异常者，应每两周复查1次，连续2次
D. 以上都是
E. 以上都不是

» 学习目标要求：掌握　难易程度：中

25. 甲醇职业健康检查周期，下列哪项是正确的？（　　）
A. 1年1次 B. 2年1次
C. 3年1次 D. 以上都是
E. 以上都不是

» 学习目标要求：掌握　难易程度：中

26. 患者男性，55岁，工龄25年，一直在冶炼厂金银分厂冶炼工段湿法班工作。某日下午清渣2小时后感觉身体难受，出现腰酸痛、恶心、呕吐、血尿、巩膜黄染等症状，后送医院诊治。在采集职业史时应重点询问下列哪个中毒物的接触史？（　　）
A. 硫化铅　B. 砷化氢　C. 氯化镍　D. 硝酸银　E. 硫化汞

❯ 学习目标要求：掌握　　难易程度：中

27. 苯上岗前职业健康检查的职业禁忌证是下列哪项？（　　）
    A. 白细胞计数低于 $4 \times 10^9 \cdot L^{-1}$
    B. 中性粒细胞计数低于 $2 \times 10^9 \cdot L^{-1}$
    C. 血小板计数低于 $8 \times 10^{10} \cdot L^{-1}$
    D. 以上都是
    E. 以上都不是

❯ 学习目标要求：掌握　　难易程度：中

28. 下列哪项是正己烷上岗前职业健康检查的目标疾病？（　　）
    A. 卟啉病
    B. 支气管哮喘
    C. 感音神经性耳聋
    D. 冠心病
    E. 多发性周围神经病

❯ 学习目标要求：掌握　　难易程度：中

29. 下列哪项是防治刺激性气体中毒的关键？（　　）
    A. 眼结膜损伤　B. 肾炎　　C. 肺炎　　D. 肺水肿　　E. 脑水肿

❯ 学习目标要求：掌握　　难易程度：中

30. 汽油职业健康检查周期，下列哪项是正确的？（　　）
    A. 2年1次
    B. 1年1次
    C. 半年1次
    D. 以上都是
    E. 以上都不是

❯ 学习目标要求：掌握　　难易程度：中

31. 汽油在岗期间职业健康检查的必检项目，下列哪项不是必检项目？（　　）
    A. 血常规　　B. 尿常规　　C. 血糖　　D. 肺功能　　E. 心电图

❯ 学习目标要求：掌握　　难易程度：中

32. 1，2-二氯乙烷职业健康检查周期，下列哪项是正确的？（　　）
    A. 1年1次
    B. 2年1次
    C. 3年1次
    D. 以上都是
    E. 以上都不是

❯ 学习目标要求：掌握　　难易程度：中

33. 正己烷职业健康检查周期，下列哪项是正确的？（　　）
    A. 1年1次
    B. 2年1次
    C. 3年1次
    D. 以上都是
    E. 以上都不是

❯ 学习目标要求：掌握　　难易程度：中

34. 正己烷在岗期间职业健康检查的必检项目，下列哪项不是必检项目？（　　）
    A. 血常规　　B. 尿常规　　C. 血糖　　D. 肺功能　　E. 心电图

❯ 学习目标要求：掌握　　难易程度：中

35. 苯上岗前职业健康检查的职业禁忌证是下列哪项？（　　）

A. 造血系统疾病 B. 呼吸系统疾病
C. 中枢神经系统疾病 D. 消化系统疾病
E. 内分泌系统疾病

▶ 学习目标要求：掌握　难易程度：中

36. 苯在岗职业健康检查的症状询问着重哪方面？（　　）
   A. 心血管系统 B. 消化系统
   C. 内分泌系统 D. 造血系统
   E. 泌尿系统

▶ 学习目标要求：掌握　难易程度：中

37. 慢性苯中毒对造血系统的早期影响是（　　）。
   A. 全血细胞减少
   B. 血小板减少，有出血倾向
   C. 白细胞减少，但淋巴细胞增加
   D. 白细胞减少，以淋巴细胞减少为主
   E. 白细胞减少，以中性粒细胞减少为主

▶ 学习目标要求：掌握　难易程度：中

38. 某自来水厂工人，在工作时因接触某种有毒气体，出现头晕、胸闷和呼吸困难，并伴吐粉红色泡沫痰。X 射线胸透：肺纹理增粗，两肺散在大小不等的片状阴影，边缘模糊。在采集职业史时应重点询问下列哪种中毒物的接触史？（　　）
   A. 氯气　　B. 氰化氢　　C. 二氧化碳　　D. 一氧化碳　　E. 硫化氢

▶ 学习目标要求：掌握　难易程度：中

39. 接触化学烟雾及蒸气的体检应着重眼部哪类疾病？（　　）
   A. 眼睑灼伤 B. 眼球灼伤
   C. 白内障 D. 化学性结膜角膜炎
   E. 角膜白斑

▶ 学习目标要求：掌握　难易程度：中

40. 接触工业甲苯中毒职业健康体检应注重哪方面检查？（　　）
   A. 心血管系统 B. 造血系统
   C. 内分泌系统 D. 消化系统
   E. 泌尿系统

▶ 学习目标要求：掌握　难易程度：中

41. 氯气职业健康检查周期，下列哪项是正确的？（　　）
   A. 1 年 1 次 B. 2 年 1 次
   C. 3 年 1 次 D. 以上都正确
   E. 以上都不正确

▶ 学习目标要求：掌握　　难易程度：中

42. 胆碱酯酶活性不是接触下面哪类农药的必检项目？（　　）
    A. 氨基甲酸酯类农药　　　　　　B. 有机磷农药
    C. 拟除虫菊酯类农药　　　　　　D. 以上都是
    E. 以上都不是

▶ 学习目标要求：掌握　　难易程度：难

43. 预防苯中毒的根本性措施是（　　）。
    A. 通风排毒　　　　　　　　　　B. 个人防护
    C. 车间空气定期监测　　　　　　D. 就业前和定期体检
    E. 改革生产工艺，无毒或低毒物质代替苯

▶ 学习目标要求：掌握　　难易程度：中

44. 接触何种有机溶剂可引起继发性白血病？（　　）
    A. 苯　　　　　　　　　　　　　B. 二甲苯
    C. 硫化氢　　　　　　　　　　　D. 二硫化碳
    E. 三硝基甲苯

▶ 学习目标要求：掌握　　难易程度：中

45. 哪类毒物须进行神经系统常规检查及肌力？（　　）
    A. 正己烷　　B. 汞　　C. 甲苯　　D. 氯气　　E. 乐果

▶ 学习目标要求：掌握　　难易程度：中

46. 哪类毒物的目标疾病是肺癌？（　　）
    A. 芳香族类化合物　　　　　　　B. 芳香烃类、砷、联苯胺
    C. 联苯胺、砷、苯　　　　　　　D. 氯乙烯、砷、铬酸盐
    E. 氯甲醚、砷、铬酸盐

▶ 学习目标要求：掌握　　难易程度：难

47. 对接触砷、石棉、镍、铬酸盐的工人时，其职业健康检查的目标疾病是（　　）。
    A. 肝癌　　B. 肺癌　　C. 皮肤癌　　D. 白血病　　E. 泌尿道癌

▶ 学习目标要求：掌握　　难易程度：中

48. 联苯胺职业健康检查的目标疾病是（　　）。
    A. 肝癌　　B. 肺癌　　C. 皮肤癌　　D. 白血病　　E. 膀胱肿瘤

▶ 学习目标要求：掌握　　难易程度：中

49. 1,2-二氯乙烷在岗期间职业健康检查，下列哪项不是必检项目？（　　）
    A. 血常规　　B. 尿常规　　C. 肝功能　　D. 肺功能　　E. 心电图

▶ 学习目标要求：掌握　　难易程度：中

50. 氯甲醚职业健康检查的目标疾病是（　　）。

A. 肺癌　　　B. 胃癌　　　C. 皮肤癌　　　D. 白血病　　　E. 肝癌

> 学习目标要求：掌握　　难易程度：中

51. 有机磷杀虫剂职业健康检查周期，下列哪项是正确的？（　　）
    A. 1年1次　　　　　　　　B. 2年1次
    C. 3年1次　　　　　　　　D. 以上都是
    E. 以上都不是

> 学习目标要求：掌握　　难易程度：中

52. 某男性工人，用硝酸浸洗金属部件，患者夜间突然感到胸闷而被送急诊室就诊，在采集职业史时应重点询问下列哪种中毒物的接触史？（　　）
    A. 二氧化氮　　　　　　　B. 硝酸
    C. 氰化物　　　　　　　　D. 一氧化碳
    E. 二氧化硫

> 学习目标要求：掌握　　难易程度：中

53. 有机磷杀虫剂职业健康检查的目标疾病是（　　）。
    A. 肺癌　　　　　　　　　B. 冠心病
    C. 严重的皮肤病　　　　　D. 胆囊结石
    E. 高血压病

> 学习目标要求：掌握　　难易程度：中

54. 二硫化碳上岗前职业健康检查的职业禁忌证是下列哪项？（　　）
    A. 中枢神经系统器质性疾病　　B. 多发性周围神经病
    C. 视网膜病变　　　　　　　　D. 以上都是
    E. 以上都不是

> 学习目标要求：掌握　　难易程度：中

55. 下列哪项检查是接触三硝基甲苯的人员体检时必需的项目？（　　）
    A. 眼科检查　　　　　　　B. 口腔科检查
    C. 脑电图检查　　　　　　D. 肌电图检查
    E. 肺功能检查

> 学习目标要求：掌握　　难易程度：中

56. 职业性1，2-二氯乙烷中毒的目标疾病是（　　）。
    A. 冠心病　　　　　　　　B. 肺水肿
    C. 慢性肝病　　　　　　　D. 眼底病变
    E. 肢端溶骨症

> 学习目标要求：掌握　　难易程度：中

57. 汽油上岗前职业健康检查的职业禁忌证是下列哪项？（　　）
    A. 冠心病　　　　　　　　B. 肢端溶骨症
    C. 慢性阻塞性肺气肿　　　D. 多发性周围神经病

E. 鼻中隔穿孔

❯ 学习目标要求：掌握　　难易程度：中

58. 三氯乙烯上岗前职业健康检查的职业禁忌证是下列哪项？（　　）
    A. 心律不齐　　　　　　　　B. 肢端溶骨症
    C. 过敏性皮肤病　　　　　　D. 支气管哮喘
    E. 口腔炎

❯ 学习目标要求：掌握　　难易程度：中

59. 三硝基甲苯（TNT）作业的职业禁忌证是下列哪项？（　　）
    A. 胆囊结石　　　　　　　　B. 乳腺增生
    C. 甲状腺肿大　　　　　　　D. 白内障
    E. 口腔炎

❯ 学习目标要求：熟悉　　难易程度：中

60. 患者男性，39 岁，某化工有限公司职工，从事炸药工作 5 年。近年出现眼睑皮肤红斑、视物模糊等症状。在采集职业史时应重点询问以下哪中毒物的接触史（　　）。
    A. 硫化铅　　　　　　　　　B. 硝酸银
    C. 氯化镍　　　　　　　　　D. 磷化氢
    E. 三硝基甲苯

❯ 学习目标要求：掌握　　难易程度：中

二、多项选择题（每题包括题干及五个答案，其中有两个或两个以上的正确答案）

1. 下列对于铅及其无机化合物作业人员职业健康检查，说法正确的是（　　）。
    A. 轻度贫血患者可以正常上岗
    B. 症状询问应重点询问消化系统、神经系统及贫血的相关症状
    C. 神经－肌电图为选检项目
    D. 在岗期间职业健康检查，血铅或尿铅为选检项目
    E. 尿铅 <70 μg/L 者，每年体检 1 次

❯ 学习目标要求：掌握　　难易程度：中

2. 根据职业健康监护技术规范（GBZ 188）规定，砷作业的离岗后职业健康检查时间及随访周期正确的是（　　）。
    A. 接触砷工龄在 10 年（含 10 年）以下者，随访 6 年
    B. 接触砷工龄在 10 年（含 10 年）以下者，随访 9 年
    C. 接触砷工龄超过 10 年者，随访 18 年
    D. 接触砷工龄超过 10 年者，随访 21 年
    E. 随访周期为三年 1 次，若接触砷工龄 <5 年，且接触浓度符合国家卫生标准，可以不随访

》学习目标要求：掌握　　难易程度：中

3. 汞及其无机化合物的上岗前职业健康检查，必检项目是（　　）。
   A. 血常规　　B. 血清 ALT　　C. 心电图　　D. 尿常规　　E. 肌电图

》学习目标要求：掌握　　难易程度：中

4. 根据职业健康监护技术规范（GBZ 188）规定，汞及其无机化合物的在岗期间职业健康检查周期为（　　）。
   A. 作业场所有毒作业分级Ⅰ级，2年1次
   B. 作业场所有毒作业分级Ⅰ级，3年1次
   C. 作业场所有毒作业分级Ⅱ级，1年1次
   D. 作业场所有毒作业分级Ⅰ级，1年1次
   E. 作业场所有毒作业分级Ⅱ级，半年1次

》学习目标要求：掌握　　难易程度：中

5. 汞及其无机化合物的在岗期间职业健康检查，必检项目是（　　）。
   A. 血常规　　B. 心电图　　C. 尿汞　　D. 尿常规
   E. 尿 β2-微球蛋白或 α1-微球蛋白

》学习目标要求：掌握　　难易程度：中

6. 下列关于铅及其无机化合物症状询问的重点的内容，错误的是（　　）。
   A. 重点询问头晕、疲乏、睡眠障碍、健忘、错觉、幻觉、抑郁或躁狂等
   B. 重点询问有关呼吸系统疾病、肾脏疾病和骨质疏松症的病史及相关症状
   C. 重点询问神经系统和贫血症状，如头痛、头晕、乏力、失眠、多梦、记忆力减退、四肢麻木等
   D. 重点询问乏力、头痛、头晕、失眠、四肢远端麻木及疼痛、双下肢沉重感、乏力、消化不良、肝区不适等症状
   E. 重点询问神经系统、消化系统和眼的症状，如头痛、头晕、失眠、记忆力减退、乏力、毛发脱落、色弱、色盲等

》学习目标要求：掌握　　难易程度：中

7. 根据职业健康监护技术规范（GBZ 188）规定，锰及其无机化合物的离岗后职业健康检查时间正确的是（　　）。
   A. 接触锰及其无机化合物工龄在10年（含10年）以下者，随访6年
   B. 接触锰及其无机化合物工龄在10年（含10年）以下者，随访5年
   C. 接触锰及其无机化合物工龄超过10年者，随访12年
   D. 接触锰及其无机化合物工龄超过10年者，随访10年
   E. 若接触锰工龄＜5年，且工作场所空气中锰浓度符合国家卫生标准，可不随访

》学习目标要求：了解　　难易程度：难

8. 铍及其无机化合物作业的在岗职业健康检查，目标职业病是（　　）。

A. 职业性慢性铍病 B. 慢性阻塞性肺病
C. 职业性接触性皮炎 D. 铍溃疡
E. 职业性铍接触性皮炎

> 学习目标要求：掌握 难易程度：中

9. 根据粉尘作业劳动者职业健康监护内容，下列说法正确的是（　　）。
   A. 慢性阻塞性肺病是粉尘类作业职业禁忌证
   B. 肺功能是必检项目
   C. 内科常规检查，重点检查呼吸系统
   D. 矽尘职业健康检查周期，生产性粉尘作业分级Ⅰ级，两年1次
   E. 煤尘职业健康检查周期，生产性粉尘作业分级Ⅱ级，两年1次

> 学习目标要求：掌握 难易程度：中

10. 镉及其无机化合物作业的上岗前职业健康检查，目标疾病是（　　）。
    A. 中枢神经系统器质性疾病 B. 骨质疏松症
    C. 慢性肝病 D. 慢性肾脏疾病
    E. 慢性间质性肺病

> 学习目标要求：掌握 难易程度：中

11. 根据职业健康监护技术规范（GBZ 188）规定不属于镉及其无机化合物的在岗期间职业健康检查必检项目的是（　　）。
    A. 尿镉 B. 肺功能 C. 骨密度 D. 心电图 E. 肝肾B超

> 学习目标要求：掌握 难易程度：中

12. 汞及其无机化合物职业禁忌证有（　　）。
    A. 中枢神经系统器质性疾病 B. 慢性肾脏疾病
    C. 多发性周围神经病 D. 卟啉病
    E. 已确诊并仍需要医学监护的精神障碍性疾病

> 学习目标要求：掌握 难易程度：中

13. 砷的职业禁忌证包括（　　）。
    A. 慢性肝病 B. 慢性肾病
    C. 多发性周围神经病 D. 中枢神经系统器质性疾病
    E. 严重慢性皮肤疾病

> 学习目标要求：掌握 难易程度：中

14. 根据职业健康监护技术规范（GBZ 188）规定，砷作业的在岗期间职业健康检查周期为（　　）。
    A. 作业场所有毒作业分级Ⅰ级，2年1次
    B. 作业场所有毒作业分级Ⅰ级，3年1次
    C. 作业场所有毒作业分级Ⅱ级以上，1年1次
    D. 作业场所有毒作业分级Ⅱ级以上，2年1次

E. 肝功能检查：每半年 1 次

> 学习目标要求：掌握　　难易程度：难

15. 砷所致职业病包括（　　）。
    A. 职业性砷所致肝癌
    B. 职业性砷所致肺癌
    C. 职业性砷所致皮肤癌
    D. 职业性慢性砷中毒
    E. 职业性急性砷中毒

> 学习目标要求：掌握　　难易程度：中

16. 铅及其无机化合物职业禁忌证有（　　）。
    A. 中度贫血
    B. 慢性肝炎
    C. 卟啉病
    D. 多发性周围神经病
    E. 慢性肾炎

> 学习目标要求：掌握　　难易程度：中

17. 铅及其无机化合物的在岗期间职业健康检查，必检项目是（　　）。
    A. 血常规
    B. 血清 ALT
    C. 心电图
    D. 血铅或尿铅
    E. 肌电图

> 学习目标要求：掌握　　难易程度：中

18. 根据职业健康监护技术规范（GBZ 188）规定，下列属于接触有害化学因素作业人员职业健康监护的是（　　）。
    A. 铅及其无机化合物
    B. 苯
    C. 三硝基甲苯
    D. 氯丙烯
    E. 硫酸二甲酯

> 学习目标要求：掌握　　难易程度：中

19. 苯作业的职业禁忌证是（　　）。
    A. 职业性白血病
    B. 白细胞计数低于 $4.5 \times 10^9 \cdot L^{-1}$
    C. 嗜中性粒细胞绝对值低于 $2.0 \times 10^9 \cdot L^{-1}$
    D. 血小板计数低于 $8 \times 10^{10} \cdot L^{-1}$
    E. 脾功能亢进

> 学习目标要求：掌握　　难易程度：中

20. 苯作业的在岗期间职业健康检查，目标疾病是（　　）。
    A. 职业性慢性苯中毒
    B. 职业性苯所致白血病
    C. 中毒性肝炎
    D. 脾功能亢进
    E. 中毒性神经病

> 学习目标要求：掌握　　难易程度：中

21. 苯作业的在岗期间职业健康检查，必检项目是（　　）。

A. 血常规 B. 血清 ALT
C. 乙肝表面抗原 D. 肝脾 B 超
E. 血苯

▶ 学习目标要求：掌握　　难易程度：中

22. 下列对于苯作业人员的职业健康检查，说法正确的是（　　）。
    A. 上岗前职业健康检查，必检项目不包括肝脾 B 超
    B. 在岗期间职业健康检查，可发现疑似职业性慢性苯中毒
    C. 在岗期间职业健康检查，可发现造血系统疾病
    D. 在岗期间职业健康检查，受检人员血液指标异常者应每周复查 1 次，连续复查 2 次
    E. 离岗时职业健康检查，不存在目标疾病

▶ 学习目标要求：掌握　　难易程度：中

23. 铍及其无机化合物作业的上岗前职业健康检查，目标疾病是（　　）。
    A. 活动性肺结核 B. 慢性阻塞性肺病
    C. 支气管哮喘 D. 慢性间质性肺病
    E. 慢性皮肤溃疡

▶ 学习目标要求：掌握　　难易程度：难

24. 铍及其无机化合物作业的在岗期间职业健康检查，症状询问主要包括（　　）。
    A. 胸闷　　B. 气急　　C. 咳嗽　　D. 咳痰　　E. 胸痛

▶ 学习目标要求：掌握　　难易程度：难

25. 铬及其无机化合物作业的在岗期间职业健康检查，可能引起的职业病有（　　）。
    A. 职业性铬鼻病 B. 职业性铬溃疡
    C. 职业性铬所致皮炎 D. 职业性铬酸盐制造业工人肺癌
    E. 职业性铬酸盐制造业工人鼻咽癌

▶ 学习目标要求：掌握　　难易程度：中

26. 患有慢性肝病者，不能从事下列哪种职业危害因素作业（　　）。
    A. 铅及其无机化合物 B. 砷
    C. 磷及其无机化合物 D. 锰及其无机化合物
    E. 氟及其无机化合物

▶ 学习目标要求：掌握　　难易程度：中

27. 在上岗前职业健康检查中，如发现劳动者罹患慢性间质性肺病，根据职业健康检查技术规范（GBZ 188）要求，不能从事的的职业危害因素作业有（　　）。
    A. 铅及其无机化合物 B. 磷化氢
    C. 粉尘 D. 甲醛
    E. 氟及其无机化合物

> 学习目标要求：掌握　　难易程度：中

28. 接触粉尘作业的工人在进行职业健康检查时，必检项目为（　　）。
   A. 胸透　　　　　　　　　　　B. 高千伏胸片
   C. 纯音听阈测试　　　　　　　D. 心电图
   E. 内外科检查

> 学习目标要求：掌握　　难易程度：中

29. 同一个工种有可能接触一个或多个职业危害因素，电焊作业工人接触的职业病危害因素有（　　）。
   A. 金属烟尘　　B. 紫外辐射　　C. 臭氧　　D. 一氧化碳　　E. 氮氧化物

> 学习目标要求：掌握　　难易程度：中

30. 根据职业健康检查技术规范（GBZ 188），以下哪些化学物质可导致中毒性肝病？（　　）
   A. 三硝基甲苯　　　　　　　　B. 氯乙烯
   C. 氯丙烯　　　　　　　　　　D. 二氯乙烷
   E. 二氧化硫

> 学习目标要求：掌握　　难易程度：中

31. 关于氨基甲酸酯类杀虫剂的职业健康检查说法正确的是（　　）。
   A. 严重的皮肤疾病为其职业禁忌证
   B. 全血胆碱酯酶活性明显低于正常者为其职业禁忌证
   C. 上岗前职业健康检查必检项目包括全血或红细胞胆碱酯酶活性测定及肝功能
   D. 在岗期间职业健康检查周期为 3 年 1 次
   E. 在岗期间职业健康检查全血或红细胞胆碱酯酶活性测定周期为 1 年 1 次

> 学习目标要求：掌握　　难易程度：中

32. 属于锰及其无机化合物作业职业健康监护目标疾病的是（　　）。
   A. Ⅱ期和Ⅲ高血压
   B. 中枢神经系统器质性疾病
   C. 已确诊并仍需要医学监护的精神障碍性疾病
   D. 严重自主神经功能紊乱性疾病
   E. 职业性慢性锰中毒

> 学习目标要求：掌握　　难易程度：中

33. 未控制的糖尿病患者不能从事下列哪种职业病危害因素作业？（　　）
   A. 高温　　B. 苯系物　　C. 正己烷　　D. 氯丙烯　　E. 二硫化碳

> 学习目标要求：掌握　　难易程度：中

34. 多发性周围神经病患者不能从事下列哪种职业病危害因素作业？（　　）
   A. 高温　　B. 苯系物　　C. 正己烷　　D. 汽油　　E. 手传振动

▶ 学习目标要求：掌握　　难易程度：中

35. 下列职业病危害因素作业中，血糖是必检项目的（　　）。
    A. 高温　　B. 苯系物　　C. 正己烷　　D. 汽油　　E. 手传振动

▶ 学习目标要求：掌握　　难易程度：中

36. 下列不属于丙烯酰胺作业的上岗前职业健康检查必检项目的是（　　）。
    A. 血常规和尿常规　　　　　　　B. 心电图
    C. 肺功能　　　　　　　　　　　D. 血糖
    E. 神经-肌电图

▶ 学习目标要求：掌握　　难易程度：中

37. 硫酸二甲酯的上岗前职业健康检查目标疾病不包括（　　）。
    A. 慢性阻塞性肺病　　　　　　　B. 慢性间质性肺病
    C. 支气管哮喘　　　　　　　　　D. 伴肺功能损害的疾病
    E. 活动性肺结核

▶ 学习目标要求：了解　　难易程度：难

38. 根据职业健康检查技术规范（GBZ 188）要求，患有下列哪种疾病者不得从事粉尘相关作业？（　　）
    A. 活动性肺结核病　　　　　　　B. 慢性阻塞性肺病
    C. 慢性间质性肺病　　　　　　　D. 肺部肿瘤
    E. 伴肺功能损害的疾病

▶ 学习目标要求：掌握　　难易程度：中

39. 下列哪些职业危害因素可产生远期健康危害效应，其健康损害后果出现较晚，甚至在劳动者离开该作业环境10～30年以后才出现？（　　）
    A. 粉尘作业与尘肺　　　　　　　B. 放射工作人员与白血病、肿瘤
    C. 苯与再生障碍性贫血、肿瘤　　D. 噪声与职业性噪声聋
    E. 甲醇与视网膜、视神经病

▶ 学习目标要求：掌握　　难易程度：难

40. 职业健康检查劳动者接触的职业危害因素中，通常所说的"三苯"是指（　　）。
    A. 苯　　B. 甲苯　　C. 二甲苯　　D. 苯酚　　E. 联苯胺

▶ 学习目标要求：掌握　　难易程度：中

41. 氰及腈类化合物的上岗前职业健康检查必检项目包括（　　）。
    A. 血、尿常规　B. 心电图　C. 肝脾B超　D. 血清ALT　E. 肝肾B超

▶ 学习目标要求：掌握　　难易程度：中

42. 二硫化碳作业的上岗前职业健康检查，必检项目是（　　）。
    A. 血常规　　B. 血清ALT　　C. 血糖　　D. 血脂　　E. 视野

> 学习目标要求：掌握　　难易程度：中

43. 根据职业健康检查技术规范，下列关于甲醇作业的职业健康检查，说法错误的是（　　）。
    A. 目标疾病为视网膜及视神经病
    B. 职业健康检查中，肺功能为必检项目
    C. 职业健康检查中，肝脾 B 超为必检项目
    D. 职业健康检查中，视野检查为选检项目
    E. 神经系统常规检查在甲醇作业人员职业健康检查中必不可少

> 学习目标要求：掌握　　难易程度：中

44. 汽油作业的上岗前职业健康检查，必检项目是（　　）。
    A. 血常规　　　　　　　　　　B. 血清 ALT
    C. 血糖　　　　　　　　　　　D. 血脂
    E. 神经 – 肌电图

> 学习目标要求：掌握　　难易程度：中

45. 支气管哮喘患者不能从事何种职业病危害因素作业？（　　）
    A. 二氧化硫　　B. 氮氧化物　　C. 氨　　　　D. 甲醛　　　E. 硫化氢

> 学习目标要求：掌握　　难易程度：中

46. 酸雾或酸酐能通过呼吸道进入肺部并对相关器官造成损害，患有下列哪种疾病者，不能从事该职业危害因素作业？（　　）
    A. 牙酸蚀病　　　　　　　　　B. 活动性肺结核
    C. 慢性阻塞性肺病　　　　　　D. 慢性间质性肺病
    E. 支气管哮喘

> 学习目标要求：掌握　　难易程度：中

47. 铍及其无机化合物的在岗期间职业健康检查，必检项目是（　　）。
    A. 血常规　　　　　　　　　　B. 血清 ALT
    C. 胸部 X 射线摄片　　　　　　D. 尿常规
    E. 肺功能

> 学习目标要求：掌握　　难易程度：中

48. 三氯乙烯作业的职业禁忌证包括（　　）。
    A. 慢性肾病　　　　　　　　　B. 慢性肝病
    C. 过敏性皮肤病　　　　　　　D. 中枢神经系统器质性疾病
    E. 多发性周围神经病

> 学习目标要求：掌握　　难易程度：中

49. 三氯乙烯的在岗期间职业健康检查周期为（　　）。
    A. 上岗后前 3 个月，皮肤科常规检查 1 周 1 次
    B. 上岗后前 3 个月，皮肤科常规检查 2 周 1 次

C. 上岗后前1个月，皮肤科常规检查1周1次
D. 健康检查1年1次
E. 健康检查3年1次

▶ 学习目标要求：掌握　　难易程度：难

50. 下列不属于氯丙烯作业的职业禁忌证的是（　　）。
    A. 中枢神经系统器质性疾病　　B. 多发性周围神经病
    C. 慢性肝病　　D. 慢性阻塞性肺病
    E. 过敏性皮肤病

▶ 学习目标要求：掌握　　难易程度：中

51. 下列关于氯乙烯的在岗期间职业健康检查周期，说法正确的是（　　）。
    A. 肝功能检查，每半年1次
    B. 肝功能检查，每年1次
    C. 作业场所有毒作业分级Ⅰ级，3年1次
    D. 作业场所有毒作业分级Ⅰ级，2年1次
    E. 作业场所有毒作业分级Ⅱ级及以上，1年1次

▶ 学习目标要求：掌握　　难易程度：中

52. 下列属于氯乙烯所致职业病的是（　　）。
    A. 职业性氯乙烯药疹样皮炎　　B. 职业性慢性氯乙烯中毒
    C. 氯乙烯所致肝血管肉瘤　　D. 氯乙烯所致肝癌
    E. 氯乙烯所致皮肤癌

▶ 学习目标要求：掌握　　难易程度：中

53. 下列选项中，不属于硫化氢作业的职业禁忌证的是（　　）。
    A. 多发性周围神经病　　B. 中枢神经系统器质性疾病
    C. 严重的皮肤病　　D. 伴有肺功能损害的疾病
    E. 慢性肝病

▶ 学习目标要求：掌握　　难易程度：中

54. 下列选项中，属于光气作业的职业禁忌证的有（　　）。
    A. 支气管哮喘　　B. 慢性间质性肺病
    C. 慢性阻塞性肺病　　D. 活动性肺结核
    E. 伴有气道高反应的过敏性鼻炎

▶ 学习目标要求：掌握　　难易程度：中

55. 下列选项中，属于甲醛作业的在岗期间职业健康检查目标疾病的有（　　）。
    A. 职业性哮喘　　B. 慢性间质性肺病
    C. 伴有气道高反应的过敏性鼻炎　　D. 甲醛致职业性皮肤病
    E. 职业性刺激性化学物致慢性阻塞性肺疾病

» 学习目标要求：掌握　　难易程度：中

56. 锰及其无机化合物的在岗期间职业健康检查，必检项目是（　　）。
    A. 血常规　　B. 血清 ALT　　C. 心电图　　D. 尿常规　　E. 肌电图

» 学习目标要求：掌握　　难易程度：中

57. 下列选项中，属于氨作业的上岗前职业健康检查目标疾病的有（　　）。
    A. 支气管哮喘　　　　　　　　B. 慢性间质性肺病
    C. 慢性阻塞性肺病　　　　　　D. 活动性肺结核
    E. 伴有气道高反应的过敏性鼻炎

» 学习目标要求：掌握　　难易程度：中

58. 下列选项中，属于氯气作业的在岗期间职业健康检查的目标疾病的有（　　）。
    A. 支气管哮喘　　　　　　　　B. 慢性间质性肺病
    C. 慢性阻塞性肺病　　　　　　D. 活动性肺结核
    E. 职业性刺激性化学物致慢性阻塞性肺疾病

» 学习目标要求：掌握　　难易程度：中

59. 根据职业健康检查技术规范中，职业健康检查机构对用人单位提供的危害因素，需明确是否需要进行职业健康检查，下列用人单位提供的化学物质属于致喘气物的是（　　）。
    A. 甲苯二异氰酸酯（TDI）　　　B. 二苯亚甲基二异氰酸酯（MDI）
    C. 苯酐类　　　　　　　　　　D. 多胺固化剂
    E. 甲醛

» 学习目标要求：了解　　难易程度：难

60. 根据职业健康检查技术规范中，有机氟及无机氟在上岗前职业健康检查中，必检项目相同的是（　　）。
    A. 心电图　　B. 血清 ALT　　C. 尿氟　　D. 肺功能　　E. DR 胸片

» 学习目标要求：掌握　　难易程度：中

三、判断题

1. 贫血是上岗前铅及其无机化合物作业的职业禁忌证。（　　）

» 学习目标要求：掌握　　难易程度：中

2. 铅中毒一经确诊，无论轻重均应调离作业。（　　）

» 学习目标要求：掌握　　难易程度：中

3. 中枢神经系统器质性疾病是铅及其无机化合物作业的职业禁忌证。（　　）

» 学习目标要求：掌握　　难易程度：中

4. 尿汞是汞及其无机化合物作业在岗期间职业健康检查的必检项目之一。（　　）

» 学习目标要求：掌握　　难易程度：中

5. 慢性汞中毒的典型临床表现为类神经症、震颤和口腔炎。（　　）

> 学习目标要求：掌握　难易程度：中

6. 汞及其无机化合物上岗前体格检查必须包含内科常规检查、口腔科常规检查、神经系统常规检查及共济运动检查。（　　）

> 学习目标要求：掌握　难易程度：中

7. 尿锰是锰作业工人在岗期间职业健康检查的必检项目之一。（　　）

> 学习目标要求：掌握　难易程度：中

8. 锰及其无机化合物作业人员在岗期间职业健康检查的症状询问必须重点询问神经精神症状，如头晕、易疲劳、睡眠障碍、健忘、多汗、心悸、肢体震颤、感情淡漠、性格改变、不自主苦笑等。（　　）

> 学习目标要求：掌握　难易程度：中

9. 患有中枢神经系统器质性疾病者不宜从事焊工作业。（　　）

> 学习目标要求：掌握　难易程度：中

10. 胸部 X 射线摄片及肺功能是镉及其无机化合物在岗期间职业健康检查的必检项目。（　　）

> 学习目标要求：掌握　难易程度：中

11. 患有慢性肾脏疾病及骨质疏松症者不宜从事镉及其无机化合物作业。（　　）

> 学习目标要求：掌握　难易程度：中

12. 慢性苯中毒最早出现的血象异常表现是持续性红细胞计数减少。（　　）

> 学习目标要求：掌握　难易程度：中

13. 生产环境中的苯主要以蒸气形式通过呼吸道和皮肤吸收进入人体。（　　）

> 学习目标要求：掌握　难易程度：中

14. 某员工拟从事苯作业，对其进行上岗前职业健康检查，血常规检查结果显示：血小板 $82 \times 10^9 \cdot L^{-1}$，该员工不宜从事苯作业岗位。（　　）

> 学习目标要求：掌握　难易程度：中

15. 在岗期间苯作业工人受检人员血液指标异常者需要进行复查，复查周期为每周复查1次，连续3次。（　　）

> 学习目标要求：掌握　难易程度：中

16. 尿反-反式黏糠酸测定、尿酚、肝胆脾 B 超可作为接触苯作业人员在岗期间职业健康检查的必检项目。（　　）

> 学习目标要求：掌握　难易程度：难

17. 肝功能及肝脾 B 超是甲醇作业人员上岗前职业健康检查的必检项目。（　　）

> 学习目标要求：掌握　难易程度：中

18. 严重慢性皮肤疾患是甲醇作业的职业禁忌证。（　　）

➢ 学习目标要求：掌握　　难易程度：中

19. 神经-肌电图显示有神经源性损害可判断为中度慢性职业性溶剂汽油中毒。（　　）

➢ 学习目标要求：掌握　　难易程度：中

20. 多发性周围神经病是汽油作业的职业禁忌证。（　　）

➢ 学习目标要求：掌握　　难易程度：中

21. 1，2-二氯乙烷属高毒类，职业接触主要经呼吸道吸入。（　　）

➢ 学习目标要求：掌握　　难易程度：中

22. 患有慢性肝病者不宜从事1，2-二氯乙烷作业。（　　）

➢ 学习目标要求：掌握　　难易程度：中

23. 慢性肝病和中枢神经系统器质性疾病是三硝基甲苯作业的职业禁忌证。（　　）

➢ 学习目标要求：掌握　　难易程度：中

24. TNT在生产环境中，主要经皮肤和呼吸道吸收。（　　）

➢ 学习目标要求：掌握　　难易程度：中

25. 长期接触正己烷，可致多发性周围神经病变。（　　）

➢ 学习目标要求：掌握　　难易程度：中

26. 血糖及血清ALT是接触正己烷作业工人的必检项目。（　　）

➢ 学习目标要求：掌握　　难易程度：中

27. 尿2，5-己二酮为正己烷作业的职业接触生物指标。（　　）

➢ 学习目标要求：掌握　　难易程度：中

28. 胸部X射线摄片及肺弥散功能是氯气作业在岗期间职业健康检查的必检项目。（　　）

➢ 学习目标要求：掌握　　难易程度：难

29. 吸入极高浓度氯气可以引起猝死。（　　）

➢ 学习目标要求：掌握　　难易程度：中

30. 职业性刺激性化学物致慢性阻塞性肺疾病是氯气作业在岗期间职业健康检查的目标疾病之一。（　　）

➢ 学习目标要求：掌握　　难易程度：中

四、填空题

1. 接触铅及其无机化合物的作业人员上岗前职业健康检查的目标疾病有：_____、_____、_____、_____。

➢ 学习目标要求：掌握　　难易程度：中

2. 接触铅及其无机化合物的作业人员在岗期间职业健康检查的实验室必检项目有：

_____、_____、_____、_____。

> 学习目标要求：掌握　　难易程度：中

3. 接触汞及其无机化合物的作业人员上岗前职业健康检查的目标疾病有：_____、_____、_____。

> 学习目标要求：掌握　　难易程度：中

4. 接触锰及其无机化合物的作业人员离岗后健康检查的检查时间：接触锰及其无机化合物工龄在_____年以下者，随访____年；接触工龄超过____年者，随访____年，检查周期均为每____年1次。若接触锰工龄＜5年，且劳动者工作场所空气中锰浓度符合国家卫生标准，可以不随访。

> 学习目标要求：掌握　　难易程度：中

5. 接触砷的作业人员在岗期间职业健康检查的检查周期：①肝功能检查，每半年____次；②作业场所有毒作业分级Ⅱ级及以上，1年____次；③作业场所有毒作业分级Ⅰ级，____年____次。

> 学习目标要求：掌握　　难易程度：中

6. 接触氟及其无机化合物的作业人员上岗前职业健康检查的体格检查包括：_____、_____、_____。

> 学习目标要求：掌握　　难易程度：中

7. 接触苯的作业人员上岗前职业健康检查的职业禁忌证包括血常规有如下异常：_____、_____。

> 学习目标要求：掌握　　难易程度：中

8. 接触苯的作业人员在岗期间职业健康检查，受检人员血液指标异常者应每周复查____次，连续____次。

> 学习目标要求：掌握　　难易程度：中

9. 接触苯的作业人员在岗期间职业健康检查周期为____年。

> 学习目标要求：掌握　　难易程度：中

10. 接触甲醇的作业人员上岗前职业健康检查的目标疾病有：_____、_____。

> 学习目标要求：掌握　　难易程度：中

11. 接触正己烷的作业人员上岗前职业健康检查的目标疾病有：_____。

> 学习目标要求：掌握　　难易程度：中

12. 接触氨的作业人员上岗前职业健康检查的职业禁忌证有：_____、_____、_____。

> 学习目标要求：掌握　　难易程度：中

13. 接触氯乙烯的作业人员在岗期间职业健康检查的职业病有：_____、

_____。

  ▶ 学习目标要求：掌握　　难易程度：中

14. 接触三氯乙烯的作业人员在岗期间职业健康检查的职业病有：_____
_____。

  ▶ 学习目标要求：掌握　　难易程度：中

15. 接触有机磷杀虫剂的作业人员上岗前职业健康检查的实验室和其他检查的必检项目有：_____、_____、_____、_____、_____
_____。

  ▶ 学习目标要求：掌握　　难易程度：难

五、名词解释

1. 卟啉病

  ▶ 学习目标要求：了解　　难易程度：难

2. 窒息性气体

  ▶ 学习目标要求：掌握　　难易程度：中

3. 赫恩氏小体

  ▶ 学习目标要求：了解　　难易程度：难

4. 迟发性阻塞性毛细支气管炎

  ▶ 学习目标要求：了解　　难易程度：难

六、简答题

1. 简述铅及其无机化合物离岗时的职业健康检查。

  ▶ 学习目标要求：掌握　　难易程度：中

2. 简述汞及其无机化合物在岗期间的职业健康检查。

  ▶ 学习目标要求：掌握　　难易程度：中

3. 简述苯与甲苯、二甲苯之间职业健康检查的内在联系与区别。

  ▶ 学习目标要求：掌握　　难易程度：中

4. 简述氮氧化物应急健康检查内容。

  ▶ 学习目标要求：掌握　　难易程度：中

第三节 粉 尘

一、单项选择题（每题包括题干及五个答案，其中只有一个正确答案）

1. 计算职业性尘肺病发病率或患病率时，粉尘作业人员受检率达到（   ）以上时才有意义。

   A. 80%　　　　B. 85%　　　　C. 90%　　　　D. 95%　　　　E. 99%

   ▶ 学习目标要求：掌握　　难易程度：中

2. 刘某，男，30岁，在某厨具公司从事厨具面板石材打磨工作，每天工作10小时，工龄4年6个月，工作时戴棉纱口罩。公司从未进行过作业场所检测和员工职业健康检查。刘某来到职防院要求检查是否患有职业病，接诊后需要做哪些检查？（   ）

   A. 症状询问、内科常规检查、DR胸片、B超、肺功能
   B. 症状询问、内科常规检查、后前位X射线高千伏胸片、血尿常规、肺功能
   C. 症状询问、内科常规检查、DR胸片、心电图、肺功能
   D. 症状询问、内科常规检查、后前位X射线高千伏胸片、血清ALT、肺功能
   E. 以上均不对

   ▶ 学习目标要求：掌握　　难易程度：中

3. 上一题中刘某半年内2次胸片检查读片结果（已经排除其他疾病）见表2-1，可以诊断为（   ）。

   表2-1 胸片检查读片结果

0/1	1/0
1/2	1/2
1/2	1/1

   （胸片质量1级，小阴影 q/r　附加代号 em）

   A. 矽肺壹期　　B. 矽肺贰期　　C. 矽肺叁期　　D. 追踪观察　　E. 以上均不对

   ▶ 学习目标要求：掌握　　难易程度：难

4. 上一题中读片结果描述正确的是（   ）。

   A. q/r是指以r为主的圆形小阴影
   B. 附加代号em是指肺门蛋壳样钙化
   C. 总体密集度为2级
   D. 胸片质量必须达到1级才能用于尘肺初诊
   E. 小阴影分布范围为5个肺区

   ▶ 学习目标要求：掌握　　难易程度：中

5. 以下哪种不是矽尘作业人员在岗期间职业禁忌证？（   ）

A. 活动性肺结核病 B. 慢性阻塞性肺病
C. 慢性间质性肺病 D. 双肺纹理增强
E. 伴肺功能损害的疾病

> 学习目标要求：掌握　难易程度：中

6. 关于矽尘作业人员离岗后健康检查下列哪种说法是错误的？（　　）
   A. 健康检查为推荐性
   B. 检查对象为接触矽肺工龄 5 年以上的矽尘作业人员
   C. 目标疾病为矽肺
   D. 必检项目为 DR 胸片
   E. 接触矽尘工龄超过 10 年者，随访 10 年

> 学习目标要求：掌握　难易程度：中

7. 电焊烟尘作业劳动者的职业健康检查周期下列哪项是正确的？（　　）
   A. 生产性粉尘作业分级Ⅰ级，4 年 1 次
   B. 生产性粉尘作业分级Ⅰ级，3 年 1 次
   C. 生产性粉尘作业分级Ⅰ级，2 年 1 次
   D. 生产性粉尘作业分级Ⅱ级，4 年 1 次
   E. 生产性粉尘作业分级Ⅱ级，1 年 1 次

> 学习目标要求：掌握　难易程度：中

8. 准备安排到食品生产企业从事谷物粉碎与加料岗位工作的劳动者上岗前职业健康检查发现下列哪类疾病属目标疾病？（　　）
   A. 伴肺功能损害的心血管系统疾病 B. 活动性肺结核
   C. 伴肺功能损害的疾病 D. 上呼吸道感染
   E. 胸膜增厚

> 学习目标要求：掌握　难易程度：中

9. 关于黄麻粉尘的职业健康检查，下列哪项描述是正确的？（　　）
   A. 上岗前职业禁忌证不包括伴肺功能损害的疾病
   B. 在岗期间必检项目不包括胸部 X 射线摄片
   C. 生产性粉尘作业分级Ⅰ级，健康检查周期 3～4 年 1 次
   D. 生产性粉尘作业分级Ⅱ级，健康检查周期 1～2 年 1 次
   E. 劳动者在开始工作的 3～6 个月内应进行 1 次健康检查

> 学习目标要求：掌握　难易程度：难

10. 关于石棉粉尘的职业健康检查，下列哪项描述是错误的？（　　）
    A. 在岗期间职业禁忌证与矽尘完全一样
    B. 离岗时目标疾病主要为石棉肺
    C. 生产性粉尘作业分级Ⅰ级，健康检查周期 2 年 1 次
    D. 生产性粉尘作业分级Ⅱ级，健康检查周期 1 年 1 次

E. 接触石棉工龄超过 10 年者，随访 21 年

▶ 学习目标要求：掌握　　难易程度：中

二、多项选择题（每题包括题干及五个答案，其中有两个或两个以上的正确答案）

1. 对某企业接触木材粉尘的生产工人开展在岗期间职业健康检查时发现下列哪些疾病需考虑其可能为该作业的职业禁忌证？（　　）

　　A. 支气管哮喘　　　　　　　　B. 慢性阻塞性肺病
　　C. 慢性间质性肺病　　　　　　D. 伴肺功能损害的心血管系统疾病
　　E. 活动性肺结核

▶ 学习目标要求：掌握　　难易程度：难

2. 矽尘作业人员在岗期间职业健康检查必检项目包括（　　）。

　　A. DR 胸片　　B. 肺功能　　C. 血常规　　D. 心电图　　E. B 超

▶ 学习目标要求：掌握　　难易程度：中

3. 某石场破碎工人李某经多次检查后（已排除其他疾病）读片结果描述见表 2-2，错误诊断结果有（　　）。

表 2-2　胸片检查读片结果

0/1	1/0
2/3	2/3
2/3	2/2

（胸片质量 2 级，小阴影 q/p　附加代号 es）

　　A. 矽肺壹期　　　　　　　　　B. 矽肺贰期
　　C. 矽肺叁期　　　　　　　　　D. 矽肺贰期（Ⅰ$^+$）
　　E. 矽肺（Ⅱ$^+$）

▶ 学习目标要求：掌握　　难易程度：难

4. 上一题中读片结果描述正确的是（　　）。

　　A. q/p 是指以 p 为主的圆形小阴影
　　B. 附加代号 es 是指肺门蛋壳样钙化
　　C. 总体密集度为 3 级
　　D. 胸片质量必须达到 2 级才能用于尘肺初诊
　　E. 小阴影分布范围为 6 个肺区

▶ 学习目标要求：掌握　　难易程度：中

5. 下列哪些是煤尘作业人员在岗期间职业禁忌证？（　　）

　　A. 活动性肺结核病　　　　　　B. 慢性阻塞性肺病
　　C. 上呼吸道感染　　　　　　　D. 双肺纹理显著增强、紊乱
　　E. 伴肺功能损害的疾病

▶ 学习目标要求：掌握　难易程度：中

6. 关于矽尘作业人员离岗后健康检查下列哪些描述是正确的？（　　）。
   A. 目标疾病和在岗期间相同
   B. 检查对象为接触矽肺工龄 5 年以上的矽尘作业人员
   C. 必检项目为 DR 胸片
   D. 接触矽尘工龄不超过 10 年者，随访 10 年，随访原则 5 年 1 次
   E. 接触矽尘工龄超过 10 年者，随访 21 年，随访原则 3 年 1 次

▶ 学习目标要求：掌握　难易程度：难

7. 关于陶瓷粉尘作业劳动者的在岗期间职业健康检查周期下列哪些是正确的？（　　）
   A. 生产性粉尘作业分级Ⅰ级，3 年 1 次
   B. 生产性粉尘作业分级Ⅰ级，4 年 1 次
   C. 生产性粉尘作业分级Ⅱ级，2 年 1 次
   D. 生产性粉尘作业分级Ⅱ级，1 年 1 次
   E. 尘肺病患者 1～2 年 1 次

▶ 学习目标要求：掌握　难易程度：中

8. 下列关于电焊工作业人员在岗期间职业健康检查个体结论和建议正确的是（　　）。
   A. 目前未见异常，可继续从事电焊工作业
   B. 疑似电焊工尘肺，建议提交职业病诊断机构进一步明确诊断
   C. 电焊工作业职业禁忌证（活动性肺结核病），建议暂调离电焊工作业岗位，积极进行专科治疗，如治愈则可返回原岗位
   D. 其他疾病或异常（肾结石），可继续从事电焊工作业
   E. 双中下肺可见散在小结节影，建议到上级医院进一步复查

▶ 学习目标要求：掌握　难易程度：难

9. 萧某，男，21 岁，上岗前职业健康检查发现患慢性间质性肺病，不能从事接触下列哪些粉尘的作业？（　　）
   A. 云母尘　　B. 稻谷尘　　C. 棉尘　　D. 亚麻尘　　E. 牛皮毛尘

▶ 学习目标要求：掌握　难易程度：难

10. 在开展接触霉菌孢子类作业工人职业健康检查时，症状询问重点包括（　　）。
    A. 发热　　　　　　　　　　　　　B. 乏力
    C. 进行性呼吸困难　　　　　　　　D. 体重下降
    E. 抗原接触史

▶ 学习目标要求：掌握　难易程度：难

三、判断题

1. 矽肺患者原则上每年检查 1 次，或根据病情随时检查（　　）。

◆ 学习目标要求：掌握　　难易程度：中

2. 若接触矽尘工龄在 5 年（含 5 年）以下者，可以不随访（　　）。

◆ 学习目标要求：掌握　　难易程度：难

3. 煤尘接触人员必检项目不含肺弥散功能，而石棉粉尘接触人员必检项目则包含肺弥散功能（　　）。

◆ 学习目标要求：掌握　　难易程度：中

4. 职业健康检查中发现疑似职业性尘肺病，建议劳动者到职业病诊断机构进一步明确诊断。并报告用人单位所在地卫生计生行政部门和安全生产监督管理部门，通知用人单位、告知劳动者本人（　　）。

◆ 学习目标要求：掌握　　难易程度：中

5. 接触木尘工人在岗期间目标疾病主要有职业性哮喘、职业性急性变应性肺泡炎以及伴肺功能损害的心血管系统疾病（　　）。

◆ 学习目标要求：掌握　　难易程度：中

四、填空题

1. 石场爆破工人职业健康检查内科常规检查重点检查＿＿＿＿和＿＿＿＿。

◆ 学习目标要求：掌握　　难易程度：难

2. 煤矿采煤工人职业健康检查项目除症状询问、体格检查外，实验室和其他检查的必检项目还包括＿＿＿＿、＿＿＿＿和＿＿＿＿。

◆ 学习目标要求：掌握　　难易程度：中

3. 职业性尘肺病影像学表现中，小阴影按照形态、大小分别以＿＿＿＿、＿＿＿＿、＿＿＿＿和＿＿＿＿、＿＿＿＿、＿＿＿＿表示。

◆ 学习目标要求：掌握　　难易程度：中

五、简答题

以某饰品公司宝石打磨作业（主要为玛瑙尘，游离二氧化硅为 62%）为例，简述职业健康检查个体结论与建议。

◆ 学习目标要求：掌握　　难易程度：难

第四节　有害物理因素

一、单项选择题（每题包括题干及五个答案，其中只有一个正确答案）

1. 下列职业病危害因素中，不属于物理因素的是（　　）。
    A. 高气压　　B. 紫外辐射　　C. 高温　　D. 汽油　　E. 微波

>> 学习目标要求：掌握　　难易程度：中

2. 在岗期间职业健康检查中，噪声作业的必检项目正确的是（　　）。
   A. 体格检查、症状询问、血常规、尿常规、纯音气导听阈测试
   B. 体格检查、症状询问、血常规、心电图、纯音骨导听阈测试
   C. 体格检查、症状询问、肝功能、心电图、纯音气导听阈测试
   D. 体格检查、症状询问、心电图、纯音气导听阈测试
   E. 体格检查、症状询问、心电图、纯音骨导听阈测试

>> 学习目标要求：掌握　　难易程度：中

3. 下列哪个疾病属于高温作业职业禁忌证？（　　）
   A. 高血压病　　　　　　　　B. 糖尿病
   C. 慢性肾炎　　　　　　　　D. 甲亢
   E. 器质性心脏病

>> 学习目标要求：掌握　　难易程度：中

4. 在国家职业卫生相关标准中，高温作业是指（　　）。
   A. 夏季气温 >35 ℃的户外作业
   B. 在生产劳动过程中，工作地点平均气温≥25 ℃的作业
   C. 在生产劳动过程中，工作地点平均气温≥35 ℃的作业
   D. 在生产劳动过程中，工作地点平均 WBGT 指数≥25 ℃的作业
   E. 在生产劳动过程中，工作地点平均 WBGT 指数≥35 ℃的作业

>> 学习目标要求：掌握　　难易程度：中

5. 工人周某为噪声、高温作业，工龄3年，其检查结果为纯音听阈测试：左耳听力正常；右耳语频听阈正常，右耳高频听阈提高；心电图检查：窦性心律不齐（平均心率72次/分）；B超检查：脂肪肝。则该评价应为（　　）。
   A. 目前未见异常　　　　　　B. 其他疾病或异常
   C. 复查　　　　　　　　　　D. 职业禁忌证
   E. 疑似职业病

>> 学习目标要求：掌握　　难易程度：中

6. 在职业健康检查过程中发现噪声敏感者应调离噪声工作场所，噪声敏感者是指（　　）。
   A. 上岗前职业健康检查发现纯音听阈测试结果为高频段 3 000 Hz、4 000 Hz、6 000 Hz 任一频率，任一耳听阈达到 40 dB
   B. 上岗前职业健康检查发现纯音听阈测试结果为高频段 3 000 Hz、4 000 Hz、6 000 Hz 任一频率，任一耳听阈达到 65 dB
   C. 上岗前职业健康检查发现纯音听阈测试结果为语频段 500 Hz、1 000 Hz、2 000 Hz 任一频率，任一耳听阈大于 25 dB
   D. 上岗前职业健康检查纯音听阈测试各频率听力损失均≤25 dB，在噪声环境

下工作 1 年，高频段 3 000 Hz、4 000 Hz、6 000 Hz 任一频率，任一耳听阈达到 40 dB

E. 上岗前职业健康检查纯音听阈测试各频率听力损失均≤25 dB，在噪声环境下工作 1 年，高频段 3 000 Hz、4 000 Hz、6 000 Hz 任一频率，任一耳听阈达到 65 dB。

> 学习目标要求：掌握　　难易程度：中

7. 噪声所致听力曲线图上的"V"形下陷常发生在（　　）Hz。
   A. 500～2 000
   B. 1 000～3 000
   C. 2 000～4 000
   D. 3 000～6 000
   E. 4 000～6 000

> 学习目标要求：掌握　　难易程度：难

8. 手传振动的离岗时职业健康检查目标疾病是（　　）。
   A. 职业性手臂振动病
   B. 各类器质性心脏病
   C. 雷诺病
   D. 多发性周围神经病
   E. 以上都不是

> 学习目标要求：掌握　　难易程度：难

9. 下列对健康检查周期的描述正确的是（　　）。
   A. 噪声作业的健康检查周期为 1 年 1 次
   B. 手传振动作业的健康检查周期为 3 年 1 次
   C. 高温作业的健康检查周期为 2 年 1 次
   D. 作业场所噪声 8 h 等效声级≥80 dB，＜85 dB，1 年 1 次
   E. 作业场所噪声 8 h 等效声级≥85 dB，1 年 1 次

> 学习目标要求：掌握　　难易程度：中

10. 《职业性中暑诊断标准》（GBZ41—2002）中，职业性中暑的诊断及分级标准为（　　）。
    A. 轻症中暑、中度中暑、重症中暑
    B. 热射病、热痉挛、热衰竭
    C. 中暑先兆、轻症中暑、重症中暑
    D. 轻症中暑、重症中暑
    E. 以上都不是

> 学习目标要求：掌握　　难易程度：中

二、多项选择题（每题包括题干及五个答案，其中有两个或两个以上的正确答案）

1. 下列职业病危害因素中，属于物理因素的是（　　）。
   A. 手传振动　　B. 高温　　C. 噪声　　D. 煤尘　　E. 紫外辐射

> 学习目标要求：掌握　　难易程度：中

2. 下列哪些不属于噪声作业上岗前职业禁忌证？（　　）。
   A. 高频段 3 000 Hz、4 000 Hz、6 000 Hz 双耳平均听阈≥40 dB
   B. 任一耳传导性聋，平均语频听力损失≥41 dB

C. 噪声敏感者

D. 各种原因引起永久性感音神经性听力损失（500 Hz、1 000 Hz、2 000 Hz 中任一频率的纯音气导听阈＞25 dB）

E. 右耳轻度传导性听力损失

》学习目标要求：掌握　难易程度：中

3. 下列疾病中，属于振动的在岗期间职业健康检查目标疾病的是（　　）。
   A. 多发性周围神经病　　　　　　B. 各类器质性心脏病
   C. 职业性手臂振动病　　　　　　D. 癫痫
   E. 骨坏死

》学习目标要求：掌握　难易程度：中

4. 可能接触高温作业的工人，上岗前职业健康检查的目标疾病包括（　　）。
   A. 未控制的高血压
   B. 未控制的甲状腺功能亢进症
   C. 癫痫
   D. 全身瘢痕面积≥20%以上（工伤标准的八级）
   E. 未控制的糖尿病

》学习目标要求：掌握　难易程度：难

5. 《职业健康监护技术规范》（GBZ 188—2014）中，噪声作业工人纯音听阈测试结果出现下列哪种情况时可列为复查？（　　）
   A. 左耳轻度传导性听力损失
   B. 双耳高频 3/4/6 kHz 平均听阈 41 dB（初测）
   C. 听力损失曲线为水平样或近似直线者
   D. 双耳高频 3/4/6 kHz 平均听阈 50 dB；右耳语频平均听阈 35 dB；右耳语频平均听阈 30 dB
   E. 右耳中度传导性听力损失，中耳炎病史

》学习目标要求：掌握　难易程度：难

6. 《职业性噪声聋诊断标准》（GBZ 49—2014）中，噪声聋诊断分级正确的是（　　）。
   A. 轻度噪声聋：26～40 dB　　　B. 轻度噪声聋：26～41 dB
   C. 中度噪声聋：41～55 dB　　　D. 中度噪声聋：42～55 dB
   E. 重度噪声聋：≥56 dB

》学习目标要求：掌握　难易程度：中

7. 李某，35 岁，在某一汽车制造厂工作 10 年，其所在岗位存在噪声、高温、手传振动三个职业病危害因素，在岗期间职业健康检查中发现下列哪一种疾病或异常时，则需调离该工作岗位？（　　）
   A. 发现李某血压偏高，并查询既往病史也为高血压

B. 发现李某的纯音听阈测试结果为双耳 3/4/6 kHz 平均听力损失 45 dB；左耳听阈加权值 27 dB；右耳听阈加权值 28 dB，且复查后与初检结果一致

C. 发现李某为糖尿病患者，且本次职业健康检查其空腹血糖为 9.0 mmol/L

D. 发现李某有多发性周围神经病

E. 以上都不是

> 学习目标要求：掌握　　难易程度：难

8. 在职业健康检查个体评价中，某一工厂工人陈某，46 岁，需要符合下列哪几个条件，即可评价为疑似职业性噪声聋？（　　）

A. 该工人在该工厂的噪声工龄为 25 年

B. 检测报告示该工人所在岗位噪声 8 h 等效声级 >85 dB（A）

C. 纯音听阈测试结果：双耳 3/4/6 kHz 平均听力损失 43 dB；左耳听阈加权值 41 dB；右耳听阈加权值 42 dB

D. 复查纯音听阈测试结果：双耳 3/4/6kHz 平均听力损失 44 dB；左耳听阈加权值 38 dB；右耳听阈加权值 48 dB

E. 客观听力检查：双侧中耳功能正常；双侧 TEOAE 均未引出，双侧 DPOAE 均未引出

> 学习目标要求：掌握　　难易程度：难

9. 下列哪些属于噪声作业在岗期间职业禁忌证？（　　）

A. 高频段 3 000 Hz、4 000 Hz、6 000 Hz 双耳平均听阈≥40 dB

B. 任一耳传导性聋，平均语频听力损失≥41 dB

C. 噪声敏感者

D. 除噪声外各种原因引起永久性感音神经性听力损失（500 Hz、1 000 Hz、2 000 Hz 中任一频率的纯音气导听阈 >25 dB）

E. 右耳轻度传导性听力损失

> 学习目标要求：掌握　　难易程度：中

10. 张某，男，40 岁，在某一工厂从事锅炉工工作 5 年，2016 年度在岗期间职业健康检查中发现其空腹血糖为 7.0 mmol/L，则下列处理正确的是（　　）。

A. 查询既往是否有糖尿病病史

B. 血糖偏高，为高温作业职业禁忌证，需立即调离该工作岗位

C. 需安排复查空腹血糖、餐后 2 小时血糖、糖化血红蛋白等项目

D. 如复查完后考虑为糖尿病者，则需建议其调离原工作岗位，待血糖控制后可返回原工作岗位

E. 如复查完后考虑为糖尿病者，则需永远调离原工作岗位

> 学习目标要求：掌握　　难易程度：中

三、判断题

1. 噪声作业是指工作场所噪声强度 8 h 等效声级（A 计权）≥85 dB。（　　）

> 学习目标要求：掌握　　难易程度：中

2. 在噪声环境下作业的工人必须有个体的听力防护措施，包括佩戴防声耳塞、耳罩或防身帽等。（　　）

> 学习目标要求：掌握　　难易程度：中

3. 对噪声环境下作业的工人只需进行在岗期间职业健康检查。（　　）

> 学习目标要求：掌握　　难易程度：中

4. 轻度手臂振动病患者不需调离手传振动作业岗位。（　　）

> 学习目标要求：掌握　　难易程度：难

5. 用人单位不得安排已明确诊断为慢性肾炎患者从事高温作业。（　　）

> 学习目标要求：掌握　　难易程度：中

四、填空题

1. 《职业性噪声聋诊断标准》中的诊断原则，根据连续_____年以上职业性噪声作业史，出现_____、_____等症状，纯音测听为_____，结合_____和_____，进行综合分析，排除其他原因所致听觉损害，方可诊断。

> 学习目标要求：掌握　　难易程度：中

2. 中度手臂振动病在轻度的基础上，具有下列表现之一者：_____、_____。

> 学习目标要求：掌握　　难易程度：中

3. 重症中暑可分为_____、_____和_____。

> 学习目标要求：掌握　　难易程度：中

五、名词解释

1. 职业性噪声聋

> 学习目标要求：掌握　　难易程度：中

2. 手臂振动病

> 学习目标要求：掌握　　难易程度：中

六、简答题

在《职业性噪声聋诊断标准》（GBZ 49—2014）中，对职业性噪声聋进行诊断，需进行哪些步骤？

> 学习目标要求：掌握　　难易程度：难

第五节　生物因素及特殊作业

一、单项选择题（每题包括题干及五个答案，其中只有一个正确答案）

1. 压力容器作业人员职业健康检查必检项目不包括（　　）。
   A. 血糖　　　　　　　　　　B. 脑电图
   C. 心电图　　　　　　　　　D. 血清 ALT
   E. 纯音听阈检查

   ▶ 学习目标要求：掌握　　难易程度：中

2. 结核病防治工作人员上岗前职业健康检查目标疾病是（　　）。
   A. 哮喘　　　　　　　　　　B. 慢性肺炎
   C. 慢性肝病　　　　　　　　D. 未治愈的肺结核病
   E. 过敏性皮炎

   ▶ 学习目标要求：掌握　　难易程度：难

3. 某受检者参加职业健康检查血压 146/88 mmHg，是何种劳动者的职业禁忌证？（　　）
   A. 大型机动车驾驶员　　　　B. 高原作业
   C. 压力容器作业　　　　　　D. 电工作业
   E. 视屏作业

   ▶ 学习目标要求：掌握　　难易程度：中

4. 某劳动者上岗前职业健康检查发现双耳语言频段平均听力损失大于 25 dB，不宜从事（　　）。
   A. 压力容器作业　　　　　　B. 高处作业
   C. 电工证作业　　　　　　　D. 机动车驾驶作业
   E. 高原作业

   ▶ 学习目标要求：掌握　　难易程度：中

5. 不属于高处作业职业禁忌证的是（　　）。
   A. 恐高症　　　　　　　　　B. 癫痫
   C. 眩晕症　　　　　　　　　D. 四肢骨关节及运动功能障碍
   E. 红绿色盲

   ▶ 学习目标要求：掌握　　难易程度：中

二、多项选择题（每题包括题干及五个答案，其中有两个或两个以上的正确答案）

1. 劳动者在林区作业，因被蜱叮咬可能引起的职业病是（　　）。
   A. 炭疽　　　　　　　　　　B. 森林脑炎
   C. 布鲁氏菌病　　　　　　　D. 艾滋病

E. 莱姆病

>> 学习目标要求：掌握　　难易程度：难

2. 电工作业劳动者在岗期间职业健康检查的目标疾病包括（　　）。
　　A. 红绿色盲　　　　　　　　　　　B. 2级及以上高血压（未控制）
　　C. 器质性心脏病或各种心律失常　　D. 癫痫
　　E. 未控制的糖尿病

>> 学习目标要求：掌握　　难易程度：中

3. 压力容器作业常见于哪些工种作业？（　　）
　　A. 锅炉　　　B. 管道　　　C. 罐体　　　D. 水塔　　　E. 油箱

>> 学习目标要求：掌握　　难易程度：难

4. 高处作业体格检查中，需重点检查的是（　　）。
　　A. 血压　　　B. 心脏　　　C. 三颤　　　D. 肝脏触诊　　E. 甲状腺检查

>> 学习目标要求：掌握　　难易程度：中

5. 2级以上未控制的高血压是以下哪些工种作业的职业禁忌证？（　　）
　　A. 电工作业　　　　　　　　B. 高处作业
　　C. 小型机动车驾驶员　　　　D. 大型机动车驾驶员
　　E. 压力容器作业

>> 学习目标要求：掌握　　难易程度：难

三、判断题

1. 疾控中心和医院从事肝炎防治的工作人员不需要对其进行职业健康监护。（　　）

>> 学习目标要求：掌握　　难易程度：中

2. 颈椎病是从事视屏作业的职业禁忌证。（　　）

>> 学习目标要求：掌握　　难易程度：中

3. 压力容器作业人员在岗期间职业健康检查的周期是2年1次。（　　）

>> 学习目标要求：掌握　　难易程度：中

四、填空题

1. 接触炭疽杆菌的劳动者上岗前职业健康检查的目标疾病是泛发慢性湿疹和泛发慢性皮炎，因此症状询问时的重点是_____疾病史。

>> 学习目标要求：掌握　　难易程度：中

2. 电工作业眼科检查可能发现的目标疾病是_____。

>> 学习目标要求：掌握　　难易程度：中

五、名词解释

红色盲

➤ 学习目标要求：掌握　　难易程度：中

六、简答题

电工作业人员上岗前职业健康检查的目标疾病有哪些？

➤ 学习目标要求：掌握　　难易程度：中

第六节　职业病分类与目录

一、单项选择题（每题包括题干及五个答案，其中只有一个正确答案）

1. 下列不属于法定尘肺病种类的是（　　）。
   A. 矽肺　　B. 农民肺　　C. 铝尘肺　　D. 电焊工尘肺　　E. 铸工尘肺

➤ 学习目标要求：掌握　　难易程度：中

2. 《职业病分类和目录》将职业病调整为_____类_____种（　　）。
   A. 4 大类 115 种　　　　　　B. 4 大类 132 种
   C. 10 大类 108 种　　　　　D. 10 大类 115 种
   E. 10 大类 132 种

➤ 学习目标要求：掌握　　难易程度：中

3. 联苯胺所致的职业性肿瘤是（　　）。
   A. 肺癌　　B. 间皮瘤　　C. 白血病　　D. 膀胱癌　　E. 皮肤癌

➤ 学习目标要求：掌握　　难易程度：中

4. 法定职业性化学中毒不包括（　　）。
   A. 锡及其化合物中毒　　　　B. 汞及其化合物中毒
   C. 甲醛中毒　　　　　　　　D. 磷及其化合物中毒
   E. 正己烷中毒

➤ 学习目标要求：掌握　　难易程度：中

5. 下列哪种疾病不属于法定职业病（　　）。
   A. 爆震聋　　　　　　　　　B. 艾滋病（限于医疗卫生人员及人民警察）
   C. 汽油中毒　　　　　　　　D. 冻伤
   E. 鼠标手（办公室工作人员）

➤ 学习目标要求：掌握　　难易程度：中

二、多项选择题（每题包括题干及五个答案，其中有两个或两个以上的正确答案）

1. 砷及其化合物所致的职业性肿瘤是（　　）。
   A. 肺癌　　　　　　　　　　B. 皮肤癌
   C. 肝血管肉瘤　　　　　　　D. 胸膜间皮瘤

E. 膀胱癌

>> 学习目标要求：掌握　　难易程度：中

2. 职业性眼病包括（　　）。
   A. 化学性眼部灼伤　　　　　　B. 电光性眼炎
   C. 青光眼　　　　　　　　　　D. 红眼病
   E. 白内障（含放射性白内障、三硝基甲苯白内障）

>> 学习目标要求：掌握　　难易程度：中

3. 2013年12月30日《职业病分类和目录》正式公布，以下哪些部门参与了对职业病的分类和目录的调整？（　　）
   A. 国家卫生和计划生育委员会　　B. 国家安全生产监督管理总局
   C. 国家人力资源和社会保障部　　D. 环境保护部
   E. 全国总工会联合组织

>> 学习目标要求：掌握　　难易程度：中

4. 下面哪些皮肤病属于职业性皮肤病？（　　）
   A. 接触性皮炎　　　　　　　　B. 光接触性皮炎
   C. 电光性皮炎　　　　　　　　D. 白斑
   E. 痤疮

>> 学习目标要求：掌握　　难易程度：难

5. 属于《职业病分类和目录》类别的是（　　）。
   A. 职业性尘肺病及其他呼吸系统疾病　　B. 职业性耳鼻喉口腔疾病
   C. 物理因素所致职业病　　　　　　　　D. 职业性传染病
   E. 职业性化学中毒

>> 学习目标要求：掌握　　难易程度：中

三、判断题

1. 2013年12月30日，国家卫生和计划生育委员会公布了《职业病分类和目录》。（　　）

>> 学习目标要求：掌握　　难易程度：中

2. 激光所致眼（角膜、晶状体、视网膜）损伤不属于法定职业病。（　　）

>> 学习目标要求：掌握　　难易程度：中

四、填空题

1. 从事X射线摄影检查的医生，可能患上_____。

>> 学习目标要求：掌握　　难易程度：中

2. 长期职业接触氯甲醚的工人，有可能患上_____。

>> 学习目标要求：掌握　　难易程度：中

五、名词解释

爆震声

> 学习目标要求：了解　　难易程度：中

第三章 职业病危害基本知识

第一节 职业病危害概述

一、单项选择题（每题包括题干及五个答案，其中只有一个正确答案）

1. 根据我国最新颁布的《职业病分类和目录》，我国职业病共分_____大类_____种。（　　）
   A. 8，115　　B. 10，115　　C. 8，132　　D. 10，132　　E. 12，132
   》学习目标要求：掌握　难易程度：易

2. 噪声作业是指工作场所存在有损听力、有害健康或有其他危害的声音，且 8 h/d 或 40 h/w 噪声暴露等效声级大于等于（　　）dB（A）的作业。
   A. 75　　B. 80　　C. 85　　D. 90　　E. 100
   》学习目标要求：掌握　难易程度：易

3. 矽尘是指粉尘中游离二氧化硅含量大于（　　）的粉尘。
   A. 5%　　B. 8%　　C. 10%　　D. 15%　　E. 20%
   》学习目标要求：掌握　难易程度：易

4. 下列哪种气体属于窒息性气体？（　　）
   A. 光气　　B. 氯化氢　　C. 硫化氢　　D. 氨　　E. 二氧化氮
   》学习目标要求：掌握　难易程度：中

5. 长期低浓度接触以下哪种有机溶剂会导致慢性白血病？（　　）
   A. 苯　　B. 二氯乙烷　　C. 正己烷　　D. 二硫化碳　　E. 乙酸乙酯
   》学习目标要求：掌握　难易程度：易

6. 接触粉尘作业的工人在进行职业健康检查时，必检项目为（　　）。
   A. 胸透　　　　　　　　　　B. 高千伏胸片
   C. 纯音听阈测试　　　　　　D. CT
   E. 肺活量
   》学习目标要求：掌握　难易程度：中

7. 职业病是指企业、事业单位和个体经济组织的劳动者在职业活动中，因接触（　　）和其他有毒有害物质等因素而引起的疾病。
   A. 粉尘、放射性物质　　　　B. 有毒气体
   C. 有毒液体　　　　　　　　D. 强迫体位
   E. 粉尘

> 学习目标要求：掌握　　难易程度：易

8. 下列属于非电离辐射的是（　　）。
   A. 射频辐射　　B. X 射线　　C. γ 射线　　D. β 粒子　　E. α 射线

> 学习目标要求：掌握　　难易程度：易

9. 下列不属于我国规定的职业病的是（　　）。
   A. 艾滋病　　B. 冻伤　　C. 乙肝　　D. 减压病　　E. 白血病

> 学习目标要求：熟悉　　难易程度：中

10. 目前我国法定职业病中发病率最高的是（　　）。
    A. 尘肺病　　B. 噪声聋　　C. 苯中毒　　D. 棉尘病　　E. 白血病

> 学习目标要求：熟悉　　难易程度：中

11. 劳动过程中的强迫体位可能引起（　　）。
    A. 扁平足
    B. 肩周炎
    C. 滑囊炎
    D. 神经肌痛
    E. 膝关节积液

> 学习目标要求：熟悉　　难易程度：中

12. 手臂振动病是（　　）从事手持振动工具作业而引起的以手部末梢循环和手臂神经功能障碍为主的疾病，并能引起手臂骨关节骨质改变。
    A. 长期
    B. 短期
    C. 连续
    D. 每日 8 小时，超过 3 年
    E. 每日超过 8 小时作业

> 学习目标要求：掌握　　难易程度：中

13. 粉尘对人体的健康危害主要影响（　　）。
    A. 消化系统　　B. 呼吸系统　　C. 神经系统　　D. 血液系统　　E. 各系统

> 学习目标要求：掌握　　难易程度：易

14. 用人单位和医疗卫生机构发现职业病病人或者疑似职业病病人时，应当及时向所在地卫生计生行政部门和（　　）报告。
    A. 县级以上政府行政部门
    B. 市级以上政府行政部门
    C. 安全生产监督管理部门
    D. 疾病预防控制中心
    E. 职业病防治院

> 学习目标要求：熟悉　　难易程度：中

15. 职业接触限值是劳动者在职业活动过程中长期反复接触，对（　　）的健康不引起有害作用的容许接触水平，是职业性有害因素的接触限制量值。
    A. 易感者
    B. 患有职业禁忌证的劳动者
    C. 绝大多数接触者
    D. 少部分劳动者
    E. 所有劳动者

> 学习目标要求：掌握　　难易程度：易

16. （　　）是评价工作场所环境卫生状况和劳动者接触水平的主要指标。
    A. PC-TWA　　B. PC-STEL　　C. MAC　　D. OELs　　E. 超限倍数

> 学习目标要求：掌握　　难易程度：中

17. 在符合 PC-TWA 的前提下，粉尘的超限倍数是 PC-TWA 的 2 倍；当 1≤PC-TWA<10 时化学物质的超限倍数为（　　）。
    A. 4　　B. 3　　C. 2.5　　D. 2　　E. 1.5

> 学习目标要求：掌握　　难易程度：难

18. 本地区室外通风设计温度（　　）的地区，WBGT 指数相应增加 1 ℃。
    A. ≥25 ℃　　B. ≥30 ℃　　C. ≥32 ℃　　D. ≥35 ℃　　E. ≤25 ℃

> 学习目标要求：掌握　　难易程度：易

19. 工作场所工频电场职业接触限值为（　　）kV/m。
    A. 1　　B. 2　　C. 3　　D. 4　　E. 5

> 学习目标要求：掌握　　难易程度：易

20. 高温工作场所体力劳动强度可以分为（　　）级。
    A. 1　　B. 2　　C. 3　　D. 4　　E. 5

> 学习目标要求：掌握　　难易程度：易

二、多项选择题（每题包括题干及五个答案，其中有两个或两个以上的正确答案）

1. 根据《职业健康监护技术规范》GBZ 188—2014 的相关规定，职业健康检查包括（　　）。
   A. 上岗前职业健康检查　　　　　B. 在岗期间职业健康检查
   C. 离岗时职业健康检查　　　　　D. 应急职业健康检查
   E. 特殊岗位职业健康检查

> 学习目标要求：掌握　　难易程度：易

2. 职业性有害因素是指与职业活动有关的、并对职业人群健康产生直接或潜在不良影响的环境危害因素，主要包括（　　）。
   A. 生产工艺过程　　　　　　　　B. 劳动过程
   C. 生产环境中有害因素　　　　　D. 自然环境中有害因素
   E. 家庭环境中的有害因素

> 学习目标要求：掌握　　难易程度：中

3. 在职业病目录中，（　　）被列为物理因素所致职业病。
   A. 森林脑炎　　B. 黑变病　　C. 中暑　　D. 冻伤　　E. 手臂振动病

> 学习目标要求：掌握　　难易程度：中

4. 是由于（　　）的作用，使人体大量积热、失水、失盐，致水与电解质代谢紊乱，产热与散热平衡失调致体温升高，出现以高热、神经系统与心血管系统功能障碍为主要表现的急性疾病。

　　A. 高温　　　B. 高湿　　　C. 高压　　　D. 低压　　　E. 热辐射

> 学习目标要求：熟悉　　难易程度：中

5. 法定职业病的特点包括（　　）。
   A. 具有明确的因果关系或剂量反应关系
   B. 病因大多素可定量检测，即存在特异性
   C. 能够明确界定职业人群和非职业人群
   D. 一旦发现职业病一般没有特效治疗办法
   E. 及早发现职业病能够治愈

> 学习目标要求：掌握　　难易程度：中

6. 高温作业的职业禁忌证包括（　　）。
   A. 未控制的高血压　　　　　　　B. 慢性肾炎
   C. 未控制的甲亢　　　　　　　　D. 贫血
   E. 高血压

> 学习目标要求：熟悉　　难易程度：中

7. 我国职业接触限值制定的依据主要有（　　）。
   A. 有害物质的物理和化学特性资料　　B. 动物实验
   C. 人体毒理学资料　　　　　　　　　D. 现场职业卫生学调查资料
   E. 流行病学调查资料

> 学习目标要求：熟悉　　难易程度：中

8. 发现疑似职业病的重要性及意义包括（　　）。
   A. 有利于早期发现职业病、职业健康损害
   B. 有利于早期筛选职业病危害的高危人群
   C. 有利于及时进行目标干预
   D. 有利于监视职业病及职业健康损害的发生、发展规律及分布情况
   E. 有利于早期诊断治疗职业病

> 学习目标要求：熟悉　　难易程度：难

9. 工作相关疾病与职业病相比，具有的特点包括（　　）。
   A. 职业性危害因素是该病发生和发展的诸多因素之一，但不是唯一的直接因素
   B. 职业性危害因素影响了健康
   C. 潜在的疾病显露或加重已有疾病的病情
   D. 通过控制和改善劳动条件，可使所患疾病得到控制或缓解
   E. 控制消除职业性危害因素后可以消除该疾病的发生

> 学习目标要求：掌握　　难易程度：中

10. 下列关于易感者论述正确的是（　　）。

A. 具有个体危险因素的人   B. 具有遗传缺陷的人
C. 未成年和老年人   D. 长期营养缺乏或吸烟、饮酒者
E. 从事过大劳动强度的人

> 学习目标要求：熟悉   难易程度：中

11. 下列哪项属于个体预防措施？（   ）
    A. 正确选择和使用个人防护用品   B. 遵守安全操作规程
    C. 良好的个人卫生习惯   D. 按时组织职业性体检
    E. 限制接触时间

> 学习目标要求：掌握   难易程度：中

12. 下列关于健康监护论述正确的是（   ）。
    A. 通过健康监护评价劳动条件是否符合卫生标准要求
    B. 通过各种健康检查和分析掌握职工健康状况
    C. 是早期发现健康损害的重要手段
    D. 就业前和定期健康检查是健康监护的基本内容之一
    E. 目的在于及时发现健康损害，以便采取预防措施

> 学习目标要求：熟悉   难易程度：中

13. 影响矽肺发病的重要因素有很多，以下哪项正确？（   ）
    A. 粉尘中游离二氧化硅类型   B. 二氧化硅含量
    C. 粉尘浓度   D. 劳动者心情
    E. 接尘时间

> 学习目标要求：掌握   难易程度：易

14. 下列关于"三同时"论述正确的是（   ）。
    A. 是对新建、扩建、改建企业基础上进行的卫生监督要求
    B. 是指劳动卫生设施与主体工程同时设计、同时施工、同时投产
    C. 是预防性卫生监督内容
    D. 目的在于保证投产后劳动环境符合卫生标准要求
    E. 具有法律效力

> 学习目标要求：熟悉   难易程度：中

15. 下列是目前我国公布的劳动卫生标准是（   ）。
    A. 粉尘、毒物最高容许浓度   B. 物理性有害因素卫生标准
    C. 卫生管理标准   D. 煤矿百万吨工伤死亡人数
    E. 测定方法标准

> 学习目标要求：了解   难易程度：难

16. 下列有关职业性有害因素错误的是（   ）。
    A. 生产工艺过程中存在的有害健康的各种职业因素
    B. 不良劳动条件下存在的所有职业因素

C. 生产环境中存在的有害健康的职业因素

D. 不良劳动条件下存在的能对健康产生不良影响的职业因素

E. 劳动过程中所有能对健康产生不良影响的职业因素

▶ 学习目标要求：熟悉　　难易程度：难

17. 下列哪项不是矽肺诊断所必备的条件？（　　）

A. 确切的二氧化硅粉尘接触史

B. 确凿的 X 射线胸片表现

C. 动态观察资料和该单位的矽肺流行病学调查情况

D. 确切的二氧化硅粉尘接触史；确凿的 X 射线胸片表现；动态观察资料和该单位的矽肺流行病学调查情况

E. 肺组织活检

▶ 学习目标要求：掌握　　难易程度：中

18. 下列哪项属于生产环境职业有害因素控制措施（　　）。

A. 从卫生和安全角度设计生产工艺和设备

B. 减低劳动强度，减少接触时间

C. 正确选择厂址、合理安排车间布局

D. 避免使用有毒物质

E. 密闭、隔离、通风，车间整洁，安全贮运

▶ 学习目标要求：熟悉　　难易程度：中

19. 生产性粉尘包括（　　）。

A. 水泥　　B. 煤尘　　C. 石棉尘　　D. 游离二氧化硅粉尘

E. 有机粉尘

▶ 学习目标要求：掌握　　难易程度：易

20. 刺激性气体的毒理特性（　　）。

A. 以局部损害为主

B. 引起眼、呼吸道黏膜及皮肤不同程度的炎症病理反应

C. 作用强时引起喉头水肿、肺水肿以及全身反应

D. 病变程度主要取决于浓度和接触时间

E. 病变部位与其水溶性有关

▶ 学习目标要求：熟悉　　难易程度：中

三、判断题

1. 由于职业病危害因素种类很多，导致职业病范围很广，不可能把所有职业病都纳入到法定职业病范围。（　　）

▶ 学习目标要求：了解　　难易程度：易

2. 长期吸入较高浓度的生产性石墨粉尘可引致石墨尘肺，其中石墨是一种用途极广的金属矿物。（　　）

▶ 学习目标要求：掌握　　难易程度：易

3. 职业性变态反应性肺泡炎是指在生产过程中吸入某些具有抗原性的无机粉尘所引起的以肺泡变态反应。（　　）

▶ 学习目标要求：掌握　　难易程度：易

4. 目前我国制定相关的法定职业性传染病有炭疽、森林脑炎、布氏菌病、艾滋病（限于医疗卫生人员及人民警察）、乙型肝炎、莱姆病。（　　）

▶ 学习目标要求：掌握　　难易程度：中

5. 艾滋病（限于医疗卫生人员及人民警察）是一种危害性极大的传染病，由感染艾滋病病毒（HIV 病毒）引起，并可发生恶性肿瘤。（　　）

▶ 学习目标要求：熟悉　　难易程度：中

6. 职业性爆震聋是长期暴露强噪声所造成的中耳、内耳或中耳及内耳混合性急性损伤所导致的听力损失或丧失。（　　）

▶ 学习目标要求：掌握　　难易程度：易

7. 职业病是指某一特异职业危害因素所致的疾病，而工作有关疾病则指多因素的疾病，与工作有联系，也见于非职业人群中。（　　）

▶ 学习目标要求：掌握　　难易程度：易

8. 常见的刺激性气体包括一氧化碳、氰化氢、硫化氢等。（　　）

▶ 学习目标要求：熟悉　　难易程度：中

9. 生产工艺过程中存在的有害因素可分为化学因素、物理因素和生理因素三类。（　　）

▶ 学习目标要求：了解　　难易程度：中

10. 游离二氧化硅粉尘、石棉尘、煤尘、水泥、有机粉尘均属于生产性粉尘。（　　）

▶ 学习目标要求：了解　　难易程度：易

四、填空题

1. 根据职业健康检查结果，对劳动者个体体检结论分为_____类。

▶ 学习目标要求：掌握　　难易程度：易

2. 防尘八字方针是：_____，_____，_____，_____，_____，_____，_____，_____。

▶ 学习目标要求：掌握　　难易程度：易

3. 矽肺的基本病理改变_____和_____。

▶ 学习目标要求：掌握　　难易程度：中

4. 把直径小于_____ μm 的尘粒称为可吸入性粉尘。

▶ 学习目标要求：掌握　　难易程度：易

5. 健康不仅仅是机体没有疾病和缺陷，而且是_____，_____和_____的完好状态。

▶ 学习目标要求：掌握　　难易程度：易

6. 建设项目的职业病防护设施所需费用应当纳入建设项目工程预算，并与主体工程_____，_____，_____。

▶ 学习目标要求：熟悉　　难易程度：中

7. 我国的职业病防治工作坚持_____、_____的方针，建立用人单位负责、行政机关监督、行业自律、职工参与和社会监督的机制，实行分类管理、综合治理。

▶ 学习目标要求：熟悉　　难易程度：难

8. 根据职业健康检查结果，对劳动者个体体检结论分为：目前未见异常、复查、_____、_____、其他疾病或异常。

▶ 学习目标要求：掌握　　难易程度：难

9. 最高容许浓度（MAC）主要是针对具有明显刺激、_____或_____作用，可导致严重急性损害的化学物质而制定的不应超过的最高容许接触限值。

▶ 学习目标要求：熟悉　　难易程度：难

10. 劳动者的职业健康档案应包括：①劳动者的职业史、_____、_____；②职业健康检查结果及处理情况；③职业病诊疗等健康资料。

▶ 学习目标要求：掌握　　难易程度：中

五、名词解释

1. 高温作业

▶ 学习目标要求：掌握　　难易程度：易

2. 职业接触限值

▶ 学习目标要求：熟悉　　难易程度：难

3. 职业禁忌证

▶ 学习目标要求：掌握　　难易程度：难

4. 职业健康监护

▶ 学习目标要求：掌握　　难易程度：难

5. 最高容许浓度

▶ 学习目标要求：熟悉　　难易程度：难

6. 时间加权平均容许浓度
▶ 学习目标要求：熟悉　　难易程度：难

7. 短时间接触容许浓度
▶ 学习目标要求：熟悉　　难易程度：难

8. 健康监护
▶ 学习目标要求：熟悉　　难易程度：中

9. 生产性粉尘
▶ 学习目标要求：掌握　　难易程度：中

10. 噪声性耳聋
▶ 学习目标要求：掌握　　难易程度：中

六、简答题

1. 简述职业病的概念以及发病特点。
▶ 学习目标要求：掌握　　难易程度：中

2. 工作场所空气中有害因素的检测工作程序包括哪些？
▶ 学习目标要求：熟悉　　难易程度：难

3. 简述职业卫生中三级预防的原则。
▶ 学习目标要求：掌握　　难易程度：易

4. 生产性粉尘的来源有哪几方面？
▶ 学习目标要求：了解　　难易程度：中

5. 如何预防职业中毒？
▶ 学习目标要求：掌握　　难易程度：难

6. 与化学因素相比，生产环境中的物理性有害因素都有哪些特点？

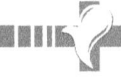

➤ 学习目标要求：了解　　难易程度：中

7. 简述职业性有害因素的来源。

➤ 学习目标要求：熟悉　　难易程度：中

8. 劳动过程中的有害因素包括哪些？

➤ 学习目标要求：熟悉　　难易程度：中

9. 职业流行病学调查在评价职业性有害因素中的作用有哪些？

➤ 学习目标要求：掌握　　难易程度：难

10. 简述我国职业卫生现状和面临的主要问题？

➤ 学习目标要求：了解　　难易程度：难

第二节　化 学 毒 物

一、单项选择题（每题包括题干及五个答案，其中只有一个正确答案）

1. 职业性有害因素按其性质可以分为（　　）。
   A. 3 类　　　　B. 4 类　　　　C. 5 类　　　　D. 6 类　　　　E. 7 类

➤ 学习目标要求：掌握　　难易程度：中

2. 职业中毒诊断的前提和基本依据是（　　）。
   A. 既往病史　　　　　　　　　　B. 职业史及作业场所职业卫生条件
   C. 鉴别诊断　　　　　　　　　　D. 症状与体征
   E. 实验室检查

➤ 学习目标要求：掌握　　难易程度：中

3. 铅在人体的储存库为（　　）。
   A. 血红蛋白　　B. 脑　　　　　C. 骨　　　　　D. 脊髓　　　　E. 头发

➤ 学习目标要求：掌握　　难易程度：中

4. 下列物质属于化学窒息性气体的是（　　）。
   A. 硫化氢　　　B. 氮氧化物　　C. 苯　　　　　D. 氮气　　　　E. 氯乙烯

➤ 学习目标要求：掌握　　难易程度：中

5. 对气态毒物进入呼吸道深度影响最大的因素是（　　）。
   A. 毒物的分子量　　　　　　　　B. 毒物的水溶性
   C. 毒物的血/气分配系数　　　　　D. 毒物的挥发性

E. 毒物的脂溶性

» 学习目标要求：掌握　　难易程度：易

6. 血铅、发汞是反映（　　）。
   A. 毒物所致病损的指标　　　　B. 中毒程度的指标
   C. 毒作用的指标　　　　　　　D. 毒物吸收的指标
   E. 毒物在体内代谢的指标

» 学习目标要求：掌握　　难易程度：中

7. 职业中毒可分为哪几种临床类型？（　　）
   A. 急性、亚急性两种　　　　　B. 急性、慢性两种
   C. 轻度、中度、重度三种　　　D. 急性、亚急性、慢性三种
   E. 轻度、重度

» 学习目标要求：掌握　　难易程度：中

8. 如果某车间的一些工人患有肺癌，那么接触的致癌物质可能是（　　）。
   A. 氯甲醚　　B. 苯　　C. 氯乙烯　　D. 三硝基甲苯（TNT）　　E. 萘

» 学习目标要求：掌握　　难易程度：中

9. 锰中毒时主要表现为（　　）。
   A. 血红蛋白减少　　　　　　　B. 脑出血
   C. 椎体外系神经障碍表现　　　D. 脊髓炎
   E. 头发脱落

» 学习目标要求：掌握　　难易程度：易

10. 驱汞治疗首选的药物是（　　）。
    A. 依地酸二钠钙　　　　　　　B. 硫代硫酸钠
    C. 二巯基丙磺酸钠　　　　　　D. 亚甲蓝
    E. 任何金属解毒剂

» 学习目标要求：掌握　　难易程度：中

11. 驱铅治疗首选的药物是（　　）。
    A. 依地酸二钠钙　　　　　　　B. 硫代硫酸钠
    C. 二基丙磺酸钠　　　　　　　D. 亚甲蓝
    E. 任何金属解毒剂

» 学习目标要求：掌握　　难易程度：中

12. 有机磷农药中毒的解毒剂为（　　）。
    A. 阿托品　　　　　　　　　　B. 硫代硫酸钠
    C. 二基丙磺酸钠　　　　　　　D. 亚甲蓝
    E. 任何金属解毒剂

» 学习目标要求：掌握　　难易程度：中

13. 反映苯接触水平的指标是（　　）。

A. 血苯　　B. 尿酚　　C. 血甲苯　　D. 血二甲苯　　E. 甲苯

> 学习目标要求：掌握　　难易程度：难

14. 二硫化碳是以（　　）损伤为主的全身性毒物。
    A. 消化系统　B. 呼吸系统　C. 神经系统　D. 泌尿系统　E. 生殖系统

> 学习目标要求：掌握　　难易程度：难

15. 氰化物的急救治疗采用为（　　）。
    A. 阿托品　　　　　　　　　　B. 任何金属解毒剂
    C. 二基丙磺酸钠　　　　　　　D. 亚甲蓝
    E. 亚硝酸钠–硫代硫酸钠

> 学习目标要求：掌握　　难易程度：中

16. 尿酚是反映（　　）的接触水平的指标。
    A. 二甲苯　B. 苯　　C. 甲苯　　D. 乙苯
    E. 三硝基甲苯

> 学习目标要求：掌握　　难易程度：中

17. 反映铅在体内负荷的指标是（　　）。
    A. 血铅　　B. 尿酚　　C. 尿铅　　D. 血苯　　E. 胆碱酯酶

> 学习目标要求：掌握　　难易程度：中

18. 慢性三硝基甲苯中毒的表现不包括（　　）。
    A. 中毒性白内障　　　　　　　B. 肝肿大，肝硬化
    C. 再生障碍性贫血　　　　　　D. 过敏性皮炎
    E. 窦性心动过速，P-R 间期缩短

> 学习目标要求：熟悉　　难易程度：难

19. 慢性汞中毒最早出现（　　）。
    A. 肾功能障碍　　　　　　　　B. 发热、乏力
    C. 神经衰弱综合征　　　　　　D. 贫血
    E. 腕下垂

> 学习目标要求：熟悉　　难易程度：中

20. 铅影响血红素合成的主要作用是（　　）。
    A. 抑制血红素合成　　　　　　B. 激活 ALAS
    C. 刺激含巯基的酶　　　　　　D. 使 ALA 合成减少
    E. 以上都不是

> 学习目标要求：掌握　　难易程度：中

21. 下列症状或体征均为铅的毒性作用表现，除了（　　）。
    A. 神经衰弱综合征　　　　　　B. 外周神经炎
    C. 中毒性脑病　　　　　　　　D. 震颤

E. 运动和感觉神经传导速度减慢

> 学习目标要求：熟悉　　难易程度：中

22. 在轻度铅中毒的基础上具有下列哪项表现者，可诊断为中度中毒？（　　）
    A. 铅麻痹　　　　　　　　　　B. 铅脑病
    C. 血铅增高　　　　　　　　　D. 腹绞痛
    E. 尿 ALA 增高

> 学习目标要求：熟悉　　难易程度：难

23. 具有下列哪项表现者，可诊断为重度中毒？（　　）
    A. 腹绞痛　　　　　　　　　　B. 贫血
    C. 中毒性周围神经病　　　　　D. 铅麻痹
    E. 尿 ALA 增高

> 学习目标要求：熟悉　　难易程度：难

24. 有机磷农药中毒时，污染部位的清洗要用（　　）。
    A. 热水　　B. 肥皂水　　C. 酒精　　D. 绷酸　　E. 碳酸氢钠

> 学习目标要求：熟悉　　难易程度：难

25. 铅及其无机化合物进入人体的主要途径是（　　）。
    A. 皮肤　　　　　　　　　　　B. 血液
    C. 消化道　　　　　　　　　　D. 呼吸道
    E. 皮肤和消化道

> 学习目标要求：熟悉　　难易程度：中

26. 高浓度氯气可出现（　　）。
    A. 昏倒　　　　　　　　　　　B. 晕厥
    C. 电击样死亡　　　　　　　　D. 呕吐
    E. 腹泻

> 学习目标要求：熟悉　　难易程度：中

27. 高浓度氰化物可出现（　　）。
    A. 昏倒　　　　　　　　　　　B. 晕厥
    C. 电击样死亡　　　　　　　　D. 呕吐
    E. 腹泻

> 学习目标要求：熟悉　　难易程度：中

28. 化学性肺水肿的临床分期为（　　）。
    A. 急性期、慢性期、肺水肿期
    B. 刺激期、肺水肿期、恢复期
    C. 潜伏期、肺水肿期、痊愈期
    D. 刺激期、潜伏期、肺水肿期、痊愈期
    E. 刺激期、潜伏期、肺水肿期、恢复期

> 学习目标要求：熟悉　　难易程度：中

29. 氮氧化物引起的迟发性病变主要是（　　）。
    A. 过敏性哮喘　　　　　　　　　B. 慢性咳嗽、咳痰
    C. 肺水肿　　　　　　　　　　　D. 迷走神经反射性心搏骤停
    E. 肺纤维化

> 学习目标要求：熟悉　　难易程度：难

30. 铬酸盐制造工人所患法定职业肿瘤为（　　）。
    A. 皮肤癌　　　　　　　　　　　B. 肺癌
    C. 前列腺肿瘤　　　　　　　　　D. 白血病
    E. 间皮瘤

> 学习目标要求：掌握　　难易程度：中

31. 氯乙烯可引起的法定职业肿瘤为（　　）。
    A. 皮肤癌　　　　　　　　　　　B. 肝血管肉瘤
    C. 前列腺肿瘤　　　　　　　　　D. 白血病
    E. 间皮瘤

> 学习目标要求：掌握　　难易程度：中

32. 氯甲醚可引起的法定职业肿瘤为（　　）。
    A. 皮肤癌　　　　　　　　　　　B. 肝血管肉瘤
    C. 前列腺肿瘤　　　　　　　　　D. 白血病
    E. 肺癌

> 学习目标要求：掌握　　难易程度：中

33. 某炼焦工，男，40岁，继续重度一氧化碳中毒昏迷入院，经吸氧、高压氧舱等治疗数日，症状缓解。隔20日，患者神情呆滞，问话不语。根据其临床经过推测最可能的诊断为（　　）。
    A. 脑瘤　　　　　　　　　　　　B. 脑出血
    C. 迟发性脑病　　　　　　　　　D. 脑梗死
    E. 脑炎

> 学习目标要求：掌握　　难易程度：中

34. 职业活动中存在的各种有害的（　　）以及在作业过程中产生的其他职业有害因素统称职业病危害因素。
    A. 粉尘、物理因素、化学因素　　B. 粉尘、物理因素、放射因素
    C. 物理因素、化学因素、生物因素　D. 粉尘、物理因素、生物因素
    E. 物理因素、粉尘、化学因素

> 学习目标要求：掌握　　难易程度：中

35. 铅对血液系统的损害表现为（　　）。
    A. 贫血　　　　　　　　　　　　B. 白血病

C. 再生障碍性贫血 D. 高铁血红蛋白症
E. 出血

» 学习目标要求：掌握　难易程度：中

36. 急性汞中毒的主要临床表现为（　　）。
A. 发热、口腔炎、消化道症状 B. 贫血、腹痛、口腔炎
C. 易兴奋、震颤、口腔炎 D. 周围神经炎、皮疹、贫血
E. 以上都不是

» 学习目标要求：掌握　难易程度：难

37. TNT 中毒主要损失的系统为（　　）。
A. 肝、血液、神经系统、消化系统 B. 肝、血液、神经系统、眼睛
C. 肝、血液、神经系统、呼吸系统 D. 肝、血液、神经系统、眼晶状体
E. 肝、神经系统、眼晶状体

» 学习目标要求：掌握　难易程度：中

38. 长期接触 TNT，可能造成的组织或器官损害是（　　）。
A. 心肌病 B. 肝硬化、白内障
C. 贫血和肾功能不全 D. 脑软化
E. 骨髓增生活跃

» 学习目标要求：掌握　难易程度：中

39. 慢性苯中毒主要损害（　　）。
A. 造血系统 B. 椎体外系
C. 循环系统 D. 呼吸系统
E. 肌肉骨骼系统

» 学习目标要求：掌握　难易程度：中

40. 汞与蛋白质何种活性基因亲和力最强（　　）。
A. 氨基　B. 羟基　C. 羧基　D. 巯基　E. 磷酸基

» 学习目标要求：掌握　难易程度：中

41. 下列哪种物质对胆碱酯酶合成有影响？（　　）
A. 汞　B. 锰　C. 铅　D. 砷　E. 有机磷

» 学习目标要求：掌握　难易程度：中

42. 有机磷农药引起的迟发性神经病多发生在急性中毒多长时间后？（　　）
A. 2～3 个月　B. 2～3 天　C. 2～3 周　D. 半年　E. 1 年以后

» 学习目标要求：熟悉　难易程度：难

43. 气溶胶是指（　　）。
A. 气体、粉尘、烟、雾 B. 原料、中间产物
C. 粉尘、烟雾的统称 D. 分解产物或反应产物的气体物质

E. 辅助材料

> 学习目标要求：掌握　　难易程度：中

44. 下列哪个因素与个体因素有关？（　　）
    A. 剂量、浓度和作用时间　　B. 毒物本身的理化性质
    C. 毒物的联合作用　　　　　D. 机体遗传性
    E. 与酶的特性

> 学习目标要求：掌握　　难易程度：中

45. 抢救呼吸道吸入的急性中毒，首要措施是（　　）。
    A. 清除尚未吸收的毒物　　B. 立即脱离现场及急救
    C. 排除已吸收的毒物　　　D. 应用特殊的解毒剂
    E. 对症治疗

> 学习目标要求：掌握　　难易程度：中

46. 慢性中毒治疗的最佳方案是（　　）。
    A. 立即脱离现场　　　B. 有效对症治疗
    C. 必要的支持疗法　　D. 有针对性给予解毒剂
    E. 以上都不是

> 学习目标要求：掌握　　难易程度：中

47. 铅中毒引起的贫血类型为（　　）。
    A. 低色素正常细胞型贫血　　B. 溶血性贫血
    C. 再生障碍性贫血　　　　　D. 缺铁性贫血
    E. 营养性贫血

> 学习目标要求：掌握　　难易程度：中

48. 有机磷农药抑制胆碱酯酶活性的机制是（　　）。
    A. 与胆碱酯酶分子结合　　B. 与胆碱酯酶磷肽基结合
    C. 使胆碱酯酶活性丧失　　D. 使胆碱酯酶活性老化
    E. 使胆碱酯酶水解

> 学习目标要求：熟悉　　难易程度：难

49. 职业中毒是由于接触（　　）。
    A. 生产中各种化学物引起的　　B. 生产性化学物引起的
    C. 生产性毒物引起的　　　　　D. 各种生产性有害因素引起的
    E. 化学物的原料引起的

> 学习目标要求：熟悉　　难易程度：难

50. 一氧化碳中毒患者其皮肤和黏膜可出现（　　）。
    A. 暗红色　　B. 鲜红色　　C. 樱桃红色　　D. 苍白色　　E. 乌黑色

> 学习目标要求：掌握　　难易程度：中

二、多项选择题（每题包括题干及五个答案，其中有两个或两个以上的正确答案）

1. 生产性毒物的存在形式有（　　）。
   A. 固态　　B. 液态　　C. 气态　　D. 气溶胶　　E. 颗粒
   ▶ 学习目标要求：掌握　　难易程度：中

2. 生产性毒物主要经下列哪些途径进入人体（　　）。
   A. 呼吸道　　B. 消化道　　C. 皮肤　　D. 血液　　E. 尿液
   ▶ 学习目标要求：掌握　　难易程度：中

3. 毒物在人体内进行的生物转化有（　　）。
   A. 氧化　　B. 还原　　C. 水解　　D. 结合　　E. 合成
   ▶ 学习目标要求：熟悉　　难易程度：中

4. 气溶胶包括（　　）。
   A. 蒸气　　B. 雾　　C. 烟　　D. 粉尘　　E. 气体
   ▶ 学习目标要求：掌握　　难易程度：中

5. 影响毒物对机体毒作用的因素是（　　）。
   A. 毒物的化学结构　　　　B. 剂量、浓度
   C. 接触时间　　　　　　　D. 联合作用
   E. 个体易感性
   ▶ 学习目标要求：掌握　　难易程度：中

6. 急性职业中毒的救治原则是（　　）。
   A. 现场急救　　　　　　　B. 阻止毒物继续吸收
   C. 解毒排毒　　　　　　　D. 对症治疗
   E. 支持治疗
   ▶ 学习目标要求：掌握　　难易程度：中

7. 生产性毒物危害的控制原则是（　　）。
   A. 根除毒物、降低毒物浓度　　B. 工艺、建筑布局
   C. 个体防护　　　　　　　　　D. 职业卫生服务
   E. 安全卫生管理
   ▶ 学习目标要求：掌握　　难易程度：中

8. 慢性铅中毒的临床表现有（　　）。
   A. 头晕、头痛、乏力、失眠、多梦、记忆力减退等类神经征
   B. 四肢末端呈手套、袜套样感觉障碍，握力减退"腕下垂""足下垂"等周围神经病
   C. 腹胀、腹泻或便秘、腹绞痛等消化系统症状
   D. 轻度贫血貌
   E. 齿龈与牙齿交界处暗蓝色线"铅线"

>> 学习目标要求：掌握　　难易程度：中

9. 铅中毒的诊断标准是（　　）。
    A. 尿铅≥0.34 μmol/L 或 0.48 μmol/24 h
    B. 血铅≥1.9 μmol/L
    C. 驱铅后，3.86 μmol/L＞尿铅≥1.45 μmol/L
    D. 血铅≥2.9 μmol/L
    E. 尿铅≥0.58 μmol/L

>> 学习目标要求：掌握　　难易程度：难

10. 轻度铅中毒诊断标准是（　　）。
    A. 血铅≥2.9 μmol/L 或尿铅≥0.58 μmol/L，且尿δ-氨基-r-酮戊酸≥61.0 μmol/L 者
    B. 血铅≥2.9 μmol/L 或尿铅≥0.58 μmol/L，且血红细胞游离原卟啉（EP）≥3.56 μmol/L
    C. 血铅≥2.9 μmol/L 或尿铅≥0.58 μmol/L，且红细胞锌原卟啉（ZPP）≥2.91 μmol/L
    D. 血铅≥2.9 μmol/L 或尿铅≥0.58 μmol/L，且有腹部隐痛、腹胀、便秘等症状
    E. 诊断性驱铅试验，尿铅≥3.86 μmol/L 或 4.82 μmol/24 h 者

11. 中度铅中毒是在轻度铅中毒的基础上，具有以下哪种表现者？（　　）
    A. 腹绞痛　　　　　　　　　　B. 贫血
    C. 轻度中毒性周围神经病　　　 D. 铅麻痹
    E. 中毒性脑病

>> 学习目标要求：掌握　　难易程度：难

12. 重度铅中毒是具有下列哪种表现者？（　　）
    A. 腹绞痛　　　　　　　　　　B. 贫血
    C. 轻度中毒性周围神经病　　　 D. 铅麻痹
    E. 中毒性脑病

>> 学习目标要求：掌握　　难易程度：难

13. 铅中毒的解毒药物是（　　）。
    A. 依地酸二钠钙　　　　　　　B. 二巯基丁二酸钠
    C. 葡萄糖酸钙　　　　　　　　D. 硫代硫酸钠
    E. 阿托品

>> 学习目标要求：掌握　　难易程度：中

14. 职业性汞的主要吸收途径是（　　）。
    A. 完整皮肤基本上不吸收汞
    B. 金属汞很难经消化道吸收

C. 金属汞主要以蒸气形式经呼吸道吸入
D. 汞盐及有机汞化合物易被经消化道吸收
E. 汞的无机化合物经皮肤吸收

▶ 学习目标要求：熟悉　　难易程度：中

15. 短时间吸入高浓度汞蒸气后会出现（　　）。
    A. 发热、咳嗽、呼吸困难、发绀，继之两肺干、湿啰音
    B. 口中金属味
    C. 流涎、牙龈肿痛出血、牙齿松动脱落
    D. 恶心、呕吐、腹痛腹泻
    E. 开始多尿，继之少尿、蛋白尿及肾衰

▶ 学习目标要求：掌握　　难易程度：难

16. 慢性汞中毒的典型临床特征是（　　）。
    A. 咳嗽咳痰、呼吸困难、发绀　　B. 震颤
    C. 剥脱性皮炎　　　　　　　　　D. 易兴奋症
    E. 口腔－牙龈炎

▶ 学习目标要求：掌握　　难易程度：难

17. 关于汞中毒的治疗，下列说法正确的是（　　）。
    A. 应立即脱离现场，更换干净衣物，静卧保暖
    B. 误服汞盐者应立即洗胃
    C. 尽快服蛋清、牛奶或豆浆保护胃壁，或用0.2%～0.5%活性炭洗胃，同时用50%硫酸镁导泻
    D. 驱汞治疗
    E. 严重肾脏损害者，也可实施驱汞治疗

▶ 学习目标要求：掌握　　难易程度：难

18. 汞中毒的常用络合剂是（　　）。
    A. 依地酸二钠钙　　　　　　　　B. 二巯基丁二酸钠
    C. 葡萄糖酸钙　　　　　　　　　D. 硫代硫酸钠
    E. 二巯基丙磺酸钠

▶ 学习目标要求：掌握　　难易程度：中

19. 关于锰中毒的临床表现，正确的是（　　）。
    A. 早期主要表现为类神经症，如嗜睡或失眠、精神萎靡、记忆力减退等
    B. 动作缓慢笨拙，说话含糊不清
    C. 面部表情少，走路呈前冲步态
    D. 四肢肌张力增高呈"铅管样"或"齿轮样"
    E. 共济失调等帕金森病样症状

▶ 学习目标要求：掌握　　难易程度：难

20. 急性砷中毒的临床表现是（　　）。

A. 大量吸入砷化物粉尘后出现呼吸道刺激症状
B. 消化道摄入者出现恶心、腹痛腹泻或血便
C. 严重者出现谵妄、抽搐、昏迷
D. 急性中毒后 1～3 周出现不同程度的感觉型或感觉运动型周围神经病
E. 皮肤过度角化

▶ 学习目标要求：掌握　　难易程度：难

21. 慢性砷中毒的临床表现是（　　）。
    A. 恶心、腹痛腹泻或血便　　　　B. 周围神经病
    C. 肝损害　　　　　　　　　　　D. 肾损害
    E. 皮肤过度角化

▶ 学习目标要求：掌握　　难易程度：难

22. 砷中毒的特效解毒药是（　　）。
    A. 依地酸二钠钙　　　　　　　　B. 二巯基丁二酸钠
    C. 葡萄糖酸钙　　　　　　　　　D. 硫代硫酸钠
    E. 二巯基丙磺酸钠

▶ 学习目标要求：掌握　　难易程度：中

23. 确认的人类致癌物是（　　）。
    A. 砷　　　B. 六价铬　　C. 三价铬　　D. 镉　　E. 苯

▶ 学习目标要求：掌握　　难易程度：中

24. 职业暴露砷可致（　　）。
    A. 肺癌　　B. 肝血管肉瘤　C. 膀胱癌　　D. 肝癌　　E. 皮肤癌

▶ 学习目标要求：掌握　　难易程度：中

25. 下列属于刺激性气体的是（　　）。
    A. 氯气　　B. 氨　　　C. 氮氧化物　D. 硫化氢　　E. 光气

▶ 学习目标要求：掌握　　难易程度：中

26. 急性刺激性气体中毒的临床表现是（　　）。
    A. 眼和上呼吸道刺激性炎症　　　B. 中毒性肺水肿
    C. 急性呼吸窘迫综合征　　　　　D. 慢性结膜炎、鼻炎、咽炎
    E. 慢性支气管炎、肺气肿

▶ 学习目标要求：掌握　　难易程度：中

27. 刺激性气体引起肺水肿的临床过程分为（　　）。
    A. 刺激期　B. 潜伏期　　C. 肺水肿期　D. 恢复期　　E. 恢复后期

▶ 学习目标要求：掌握　　难易程度：中

28. 急性刺激性气体中毒的诊断原则是（　　）。
    A. 短期内接触较大量化学物的职业史　　B. 急性呼吸系统损伤的临床表现

C. 结合血气分析和其他检查所见　　D. 参考现场劳动卫生学调查资料
E. 排除其他病因所致类似疾病

> 学习目标要求：掌握　难易程度：中

29. 抢救刺激性气体中毒的关键是（　　）。
    A. 积极防治肺水肿　　　　　　　　B. 迅速脱离现场
    C. 进行事故报告，组织事故调查　　D. 积极防治急性呼吸窘迫综合征
    E. 积极预防和治疗并发症

> 学习目标要求：掌握　难易程度：中

30. 中毒性肺水肿与急性呼吸窘迫综合征（ARDS）的治疗原则是（　　）。
    A. 迅速纠正缺氧，合理氧疗
    B. 尽早、足量、短期应用肾上腺皮质激素，以降低肺毛细血管通透性，改善微循环
    C. 合理限制静脉补液量
    D. 酌情使用少量利尿剂
    E. 保持呼吸道通畅，改善和维持通气功能

> 学习目标要求：掌握　难易程度：中

31. 下列属于窒息性气体的是（　　）。
    A. 一氧化碳　B. 硫化氢　C. 二氧化碳　D. 氰化氢　E. 甲烷

> 学习目标要求：掌握　难易程度：中

32. 下列属于化学窒息性气体的是（　　）。
    A. 一氧化碳　B. 硫化氢　C. 二氧化碳　D. 氰化氢　E. 苯胺

> 学习目标要求：掌握　难易程度：中

33. 治疗窒息性气体中毒的关键是（　　）。
    A. 有效的解毒剂治疗　　　　　B. 及时纠正脑缺氧
    C. 积极防治脑水肿　　　　　　D. 预防感染
    E. 控制并发症

> 学习目标要求：掌握　难易程度：中

34. 氰化氢重度中毒时的临床经过可分为四期，分别是（　　）。
    A. 潜伏期　B. 前驱期　C. 呼吸困难期　D. 痉挛期　E. 麻痹期

> 学习目标要求：掌握　难易程度：难

35. 接触极高浓度的哪些气体可出现"电击型"死亡？（　　）
    A. 一氧化碳　B. 硫化氢　C. 二氧化碳　D. 氰化氢　E. 甲烷

> 学习目标要求：掌握　难易程度：中

36. 苯作业人员的血液检验发现有下列改变之一，在 3 个月内每 1～2 周复查 1 次仍无好转，且不能找到其他原因者，可列为观察对象（　　）。

A. 白细胞计数波动于 $4\times10^9 \sim 4.5\times10^9 \cdot L^{-1}$
B. 血小板计数波动于 $60\times10^9 \sim 80\times10^9 \cdot L^{-1}$
C. 血红蛋白定量男性低于 $120\cdot L^{-1}$,女性低于 $110\cdot L^{-1}$
D. 红细胞计数男性低于 $4\times10^{12}\cdot L^{-1}$,女性低于 $3.5\times10^{12}\cdot L^{-1}$
E. 周围血细胞计数增高、出现幼稚或形态不正常的血细胞

❯❯ 学习目标要求：掌握　　难易程度：难

37. 在 3 个月内每 1～2 周复查 1 次血常规，可诊断为慢性轻度苯中毒的是（　　）。
A. 白细胞计数持续或基本低于 $4\times10^9\cdot L^{-1}$
B. 中性粒细胞绝对值低于 $2\times10^9\cdot L^{-1}$
C. 常有头晕、头痛、乏力、失眠、记忆力减退等症状
D. A 和 C
E. A 和 B

❯❯ 学习目标要求：掌握　　难易程度：难

38. 下列哪些是慢性中度苯中毒的表现？（　　）
A. 白细胞计数低于 $4\times10^9\cdot L^{-1}$ 或中性粒细胞绝对值低于 $2\times10^9\cdot L^{-1}$,伴血小板计数低于 $80\times10^9\cdot L^{-1}$
B. 白细胞计数低于 $3\times10^9\cdot L^{-1}$ 或中性粒细胞绝对值低于 $1.5\times10^9\cdot L^{-1}$
C. 常有头晕、头痛、乏力、失眠、记忆力减退等症状
D. 易感染
E. 出血倾向

❯❯ 学习目标要求：掌握　　难易程度：难

39. 出现下列哪些情况之一，可诊断为慢性重度苯中度（　　）。
A. 全血细胞减少症　　　　　　　B. 再生障碍性贫血
C. 骨髓增生异常综合征　　　　　D. 白血病
E. 出血倾向

❯❯ 学习目标要求：掌握　　难易程度：难

40. 目前公认能引起职业性膀胱癌的毒物是（　　）。
A. 4-氨基联苯　　　　　　　　　B. 联苯胺
C. β-萘胺　　　　　　　　　　　D. 三硝基甲苯
E. 苯胺

❯❯ 学习目标要求：掌握　　难易程度：中

41. 苯胺中度患者的特征性表现是（　　）。
A. 蓝灰色发绀　　　　　　　　　B. 樱桃红色发绀
C. 血液呈棕红色　　　　　　　　D. 尿呈棕色
E. 尿呈黄色

> 学习目标要求：熟悉　　难易程度：难

42. 长期接触三硝基甲苯可引起慢性中毒，主要表现为（　　）。
    A. 肝损害
    B. 晶体损害
    C. TNT 面容，即面色苍白、口唇耳郭青紫
    D. 生殖功能低下或异常
    E. 血液改变，如贫血、赫恩氏小体

> 学习目标要求：熟悉　　难易程度：难

43. 预防农药中毒的预防措施包括（　　）。
    A. 严格执行农药管理的有关规定
    B. 加强领导和普及安全用药知识
    C. 改进农药生产工艺及施药器械
    D. 遵守安全操作规程
    E. 农药生产工人要进行就业前和定期体检，施药人员要给予健康指导

> 学习目标要求：掌握　　难易程度：难

44. 有机磷农药的主要吸收途径是（　　）。
    A. 胃肠道　　　　　　　　　　B. 呼吸道
    C. 完好的皮肤　　　　　　　　D. 破损的皮肤
    E. 血液

> 学习目标要求：熟悉　　难易程度：中

45. 有机磷农药急性中毒的主要症状是（　　）。
    A. 毒蕈碱样症状　　　　　　　B. 烟碱样症状
    C. 中枢神经系统症状　　　　　D. 中毒性肝病
    E. 脑水肿

> 学习目标要求：熟悉　　难易程度：中

46. 毒蕈碱样症状的主要表现是（　　）。
    A. 腺体分泌亢进，多汗、流涎、口鼻分泌物增多及肺水肿等
    B. 平滑肌痉挛，呼吸困难、恶心呕吐、腹痛腹泻、大小便失禁等
    C. 瞳孔缩小
    D. 心血管抑制，心动过缓、血压偏低及心律失常
    E. 血压升高，心动过速

> 学习目标要求：熟悉　　难易程度：难

47. 烟碱样症状的主要表现是（　　）。
    A. 血压偏低，心动过缓　　　　B. 血压升高，心动过速
    C. 肌束震颤、肌肉痉挛　　　　D. 肌无力、肌肉麻痹
    E. 瞳孔缩小

» 学习目标要求：熟悉　　难易程度：难

48. 有机磷农药急性中毒分级包括（　　）。
　　A. 急性轻度中毒　　　　　　　　B. 急性中度中毒
　　C. 急性重度中毒　　　　　　　　D. 中间肌无力综合征
　　E. 迟发性神经病

» 学习目标要求：熟悉　　难易程度：中

49. 拟除虫菊酯类农药的特点是（　　）。
　　A. 高效、广谱的杀虫效果　　　　B. 环境中残留低
　　C. 对人畜的毒性低　　　　　　　D. 可用于家庭卫生杀虫剂
　　E. 中毒的主要临床表现为皮肤黏膜刺激症状和一些全身症状

» 学习目标要求：熟悉　　难易程度：难

50. 关于农药中毒的处理和治疗，下列说法正确的是（　　）。
　　A. 立即脱离中毒现场，用热肥皂水或清水彻底清洗
　　B. 有机磷农药中毒的特效解毒药为阿托品，中度或重度中毒者与胆碱酯酶复能剂（如氯磷定、解磷定）合用
　　C. 拟除虫菊酯类农药中毒的特效解毒药为阿托品
　　D. 拟除虫菊酯类农药中毒的治疗主要是对症支持疗法
　　E. 氨基甲酸酯类农药中度的首选药物为阿托品，并与肟类复能剂合用

» 学习目标要求：熟悉　　难易程度：难

三、判断题

1. 硫化氢既属于窒息性气体，又属于刺激性气体。（　　）

» 学习目标要求：掌握　　难易程度：中

2. 按目前国家的职业慢性苯中毒的诊断标准，血小板计数大多低于 $80 \times 10^9 \cdot L^{-1}$ 诊断分级为慢性轻度苯中毒。（　　）

» 学习目标要求：掌握　　难易程度：中

3. 按目前国家的职业慢性铅中毒的诊断标准，轻度中毒性周围神经病是慢性中度铅中毒的临床表现之一。（　　）

» 学习目标要求：掌握　　难易程度：中

4. 慢性职业性轻度及中度铅中毒治愈后不可继续原工作，需调离铅作业岗位工作。（　　）

» 学习目标要求：掌握　　难易程度：中

5. 骨痛病是由于摄入镉污染的饮食导致镉摄入量增加引起的。（　　）

» 学习目标要求：掌握　　难易程度：易

6. 工业用甲苯、二甲苯长期接触可出现造血功能障碍。（　　）

> 学习目标要求：熟悉　　难易程度：中

7. 氮氧化物属于窒息性气体。（　　）

> 学习目标要求：掌握　　难易程度：易

8. 二氯乙烷两种同分异构体1，1-二氯乙烷和1，2-二氯乙烷均属高毒类，常引起中毒性脑病。（　　）

> 学习目标要求：熟悉　　难易程度：易

9. 驱汞治疗首选依地酸二钠钙。（　　）

> 学习目标要求：掌握　　难易程度：中

10. 急性轻度氨基甲酸酯农药中毒时，应及时使用阿托品进行解毒，用药期不宜过长。（　　）

> 学习目标要求：熟悉　　难易程度：中

11. 职业性急性三氯乙烯中毒时可使用拟肾上腺素类药物进行抢救。（　　）

> 学习目标要求：掌握　　难易程度：中

12. 有机磷农药中毒的患者可用热水或肥皂水清洗污染的皮肤、头发、指甲。（　　）

> 学习目标要求：熟悉　　难易程度：中

13. 依地酸钙钠可作为驱镉药物。（　　）

> 学习目标要求：熟悉　　难易程度：中

14. 慢性锰中毒一经确诊后，即应调离锰作业。（　　）

> 学习目标要求：掌握　　难易程度：中

15. 急性苯中毒的急救原则与内科相同，忌用肾上腺素。（　　）

> 学习目标要求：掌握　　难易程度：中

16. 尿硫氰酸盐测定可作为氰化物及腈类化合物中毒的诊断指标。（　　）

> 学习目标要求：熟悉　　难易程度：中

17. "谷仓气体中毒"实际上是急性二氧化硫中毒。（　　）

> 学习目标要求：掌握　　难易程度：中

18. 急性有机磷农药中毒的烟碱样作用可出现血压升高及心动过速。（　　）

> 学习目标要求：熟悉　　难易程度：中

19. 三氯乙烯中毒抢救时应避免使用拟肾上腺素类药物及含乙醇类药物。（　　）

> 学习目标要求：掌握　　难易程度：中

20. 职业性慢性正己烷中毒者痊愈后不得继续从事正己烷作业岗位工作。（　　）

> 学习目标要求：掌握　　难易程度：中

四、填空题

1. 驱汞治疗的首选药物为_____和_____。
   - 学习目标要求：掌握　　难易程度：中

2. 清釜工长期接触高浓度氯乙烯单体而引起的职业性肿瘤为_____。
   - 学习目标要求：熟悉　　难易程度：中

3. 慢性汞中毒的三大主要临床症状为_____、_____、_____。
   - 学习目标要求：掌握　　难易程度：中

4. 慢性锰中毒的锥体外系神经受损表现为_____。
   - 学习目标要求：掌握　　难易程度：中

5. 急性苯中毒以损害人体_____为主要表现，慢性苯中毒以损害人体_____为主要表现。
   - 学习目标要求：掌握　　难易程度：易

6. 慢性正己烷中毒突出的临床表现为_____。
   - 学习目标要求：掌握　　难易程度：中

7. 刺激性气体引起的肺水肿，临床过程可分为四期，分别是_____、_____、_____、_____。
   - 学习目标要求：掌握　　难易程度：中

8. 急性一氧化碳中毒以_____为主要临床表现，急性一氧化碳中毒意识恢复后，经2~60天的假愈期，又出现一系列神经精神症状，称为_____。
   - 学习目标要求：掌握　　难易程度：中

9. 吸入极高浓度氯气可引起_____死亡，抢救急性氯气中毒的关键是_____。
   - 学习目标要求：掌握　　难易程度：中

10. 窒息性气体按其作用机制不同分为两大类：_____和_____。
    - 学习目标要求：掌握　　难易程度：易

11. 职业性急性三氯乙烯中毒以_____损害为主的临床表现，引起的皮肤损害表现为_____。
    - 学习目标要求：掌握　　难易程度：中

12. 一氧化碳经呼吸道吸收，入血后与血红蛋白结合形成_____，影响氧合血红蛋白（HbO_2）的解离，阻碍氧的释放，导致组织_____。
    - 学习目标要求：掌握　　难易程度：中

13. 诊断慢性镉中毒的化验指标包括_____、_____、_____。
    - 学习目标要求：掌握　　难易程度：中

14. 二氯乙烷中毒的治疗及处理强调_____、_____、_____、_____的原则。

» 学习目标要求：掌握　　难易程度：中

15. 急性有机磷农药中毒的特效解毒药为_____、_____。

» 学习目标要求：熟悉　　难易程度：中

16. 急性杀虫脒中毒后其代谢产物4-氯邻甲苯可引起_____，相应的治疗药物为_____。

» 学习目标要求：熟悉　　难易程度：中

17. 氨对人体的_____有强烈的刺激与腐蚀作用，_____是治疗重度氨气中毒的关键。

» 学习目标要求：掌握　　难易程度：中

18. 氮氧化物属于_____气体，氮氧化物中毒的特点是容易出现_____。

» 学习目标要求：掌握　　难易程度：中

19. 急性硫化氢中毒对人体的损害包括_____作用、_____作用、_____作用。

» 学习目标要求：掌握　　难易程度：中

20. 职业活动中由于接触铬酐、铬酸、铬酸盐及重铬酸盐引起的鼻部损害称为_____。

» 学习目标要求：掌握　　难易程度：中

21. 苯接触所引起的职业性肿瘤为_____。

» 学习目标要求：掌握　　难易程度：中

22. 铬在自然界中以三价铬和六价铬的化合物存在，目前已明确_____为人类致癌物，其可引起的职业性肿瘤为_____。

» 学习目标要求：掌握　　难易程度：中

23. 络合剂驱铅后，尿铅含量达到_____或_____才能诊断慢性轻度铅中毒。

» 学习目标要求：掌握　　难易程度：难

24. 目前国内外以_____、_____作为急性丙烯腈中毒的首选解毒药物。

» 学习目标要求：熟悉　　难易程度：难

25. 工作中由于长期接触各种酸雾或酸酐所引起的牙体硬组织脱钙缺损称为_____。

» 学习目标要求：掌握　　难易程度：中

26. 职业性铅中毒可致中毒性周围神经病，表现为伸肌瘫痪，产生_____，严重者可出现_____。

» 学习目标要求：掌握　　难易程度：中

27. 急性氰及腈类化合物中毒临床经过大致可分为四期，即_____、_____、_____。

➤ 学习目标要求：熟悉　　难易程度：中

28. 急性二氯乙烷中毒要引起以_____损害为主的全身性疾病，亚急性二氯乙烷中毒临床表现主要为_____，突出表现为_____。

➤ 学习目标要求：掌握　　难易程度：中

29. 职业性急性重度苯中毒诊断标准为：吸入大量苯蒸气后出现_____、_____、_____之一者。

➤ 学习目标要求：掌握　　难易程度：中

30. 驱铅治疗常用的药物有_____、_____或_____。

➤ 学习目标要求：掌握　　难易程度：中

31. 慢性镉中毒主要导致以_____为主的肾脏损害，少数严重者晚期可出现_____，吸入中毒者可致_____。

➤ 学习目标要求：掌握　　难易程度：中

32. 对诊断急性有机磷农药中毒的有重要的参考价值的实验室检查指标为_____。

➤ 学习目标要求：熟悉　　难易程度：中

33. 吸入聚四氟乙烯等有机氟聚合物的热解物微粒后，出现畏寒，发热咳嗽等症状，称为_____。

➤ 学习目标要求：熟悉　　难易程度：中

34. 慢性锰中毒者早期可用_____治疗，伴肌张力增高者可用_____或_____治疗。

➤ 学习目标要求：掌握　　难易程度：难

35. 职业性慢性重度正己烷中毒的诊断标准为：在中度中毒的基础上，具有_____、_____或_____其中之一者。

➤ 学习目标要求：掌握　　难易程度：难

36. 铅及其化合物可通过人体的_____和_____吸收，人体内90%～95%的储存于_____。

➤ 学习目标要求：熟悉　　难易程度：中

37. 职业性慢性中度铅中毒的诊断标准为：在轻度中度的基础上，具有_____、_____、_____其中之一者。

➤ 学习目标要求：掌握　　难易程度：中

38. 职业性慢性重度苯中毒的诊断标准为：在慢性中度中毒的基础上，具有_____、_____、_____、_____其中之一者。

➤ 学习目标要求：掌握　　难易程度：中

39. 职业性急性中度汞中毒的诊断标准为：在急性轻度中毒的基础上，具有_____、_____其中之一者。

▶ 学习目标要求：掌握　难易程度：中

40. 慢性苯中毒引起的造血系统损害最常见的是_____，主要以_____为主。

▶ 学习目标要求：掌握　难易程度：中

五、名词解释

1. 毒物

▶ 学习目标要求：掌握　难易程度：中

2. 生物转化

▶ 学习目标要求：掌握　难易程度：中

3. 氧债（oxygen debt）

▶ 学习目标要求：掌握　难易程度：中

4. 蓄积

▶ 学习目标要求：掌握　难易程度：易

5. 铅吸收

▶ 学习目标要求：掌握　难易程度：难

6. 急性中毒

▶ 学习目标要求：掌握　难易程度：中

7. 慢性中毒

▶ 学习目标要求：掌握　难易程度：易

8. 铅线

▶ 学习目标要求：掌握　难易程度：中

9. 铅绞痛

▶ 学习目标要求：掌握　难易程度：难

10. 刺激性气体

▶ 学习目标要求：掌握　难易程度：中

11. 中毒性肺水肿

    » 学习目标要求：掌握　　难易程度：难

12. 成人呼吸窘迫综合征（ARDS）

    » 学习目标要求：掌握　　难易程度：难

13. 窒息性气体

    » 学习目标要求：掌握　　难易程度：难

14. 单纯窒息性气体

    » 学习目标要求：掌握　　难易程度：中

15. 化学窒息性气体

    » 学习目标要求：掌握　　难易程度：中

16. 赫恩氏小体（Heinz body）

    » 学习目标要求：掌握　　难易程度：难

17. 有机磷酸酯类农药

    » 学习目标要求：熟悉　　难易程度：中

18. 无力综合征（IMS）

    » 学习目标要求：熟悉　　难易程度：中

19. 迟发性神经病

    » 学习目标要求：熟悉　　难易程度：难

20. 生物农药

    » 学习目标要求：熟悉　　难易程度：中

六、简答题

1. 简述生产性毒物进入人体的途径。

    » 学习目标要求：掌握　　难易程度：中

2. 试用三级预防的观点阐述铅中毒的防护措施。
   ▶ 学习目标要求：掌握　　难易程度：中

3. 简述急性职业中毒的急救和治疗原则。
   ▶ 学习目标要求：掌握　　难易程度：中

4. 简述慢性汞中毒临床症状。
   ▶ 学习目标要求：掌握　　难易程度：易

5. 简述中毒性肺水肿分期。
   ▶ 学习目标要求：掌握　　难易程度：中

6. 简述刺激性气体诊断分级标准。
   ▶ 学习目标要求：掌握　　难易程度：中

7. 简述从事苯作业的职业禁忌证。
   ▶ 学习目标要求：掌握　　难易程度：易

8. 简述职业性铬鼻病诊断标准。
   ▶ 学习目标要求：掌握　　难易程度：中

9. 请列举常见的窒息气体。
   ▶ 学习目标要求：掌握　　难易程度：中

10. 简述慢性铅中毒的治疗原则。
    ▶ 学习目标要求：掌握　　难易程度：中

11. 简述镉的急、慢性中毒的治疗原则。
    ▶ 学习目标要求：掌握　　难易程度：易

12. 简述慢性苯中毒的临床表现。
    ▶ 学习目标要求：掌握　　难易程度：中

13. 简述一次大剂量接触六价铬导致的健康损害。

> 学习目标要求：掌握　　难易程度：中

14. 简述慢性铅中毒的临床表现。
> 学习目标要求：掌握　　难易程度：易

15. 简述慢性锰中毒患者常见体征。
> 学习目标要求：掌握　　难易程度：易

16. 简述铅中毒的发病机制。
> 学习目标要求：掌握　　难易程度：难

17. 简述氯气中毒临床表现。
> 学习目标要求：掌握　　难易程度：中

18. 请列举化学性危害因素导致我国法定的职业肿瘤。
> 学习目标要求：掌握　　难易程度：中

19. 简述急性有机磷中毒的临床表现。
> 学习目标要求：熟悉　　难易程度：中

20. 简述急性中毒有机磷中毒分级标准。
> 学习目标要求：熟悉　　难易程度：中

第三节　粉　　尘

一、单项选择题（每题包括题干及五个答案，其中只有一个正确答案）

1. 我国《尘肺病诊断标准》适用于下列哪种尘肺？（　　）
   A. 矽肺　　B. 水泥尘肺　　C. 铝尘肺　　D. 电焊工尘肺　E. 以上所有
> 学习目标要求：掌握　　难易程度：中

2. 三期尘肺中，Ⅲ期的X射线诊断标准是（　　）。
   A. 有密集度3级的小阴影，分布范围超过4个肺区
   B. 在二期尘肺的基础上，出现小阴影聚集
   C. 有大阴影出现，其长径不小于2 cm，宽径不小于1 cm
   D. 有密集度2级的小阴影，分布范围达到四个肺区

E. 多个大阴影面积的总和超过右上肺区面积

> 学习目标要求：掌握　　难易程度：中

3. 对已经脱尘作业的工人，还应定期作（　　）处理？
   A. 体内排尘处理　　　　　　　　B. 服用治疗矽肺药物
   C. 脱敏治疗　　　　　　　　　　D. 定期体检，以尽早发现异常
   E. 不需任何处理

> 学习目标要求：掌握　　难易程度：易

4. 下列粉尘所致疾病不属于尘肺病的为（　　）。
   A. 粉尘沉着症　　　　　　　　　B. 水泥尘肺
   C. 铝尘肺　　　　　　　　　　　D. 电焊工尘肺
   E. 石棉肺

> 学习目标要求：掌握　　难易程度：中

5. 呼吸性粉尘是指直径（　　）μm 的粉尘。
   A. <15　　B. >10　　C. <5　　D. <8　　E. >5

> 学习目标要求：熟悉　　难易程度：中

6. 下列哪些疾病属于职业性尘肺病？（　　）
   A. 过敏性肺炎　　　　　　　　　B. 棉尘病
   C. 金属及其化合物粉尘肺沉着病（锡、铁、锑、钡及其化合物等）
   D. 硬金属肺病　　　　　　　　　E. 以上都不是

> 学习目标要求：掌握　　难易程度：中

7. 消除粉尘危害的根本途径是（　　）。
   A. 密闭、抽风　　　　　　　　　B. 湿式作业
   C. 抽风、除尘　　　　　　　　　D. 改革工艺过程、革新生产设备
   E. 防尘口罩

> 学习目标要求：掌握　　难易程度：中

8. 铝及铝合金粉尘总粉尘时间加权平均容许浓度为（　　）mg/m^2。
   A. 3　　B. 4　　C. 8　　D. 1　　E. 6

> 学习目标要求：熟悉　　难易程度：难

9. 下列哪些疾病不属于职业性尘肺病？（　　）
   A. 棉尘病　B. 水泥尘肺　C. 铝尘肺　D. 电焊工尘肺　E. 石棉肺

> 学习目标要求：掌握　　难易程度：中

10. "星期一症状"主要见于（　　）。
    A. 棉尘病　B. 水泥尘肺　C. 铝尘肺　D. 电焊工尘肺　E. 石棉肺

> 学习目标要求：熟悉　　难易程度：中

11. 下列属于无机粉尘的是（　　）。

A. 木尘 B. 谷物粉尘
C. 玻璃纤维粉尘 D. 橡胶粉尘
E. 人造有机纤维粉尘

> 学习目标要求：了解　　难易程度：易

12. 粉尘对人体的作用包括（　　）。
    A. 致肺纤维化　B. 局部刺激　　C. 中毒　　　D. 致敏　　　E. 以上都是

> 学习目标要求：熟悉　　难易程度：易

13. 尘肺诊断分期主要依靠（　　）。
    A. 临床症状及体征 B. X 射线胸片
    C. 血气分析 D. 肺功能
    E. 胸部 CT

> 学习目标要求：掌握　　难易程度：易

14. 矽肺胸片中，不规则小阴影多由接触（　　）所致。
    A. 游离二氧化硅含量较低的粉尘 B. 游离二氧化硅含量较高的粉尘
    C. 混合性粉尘 D. 浓度大的粉尘
    E. 以上是

> 学习目标要求：熟悉　　难易程度：难

15. 最常见的职业性尘肺病类型是（　　）。
    A. 煤工尘肺 B. 矽肺
    C. 石棉尘肺 D. 铝尘肺
    E. 电焊工尘肺

> 学习目标要求：熟悉　　难易程度：中

16. 矽肺最常见的合并症是（　　）。
    A. 肺结核 B. 肺癌
    C. 气胸 D. 肺梗死
    E. 肺源性心脏病

> 学习目标要求：掌握　　难易程度：中

17. 矽肺 X 射线胸片最常见和最主要的表现是（　　）。
    A. 圆形小阴影 B. 不规则形小阴影
    C. 大阴影 D. 胸膜斑
    E. 肺气肿

> 学习目标要求：掌握　　难易程度：中

18. 对于矽肺患者的肺功能检查与 X 射线胸片，以下正确的是（　　）。
    A. 前者重于后者 B. 后者重于前者
    C. 呈线性相关 D. 不一定一致
    E. 早期矽肺患者的肺功能检查损害更明显

▶ 学习目标要求：掌握　　难易程度：难

19. 关于矽结节，下列错误的是（　　）。
    A. 矽结节是矽肺的特有病变　　　　B. 典型的矽结节为圆形或类圆形
    C. 典型的矽结节切面类似洋葱头　　D. 典型的矽结节纤维呈同心圆排列
    E. 急进型矽肺可见大量矽结节形成

▶ 学习目标要求：熟悉　　难易程度：难

20. 矽肺的发病机制有哪些假说？（　　）
    A. 机械刺激学说　　　　　　　　B. 免疫学说
    C. 硅酸聚合学说　　　　　　　　D. 表面活性学说
    E. 以上都是

▶ 学习目标要求：熟悉　　难易程度：中

21. 煤工尘肺是指（　　）。
    A. 煤矿工人所患的矽肺　　　　　B. 煤肺
    C. 煤矽肺　　　　　　　　　　　D. 煤肺＋煤矽肺
    E. 煤矿工人所患的矽肺＋煤肺＋煤矽肺

▶ 学习目标要求：掌握　　难易程度：中

22. 卡普兰综合征（Caplan 综合征）是哪种尘肺的并发症？（　　）
    A. 矽肺　　B. 煤工尘肺　　C. 石棉尘肺　　D. 滑石尘肺　　E. 炭黑尘肺

▶ 学习目标要求：掌握　　难易程度：难

23. 炭黑粉尘短时间接触容许浓度为（　　）mg/m^3。
    A. 3　　　　B. 4　　　　C. 6　　　　D. 8　　　　E. 2

▶ 学习目标要求：掌握　　难易程度：难

24. 下列叙述正确的是（　　）。
    A. 炭黑尘肺的主要病理改变有肺大块纤维化
    B. 圆形小阴影主要可分为"s"、"t"、"u"三种类型
    C. 类风湿关节炎患者多合并 Caplan 综合征
    D. 滑石尘肺患者的肺实质内可见到异物肉芽肿
    E. 煤工尘肺患者易并发肺癌

▶ 学习目标要求：了解　　难易程度：易

25. 粉尘中的二氧化硅与致纤维化能力的关系是（　　）。
    A. 游离型致纤维化作用与结合型相同　　B. 游离型致纤维化作用小于结合型
    C. 结晶型致纤维化小于非结晶型　　　　D. 游离型致纤维化作用大于结合型
    E. 以上全对

▶ 学习目标要求：了解　　难易程度：难

26. 单纯性煤尘是指其游离二氧化硅含量为（　　）。

  A. 15%以下　　B. 10%以下　　C. 5%以下　　D. 1%以下　　E. 3%以下

▶ 学习目标要求：了解　　难易程度：中

27. 可吸入性纤维粉尘是指（　　）。
  A. 直径<3 μm，长度≥5 μm　　　　B. 直径>3 μm，长度<5 μm
  C. 直径<3 μm，长度≥5 μm　　　　D. 直径<3 μm，长度<5 μm
  E. 直径>3 μm，长度≥5 μm

▶ 学习目标要求：了解　　难易程度：难

28. 石墨尘肺的发病工龄一般为（　　）。
  A. 15～20 年　B. 15～25 年　C. 10 年　　D. 10～15 年　E. 20 年以上

▶ 学习目标要求：了解　　难易程度：难

29. 在下列工业生产中，下列哪个不易采取湿式作业？（　　）
  A. 水泥生产　　B. 煤矿开采　　C. 矿山生产　　D. 开凿隧道　　E. 以上全部

▶ 学习目标要求：掌握　　难易程度：中

30. 下列关于滑石尘肺的叙述，错误的是（　　）。
  A. 异物肉芽肿是滑石尘肺的特征性病理改变
  B. 滑石尘肺患者的胸壁、膈肌可见滑石斑阴影
  C. 滑石是一种次生矿物，可分为单纯型滑石和混合型滑石
  D. 滑石尘肺患者肺内可见到胸膜改变
  E. 滑石肺患者 X 射线片可见到不规则 "s" 型、"t" 型小阴影

▶ 学习目标要求：掌握　　难易程度：难

31. 下列哪项不属于水泥尘肺的疾病特点？（　　）
  A. 水泥尘肺属硅酸盐类尘肺
  B. 水泥尘肺发病工龄较长，一般都在 15 年左右
  C. 水泥尘肺一般预后较差
  D. 水泥尘肺 X 射线表现主要为 s 类和 p 类小阴影
  E. 水泥尘肺的肺功能损害主要表现为阻塞性通气功能障碍

▶ 学习目标要求：了解　　难易程度：中

32. 下列哪项不属于水泥尘肺的临床表现？（　　）
  A. 我国水泥尘肺检出率为 0.2%～18.3%
  B. 水泥尘肺发病早期可无症状
  C. 水泥尘肺体征常不明显，双肺很少能听到干湿性啰音
  D. 水泥尘肺 X 射线表现晚期可出现大阴影
  E. 水泥尘肺的肺功能损害主要表现为限制性通气功能障碍

▶ 学习目标要求：掌握　　难易程度：难

33. 下列哪一项不属于硅酸盐？（　　）
  A. 石棉　　B. 滑石　　C. 水泥　　D. 云母　　E. 花岗岩

▶ 学习目标要求：掌握　　难易程度：易

34. 下列哪一项不属于云母的临床特点？（　　）
    A. 云母尘肺属硅酸盐尘肺
    B. 云母粉尘所含的二氧化硅含量不同，其致纤维化的程度不同
    C. 云母尘肺的发病工龄与粉尘中二氧化硅的含量无关
    D. 云母尘肺的主要病理改变主要是弥漫性肺部纤维化
    E. 云母尘肺的发病率和进展都比较缓慢

▶ 学习目标要求：了解　　难易程度：中

35. 关于陶工尘肺，下列哪一项说法错误？（　　）
    A. 陶工尘肺是一种混合性尘肺
    B. 陶工尘肺属硅酸盐类尘肺
    C. 陶工尘肺可出现肺部病变自净作用
    D. 陶工尘肺中晚期患者容易并发肺结核和肺部感染
    E. 陶工尘肺患者肺功能损害主要表现为阻塞性通气功能障碍

▶ 学习目标要求：掌握　　难易程度：中

36. 陶工尘肺临床表现不符的是（　　）。
    A. 陶工尘肺患者发病工龄多在 15～20 年以上
    B. 陶工尘肺患者临床症状较轻
    C. 陶工尘肺胸部 X 射线表现主要表现为广泛的慢性纤维组织增生
    D. 陶工尘肺早期患者容易并发肺结核
    E. 陶工尘肺重度患者往往可并发肺源性心脏病，诱发心脏功能衰竭

▶ 学习目标要求：掌握　　难易程度：难

37. 关于铸工尘肺说法不正确的是（　　）。
    A. 铸工尘肺是我国最常见的尘肺之一
    B. 铸工尘肺是一种混合性尘肺
    C. 铸工尘肺发病工龄为 20～30 年
    D. 铸工尘肺发病早期多无临床症状
    E. 铸工尘肺肺功能可出现混合性通气功能障碍

▶ 学习目标要求：掌握　　难易程度：中

38. 关于石棉肺说法不正确的是（　　）。
    A. 石棉肺患者自觉症状出现较早，以呼吸困难为明显
    B. 晚期咯血是石棉肺的特征性表现
    C. 石棉肺并发支气管炎、支气管扩张症较多见
    D. 石棉肺并发肺癌概率较矽肺大
    E. 早期出现肺功能改变

▶ 学习目标要求：掌握　　难易程度：难

39. 硅酸盐尘肺中危害最大的是（　　）。

A. 滑石尘肺　　B. 云母尘肺　　C. 石墨尘肺　　D. 石棉肺　　E. 水泥尘肺

▶ 学习目标要求：掌握　　难易程度：易

40. 痰中检出石棉小体，说明（　　）。

A. 患有石棉肺 　　　　　　　　　B. 接触过石棉
C. 患胸膜间皮瘤　　　　　　　　D. 石棉作业工人
E. 提示胸膜斑

▶ 学习目标要求：掌握　　难易程度：易

二、多项选择题（每题包括题干及五个答案，其中有两个或两个以上的正确答案）

1. 下列哪些疾病属于职业性尘肺病？（　　）

A. 石棉肺　　B. 棉尘病　　C. 煤工尘肺　　D. 矽肺　　E. 铝尘肺

▶ 学习目标要求：掌握　　难易程度：难

2. 电焊作业产生的职业危害因素有（　　）。

A. 噪声　　B. 金属烟尘　　C. 有毒气体　　D. 弧光辐射　　E. 切割伤

▶ 学习目标要求：掌握　　难易程度：难

3. 电焊工尘肺与矽肺在影像学表现上的不同有（　　）。

A. 虽然也可看到 q 类小阴影，但很难看到 r 类小阴影和密集度为 3 级的小阴影
B. 发病较快且出现 q 类小阴影时，则常出现在中上肺区
C. 电焊工尘肺的小阴影多无融合趋势，且极少见到大阴影
D. 肺气肿相对较轻，在大阴影的周边可见到边缘性气肿，但不甚明显
E. 肺门改变轻微，很少看到肺门阴影增大和增密，少数病例可见到肺门淋巴结蛋壳样钙化

▶ 学习目标要求：掌握　　难易程度：难

4. 我国现行法定职业病名单包括（　　）。

A. 过敏性肺炎
B. 棉尘病
C. 金属及其化合物粉尘肺沉着病（锡、铁、锑、钡及其化合物等）、
D. 刺激性化学物所致慢性阻塞性肺疾病、
E. 硬金属肺病

▶ 学习目标要求：掌握　　难易程度：难

5. 铝尘肺的临床表现为（　　）。

A. 发病工龄多为 10～32 年，平均 24 年
B. 早期症状一般较轻
C. 以阻塞型或限制型通气功能障碍为主
D. X 射线胸片可见较细的不规则形小阴影多出现在两肺中下区
E. Ⅲ期患者在上、中肺野可见大阴影

▶ 学习目标要求：熟悉　　难易程度：难

6. 电焊工尘肺的临床表现为（　　）。
   A. 发病工龄多在 15～20 年，最短发病工龄为 4 年
   B. 在 X 射线胸片已有改变时仍可无明显自觉症状和体征
   C. 电焊工可合并锰中毒、氟中毒和金属烟雾热等职业病
   D. 发病工龄多为 10～32 年，平均 24 年
   E. Ⅲ期患者在上、中肺野可见大阴影

▶ 学习目标要求：熟悉　　难易程度：难

7. 职业性过敏性肺炎包括（　　）。
   A. 农民肺　　B. 甘蔗肺　　C. 蘑菇肺　　D. 鸟饲养工肺　E. 石棉肺

▶ 学习目标要求：熟悉　　难易程度：难

8. 有机粉尘主要引起呼吸系统疾病包括（　　）。
   A. 呼吸系统急慢性炎症　　　　　B. 慢性阻塞性肺病
   C. 变态反应性肺泡炎　　　　　　D. 有机粉尘毒性综合征
   E. 棉尘病

▶ 学习目标要求：熟悉　　难易程度：难

9. 有机粉尘的来源主要是（　　）。
   A. 家禽家畜饲养　　　　　　　　B. 温室大机种植
   C. 茶叶生产加工　　　　　　　　D. 烟草加工
   E. 奶制品生产加工

▶ 学习目标要求：熟悉　　难易程度：难

10. 棉尘病治疗原则为（　　）。
    A. 患者按阻塞性呼吸系统疾病治疗原则，
    B. 以对症治疗为主
    C. 观察对象应定期作健康检查，以观察病情变化，
    D. 棉尘病Ⅰ级患者应进行对症治疗，必要时调离粉尘作业
    E. 棉尘病Ⅱ级患者应调离接触棉、麻等植物性粉尘的工作，并进行对症治疗

▶ 学习目标要求：熟悉　　难易程度：难

11. 关于矽肺的发病因素，下列哪些是正确的？（　　）
    A. 粉尘中游离二氧化硅含量越高，发病时间越短，病变越严重
    B. 脱离粉尘作业 5 年后再发生矽肺的可能性极小
    C. 肺内二氧化硅粉尘蓄积越多，越易发生矽肺
    D. 接触低浓度游离二氧化硅粉尘，可在 15～20 年后发生矽肺
    E. 矽肺患者脱离粉尘作业后病变不再发展

▶ 学习目标要求：熟悉　　难易程度：中

12. 可能发生矽肺的作业是（　　）。

A. 采矿业中的凿岩、爆破、采矿等
B. 开山筑路、挖掘隧道和涵洞中的风钻、爆破、运输等
C. 采石、轧石、石料粉碎等
D. 造船工业中的喷砂、除锈等
E. 石英、宝石加工中的打磨、切粒、雕刻、冲胚等

> 学习目标要求：了解　　难易程度：易

13. 职业性矽肺病的诊断中必备条件是（　　）。
    A. 确切的矽尘接触史
    B. 技术质量合格的 X 射线后前位胸片有确凿的矽肺表现
    C. 完整的工作场所职业卫生学、流行病学调查资料和职业健康监护资料
    D. 排除其他类似的肺部疾病
    E. 肺穿刺行肺组织活检见矽结节

> 学习目标要求：掌握　　难易程度：中

14. 关于小阴影的描述下列哪些是正确的？（　　）
    A. p：直径最大不超过 1.5 mm
    B. q：直径大于 1.5 mm，不超过 3 mm
    C. r：直径大于 3 mm，不超过 10 mm
    D. s：宽度最大不超过 1.5 mm
    E. t：宽度大于 1.5 mm，不超过 3 mm

> 学习目标要求：熟悉　　难易程度：中

15. 下列哪些符合我国国家职业卫生标准中的尘肺贰期定义？（　　）
    A. 有总体密集度 2 级的小阴影，分布范围超过 4 个肺区
    B. 有总体密集度 3 级的小阴影，分布范围达到 4 个肺区
    C. 接触石棉粉尘，有总体密集度 1 级的小阴影，分布范围超过 4 个肺区，同时出现胸膜斑并已累及部分心缘或膈面
    D. 接触石棉粉尘，有总体密集度 2 级的小阴影，分布范围达到 4 个肺区，同时出现胸膜斑并已累及部分心缘或膈面
    E. 接触石棉粉尘，有总体密集度 3 级的小阴影，分布范围超过 2 个肺区，同时出现胸膜斑并已累及部分心缘或膈面

> 学习目标要求：掌握　　难易程度：难

16. 下列哪些符合我国国家职业卫生标准中尘肺叁期定义？（　　）
    A. 有大阴影出现，其长径不小于 20 mm，短径大于 10 mm
    B. 有总体密集度 3 级的小阴影，分布范围超过 4 个肺区并有小阴影聚集
    C. 有总体密集度 3 级的小阴影，分布范围超过 4 个肺区并有大阴影
    D. 有总体密集度 3 级的小阴影，分布范围超过 2 个肺区并有大阴影
    E. 接触石棉粉尘，有总体密集度 3 级的小阴影，分布范围超过 4 个肺区，同时单个或两侧多个胸膜斑长度之和超过单侧胸壁长度的 1/2 或累及心缘使

其部分显示蓬乱

➤ 学习目标要求：掌握　　难易程度：难

17. 无机粉尘包括（　　）。
    A. 矿物性粉尘　　　　　　　　B. 金属性粉尘
    C. 人工无机粉尘　　　　　　　D. 角质粉尘
    E. 动物性粉尘

➤ 学习目标要求：了解　　难易程度：易

18. 矽肺的治疗主要有（　　）。
    A. 调离矽尘作业　　　　　　　B. 肺移植
    C. 抗肺纤维化药物治疗　　　　D. 大容量肺灌洗治疗
    E. 支持、对症治疗及并发症的治疗

➤ 学习目标要求：掌握　　难易程度：中

19. 矽肺病理形态可分为（　　）。
    A. 矽结节型　　　　　　　　　B. 弥漫性肺间质纤维化型
    C. 矽性蛋白沉积　　　　　　　D. 团块型
    E. 胸膜斑

➤ 学习目标要求：熟悉　　难易程度：难

20. 矽肺主要并发症有（　　）。
    A. 肺结核　　　　　　　　　　B. 呼吸系统感染
    C. 气胸　　　　　　　　　　　D. 慢性阻塞性肺疾病
    E. 肺源性心脏病

➤ 学习目标要求：掌握　　难易程度：难

21. 煤工尘肺的主要病理改变有（　　）。
    A. 煤斑　　　　　　　　　　　B. 灶周肺气肿
    C. 煤矽结节　　　　　　　　　D. 弥漫性纤维化
    E. 大块纤维化

➤ 学习目标要求：掌握　　难易程度：易

22. 煤工尘肺 X 射线上的圆形小阴影多为（　　）。
    A. p 类小阴影　　　　　　　　B. q 类小阴影
    C. r 类小阴影　　　　　　　　D. s 类小阴影
    E. t 类小阴影

➤ 学习目标要求：掌握　　难易程度：中

23. 炭黑尘肺常见并发症有（　　）。
    A. 肺气肿　　　　　　　　　　B. 慢性支气管炎
    C. 肺结核　　　　　　　　　　D. 肺癌
    E. 肺源性心脏病

▶ 学习目标要求：掌握　　难易程度：易

24. 我国现行法定职业病名单中列有的硅酸盐尘肺包括（　　）。
    A. 石棉肺　　B. 滑石尘肺　　C. 云母尘肺　　D. 水泥尘肺　　E. 石墨尘肺

▶ 学习目标要求：掌握　　难易程度：中

25. 尘肺分类中的炭尘肺主要由下列哪些粉尘引起？（　　）
    A. 滑石　　B. 石墨　　C. 炭黑　　D. 活性炭　　E. 煤

▶ 学习目标要求：了解　　难易程度：易

26. 滑石尘肺的病理改变包括（　　）。
    A. 胸膜斑　　　　　　　　　　　B. 灶周肺气肿
    C. 结节型改变　　　　　　　　　D. 弥漫性肺间质纤维化
    E. 异物肉芽肿

▶ 学习目标要求：掌握　　难易程度：中

27. 下列说法正确的是（　　）。
    A. 石棉小体仅见于石棉尘肺
    B. 生产性粉尘可分为无机粉尘、有机粉尘和混合性粉尘
    C. 类风湿性尘肺结节多见于煤矿工人中的类风湿性关节炎患者
    D. 纤维是指纵横径比为 3∶1 的尘粒
    E. 矽肺和石棉尘肺仍是最主要的尘肺病

▶ 学习目标要求：掌握　　难易程度：难

28. 下列关于石墨尘肺的叙述错误的有（　　）。
    A. 石墨尘肺病理类型属尘斑型尘肺，酷似矽肺
    B. 石墨尘肺属于硅酸盐尘肺的一种
    C. 石墨粉尘总粉尘时间加权平均容许浓度为 4 mg/m³
    D. 石墨尘肺患者胸部 X 射线表现与煤肺相似
    E. 石墨尘肺患者肺内可找到石墨小体

▶ 学习目标要求：掌握　　难易程度：难

29. 煤矿常见的物理性危害因素有（　　）。
    A. 粉尘　　B. 噪声　　C. 振动　　D. 高温　　E. 有毒气体

▶ 学习目标要求：了解　　难易程度：中

30. 目前我国职业性尘肺病中，发病人数最多的两种尘肺是（　　）。
    A. 石棉尘肺　　　　　　　　　　B. 矽肺
    C. 电焊工尘肺　　　　　　　　　D. 煤工尘肺
    E. 滑石尘肺

▶ 学习目标要求：掌握　　难易程度：易

31. 下列哪些与水泥尘肺的疾病相关？（　　）

A. 水泥尘肺属硅酸盐类尘肺
B. 水泥尘肺发病工龄较长
C. 水泥尘肺可出现胸膜斑
D. 水泥尘肺 X 射线表现主要为 u 类和 q 类小阴影
E. 水泥粉尘的肺功能损害主要表现为阻塞性通气功能障碍

▶ 学习目标要求：了解　　难易程度：中

32. 下列哪项属于水泥尘肺的并发症？（　　）
   A. 呼吸系统感染　　　　　　　B. 自发性气胸
   C. 肺结核　　　　　　　　　　D. 肺癌
   E. 慢性肺源性心脏病

▶ 学习目标要求：掌握　　难易程度：中

33. 下列关于云母尘肺的说法正确的是（　　）。
   A. 生产过程中接触云母粉尘和其他二氧化硅粉尘，吸入这种混合性云母粉尘所发生的尘肺，称为云母矽肺
   B. 云母尘肺的发病率和进展都比较缓慢，发病工龄在 20 年以上
   C. 云母采矿工尘肺，由于接触的粉尘中游离二氧化碳含量较高，其发病工龄短，病变进展较快
   D. 云母尘肺胸部 X 射线表现以不规则小阴影为主，可有少量类圆形小阴影
   E. 云母尘肺发病潜伏期时间短，但合并肺结核率高

▶ 学习目标要求：了解　　难易程度：中

34. 云母尘肺需要与下列哪些疾病相鉴别？（　　）
   A. 特发性弥漫性肺纤维化　　　B. 自发性气胸
   C. 肺结核　　　　　　　　　　D. 肺癌
   E. 外源性变应性肺泡炎

▶ 学习目标要求：掌握　　难易程度：中

35. 陶工尘肺最容易出现哪些并发症？（　　）
   A. 肺结核　　　　　　　　　　B. 肺源性心脏病
   C. 右心衰竭　　　　　　　　　D. 肺癌
   E. 肺部感染

▶ 学习目标要求：掌握　　难易程度：中

36. 关于陶工尘肺 X 射线表现正确的是（　　）。
   A. 出现肺门增大及明显的胸膜增厚
   B. 个别病例可表现为两肺广泛的粗细网影
   C. 主要 X 射线表现以不规则小阴影为主
   D. 尘肺病变进展后，可表现不规则小阴影渐渐增粗、致密、相互交织成网状、蜂窝状，出现"t"影

E. 双肺阴影最早出现在两肺中下区

> 学习目标要求：掌握　　难易程度：难

37. 关于铸工尘肺描述正确的是（　　）。
    A. 铸工尘肺是铸造作业中短时间内吸入高浓度的烟尘所致的一种尘肺
    B. 铸工尘肺的发病工龄较长，长者可达 40 年
    C. 肺间质纤维化型铸工尘肺双肺常发生融合病变
    D. 发病缓慢，病程较长，早期多无临床表现
    E. 晚期患者常并发肺气肿

> 学习目标要求：掌握　　难易程度：中

38. 有关石棉肺病理改变，不正确的是（　　）。
    A. 以肺间质弥漫性胶原纤维增生为主要特征
    B. 胸膜受累较少见
    C. 组织切片或痰液中可检出其独有的含铁小体
    D. 病变后期大体肺切面可见灰白色纤维化索条和网架
    E. 胸膜斑的大小和数量与肺内纤维化病变可不一致

> 学习目标要求：掌握　　难易程度：难

39. 下列哪些属于尘肺范畴？（　　）
    A. 云母尘肺　　B. 水泥尘肺　　C. 棉尘肺　　D. 农民肺　　E. 铸工尘肺

> 学习目标要求：掌握　　难易程度：易

40. 石棉肺的病理改变有哪些？（　　）
    A. 弥漫性肺间质纤维化　　　　B. 胸膜斑
    C. 钙盐结晶　　　　　　　　　D. 石棉小体
    E. 石棉结节形成

> 学习目标要求：掌握　　难易程度：中

三、判断题

1. 2013 年 12 月 31 日颁布的 132 种职业病目录名单，尘肺病有 13 种。（　　）

> 学习目标要求：掌握　　难易程度：容易

2. 有机粉尘进入机体之后，可致过敏性肺炎、职业性哮喘、棉尘病等。（　　）

> 学习目标要求：掌握　　难易程度：中

3. 大容量肺灌洗术可排出呼吸道、肺泡及尘肺结节中的粉尘。（　　）

> 学习目标要求：掌握　　难易程度：易

4. 劳动者临床表现和实验室检查符合尘肺病的特征，没有证据否定其与接触粉尘之间必然联系的，应当诊断为尘肺病。（　　）

> 学习目标要求：掌握　　难易程度：中

5. 胸膜斑是炭黑尘肺的主要病理改变之一。（　　）

> 学习目标要求：掌握　　难易程度：中

6. 滑石尘肺患者的肺内可找到石棉小体。（　　）

> 学习目标要求：掌握　　难易程度：难

7. 肺部大块纤维化病变是晚期煤工尘肺患者的必然结果。（　　）

> 学习目标要求：掌握　　难易程度：难

8. 石棉肺 X 射线表现主要为不规则形小阴影和胸膜的改变，一般没有大阴影出现。（　　）

> 学习目标要求：掌握　　难易程度：难

9. 水泥尘肺是长期吸入水泥粉尘而引起肺组织纤维化的一种职业病，不属于硅酸盐类尘肺。（　　）

> 学习目标要求：掌握　　难易程度：易

10. 胸膜斑是在壁层和脏层胸膜形成的一种形态不定的局限性纤维斑片。（　　）

> 学习目标要求：掌握　　难易程度：中

四、填空题

1. 尘肺病患者在离岗后需进行_____。

> 学习目标要求：熟悉　　难易程度：中

2. 生产性粉尘作业危害程度是根据_____、_____和_____三个方面来进行分级的。

> 学习目标要求：掌握　　难易程度：难

3. 电焊工尘肺是长期Ⅰ吸入高浓度的电焊烟尘而引起的以_____损害为主的一种尘肺。

> 学习目标要求：掌握　　难易程度：中

4. 电焊时产生烟、尘取决于_____和_____以及_____。

> 学习目标要求：熟悉　　难易程度：难

5. 有机粉尘是指在空气中飘浮的有机物颗粒，包括_____、_____和_____源性的颗粒和微滴。

> 学习目标要求：熟悉　　难易程度：中

6. 有机粉尘的种类主要分为_____、_____和_____。

> 学习目标要求：掌握　　难易程度：难

7. 铝尘肺的病理改变主要为_____。

> 学习目标要求：掌握　　难易程度：中

8. 矽肺是由于长期吸入_____粉尘所引起的。

> 学习目标要求：掌握　　难易程度：中

9. 矽肺病理的基本病变有_____和_____。

❯ 学习目标要求：熟悉　　难易程度：难

10. 矽肺是以＿＿＿＿＿＿＿＿病变为主的全身性疾病。

❯ 学习目标要求：掌握　　难易程度：中

11. 小阴影是指肺野内直径或宽径＿＿＿＿＿＿的阴影。

❯ 学习目标要求：掌握　　难易程度：易

12. 小阴影按形态分为＿＿＿＿和＿＿＿＿＿＿。

❯ 学习目标要求：掌握　　难易程度：易

13. 未能诊断为尘肺病者，应表述为"＿＿＿＿"。

❯ 学习目标要求：掌握　　难易程度：易

14. 尘肺病诊断结论的表述为"＿＿＿＋＿＿＿＿＿＋＿＿＿＿"。

❯ 学习目标要求：掌握　　难易程度：中

15. 矽肺患者的 X 射线胸片中，不规则小阴影的病理基础为＿＿＿＿＿。

❯ 学习目标要求：熟悉　　难易程度：难

16. 煤矿工人特有的尘肺表现是＿＿＿＿＿。

❯ 学习目标要求：掌握　　难易程度：易

17. 煤工尘肺的肺气肿多为＿＿＿＿、＿＿＿＿和＿＿＿＿。

❯ 学习目标要求：掌握　　难易程度：中

18. 石墨尘肺是长期吸入＿＿＿＿所引起的一种尘肺，可分为＿＿＿＿和＿＿＿＿。

❯ 学习目标要求：掌握　　难易程度：中

19. 炭黑尘肺的病理改变与＿＿＿＿、＿＿＿＿极为相似。

❯ 学习目标要求：熟悉　　难易程度：易

20. 硅酸盐尘肺病理改变主要表现为＿＿＿＿，胸部 X 射线改变以＿＿＿＿为主。

❯ 学习目标要求：掌握　　难易程度：中

21. 我国煤矿工人的尘肺多数为＿＿＿＿。

❯ 学习目标要求：掌握　　难易程度：易

22. 滑石尘肺是长期吸入＿＿＿＿而引起的＿＿＿＿为主要损害的一种＿＿＿＿尘肺。

❯ 学习目标要求：掌握　　难易程度：中

23. 煤矿安全规程规定，粉尘检测的项目是＿＿＿＿、＿＿＿＿和＿＿＿＿。

❯ 学习目标要求：熟悉　　难易程度：中

24. 石棉肺的病理改变包括＿＿＿＿、＿＿＿＿和＿＿＿＿。

❯ 学习目标要求：掌握　　难易程度：中

25. 我国现行法定职业病名单中硅酸盐尘肺主要包括＿＿＿＿、＿＿＿＿、＿＿＿＿和＿＿＿＿。

➤ 学习目标要求：熟悉　　难易程度：易

26. 陶工尘肺是指_____和_____所引起的一种混合性尘肺。

➤ 学习目标要求：掌握　　难易程度：中

27. 云母尘肺X射线胸片表现主要为_____类小阴影，水泥尘肺X射线胸片表现主要为_____类和_____小阴影。

➤ 学习目标要求：掌握　　难易程度：难

28. 胸膜斑是指除肺尖部和肋膈角区以外的厚度大于_____mm的局限性胸膜增厚，或局限性钙化胸膜斑块。

➤ 学习目标要求：掌握　　难易程度：中

29. 滑石尘肺的主要病理改变包括_____、_____和_____。

➤ 学习目标要求：掌握　　难易程度：中

30. 石棉纤维在肺中沉积可导致_____和_____。

➤ 学习目标要求：掌握　　难易程度：中

五、名词解释

1. 铝尘肺

➤ 学习目标要求：掌握　　难易程度：中

2. 有机粉尘毒性综合征

➤ 学习目标要求：熟悉　　难易程度：难

3. 棉尘病

➤ 学习目标要求：掌握　　难易程度：难

4. 速发型矽肺

➤ 学习目标要求：熟悉　　难易程度：难

5. 小阴影聚集

➤ 学习目标要求：掌握　　难易程度：中

6. 尘肺病

➤ 学习目标要求：掌握　　难易程度：难

7. 炭黑尘肺

▶ 学习目标要求：掌握　　难易程度：易

8. 卡普兰综合征（Caplan 综合征）
▶ 学习目标要求：掌握　　难易程度：中

9. 石棉小体
▶ 学习目标要求：掌握　　难易程度：中

10. 胸膜斑
▶ 学习目标要求：掌握　　难易程度：中

六、简答题

1. 简述铝尘肺的临床表现。
▶ 学习目标要求：掌握　　难易程度：中

2. 简述棉尘病的发病机制。
▶ 学习目标要求：熟悉　　难易程度：难

3. 简述电焊工的临床表现。
▶ 学习目标要求：掌握　　难易程度：中

4. 影响矽肺发病的因素包括哪些？
▶ 学习目标要求：掌握　　难易程度：中

5. 矽肺的 X 射线胸片表现有哪些？
▶ 学习目标要求：掌握　　难易程度：中

6. 简述职业性尘肺病的诊断原则？
▶ 学习目标要求：掌握　　难易程度：难

7. 我国国家职业卫生标准中尘肺壹期是怎样定义的？
▶ 学习目标要求：掌握　　难易程度：难

8. 简述滑石尘肺患者 X 射线胸片影像的主要类型和特点。

> 学习目标要求：掌握　　难易程度：中

9. 简述硅酸盐尘肺的共同特点。
> 学习目标要求：掌握　　难易程度：易

10. 简述类风湿性尘肺结节主要病理特征。
> 学习目标要求：熟悉　　难易程度：难

11. 简述煤工尘肺灶周肺气肿的病理特点及其理论基础。
> 学习目标要求：掌握　　难易程度：易

12. 石棉肺的病理改变及临床表现有哪些？
> 学习目标要求：掌握　　难易程度：中

13. 什么是石棉肺？
> 学习目标要求：掌握　　难易程度：易

14. 石棉肺 X 射线胸片表现是什么样的？
> 学习目标要求：掌握　　难易程度：难

15. 什么是硅酸盐尘肺？我国现行法定职业病名单中硅酸盐尘肺包括哪几种？
> 学习目标要求：掌握　　难易程度：易

第四节　物　理　因　素

一、单项选择题（每题包括题干及五个答案，其中只有一个正确答案）

1. 职业性中暑是指（　　）。
   A. 由于高温作业引起的热平衡失调和（或）水盐代谢障碍所致的急性疾病
   B. 由于高温作业引起的热平衡失调所致的急性疾病
   C. 由于高温作业引起的水盐代谢障碍所致的急性疾病
   D. 由于高温作业引起末梢血管扩张，血容量减少所致的急性疾病
   E. 由于高温作业引起末梢血管收缩，血容量减少所致的急性疾病
> 学习目标要求：掌握　　难易程度：中

2. 生产环境中相对湿度在（　　）以上称为高气湿。

A. 90%   B. 85%   C. 80%   D. 75%   E. 70%

▶ 学习目标要求：熟悉　　难易程度：中

3. 周围物体温度高于人体体表温度时为（　　）。
   A. 正辐射   B. 负辐射   C. 辐射热   D. 热辐射   E. 对流

▶ 学习目标要求：熟悉　　难易程度：中

4. 中暑发生并治疗后应调离原高温作业岗位的情况是（　　）。
   A. 中暑先兆   B. 轻症中暑   C. 重症中暑   D. 热射病   E. 以上都不是

▶ 学习目标要求：掌握　　难易程度：中

5. 高温作业对人体血压的影响是（　　）。
   A. 升高
   B. 降低
   C. 收缩压升高、舒张压降低
   D. 收缩压降低、舒张压升高
   E. 没有明确的规律

▶ 学习目标要求：熟悉　　难易程度：中

6. 目前制定高温作业卫生标准时，以使中心体温（直肠体温）不超过（　　）℃为目标。
   A. 36.5   B. 37.0   C. 37.5   D. 38.0   E. 38.5

▶ 学习目标要求：熟悉　　难易程度：难

7. 中暑按发病机理分为（　　）。
   A. 轻症中暑和重症中暑
   B. 热射病、热痉挛和热衰竭
   C. 热适应、热射病和热衰竭
   D. 热适应、热痉挛和热衰竭
   E. 中暑先兆、轻症中暑和重症中暑

▶ 学习目标要求：掌握　　难易程度：中

8. 防暑降温的技术措施不包括（　　）。
   A. 合理设计工艺流程
   B. 穿隔热工作服
   C. 隔热
   D. 机械通风
   E. 自然通风

▶ 学习目标要求：熟悉　　难易程度：中

9. 热衰竭的常规处理不包括（　　）。
   A. 使用升压药
   B. 口服含盐清凉饮料
   C. 平卧
   D. 移至阴凉通风处
   E. 对症处理

▶ 学习目标要求：掌握　　难易程度：中

10. 中暑的主要临床表现不包括（　　）。
    A. 发热   B. 畏寒寒战   C. 全身疲乏   D. 多汗   E. 意识障碍

▶ 学习目标要求：掌握　　难易程度：易

11. 低温作业是指工作地点平均气温等于或低于（　　）℃的作业。

A. 0　　　　B. 3　　　　C. 5　　　　D. 8　　　　E. 10

> 学习目标要求：熟悉　　难易程度：中

12. 热辐射能量大小主要取决于（　　）。
    A. 周围物体表面温度　　　　　　B. 车间温度
    C. 车间的湿度　　　　　　　　　D. 辐射源的湿度
    E. 辐射源的温度

> 学习目标要求：熟悉　　难易程度：中

13. 湿球黑球温度指数（WBGT）是（　　）温度的加权平均值，也是综合性的热负荷指数。
    A. 干球和湿球　　　　　　　　　B. 干球和黑球
    C. 干球、黑球和湿球　　　　　　D. 黑球和湿球
    E. 黑球

> 学习目标要求：熟悉　　难易程度：中

14. 根据 GBZ 2.2—2007 术语和定义，高温作业是指在生产劳动过程中，工作地点平均 WBGT 指数≥（　　）的作业。
    A. 30 ℃　　　　　　　　　　　　B. 23 W/m³
    C. 25 ℃　　　　　　　　　　　　D. 32 ℃
    E. 25 J/cm² · min

> 学习目标要求：熟悉　　难易程度：难

15. 一般将热源散热量大于（　　）W/m³ 的车间称为热车间或高温车间。
    A. 20　　　　B. 23　　　　C. 25　　　　D. 30　　　　E. 32

> 学习目标要求：熟悉　　难易程度：难

16. 高温作业时，人体可出现一系列生理功能改变，主要的适应性变化方面不包括（　　）。
    A. 消化系统　B. 神经系统　C. 血糖变化　D. 水盐代谢　E. 体温调节

> 学习目标要求：熟悉　　难易程度：中

17. 高温、强热辐射作业不包括（　　）。
    A. 深矿井　　　　　　　　　　　B. 铸造车间
    C. 轧钢车间　　　　　　　　　　D. 炉窑车间
    E. 轮船的锅炉间

> 学习目标要求：熟悉　　难易程度：易

18. 噪声聋是生产性噪声引起的职业病，工作场所操作人员每天连续接触噪声 8 h，噪声声级卫生限值为（　　）dB。
    A. 65　　　　B. 75　　　　C. 85　　　　D. 88　　　　E. 91

> 学习目标要求：掌握　　难易程度：易

19. 根据我国噪声安全卫生标准，如果作业场所每个工作日所接触的噪声时间为

4 h，则该工作场所允许的最高噪声声级为（　　）dB。

　　A. 65　　　B. 75　　　C. 85　　　D. 88　　　E. 91

▶ 学习目标要求：掌握　　难易程度：易

20. 根据我国噪声安全卫生标准，如果作业场所每个工作日所接触的噪声时间为2 h，则该工作场所允许的最高噪声声级为（　　）dB。

　　A. 65　　　B. 75　　　C. 85　　　D. 88　　　E. 91

▶ 学习目标要求：掌握　　难易程度：易

21. 根据我国噪声安全卫生标准，如果作业场所每个工作日所接触的噪声时间为1小时，则该工作场所允许的最高噪声声级为（　　）dB。

　　A. 75　　　B. 85　　　C. 88　　　D. 91　　　E. 94

▶ 学习目标要求：掌握　　难易程度：易

22. 某工人接触噪声6年，纯音听力测试结果如表3-1，应考虑诊断为（　　）。

表3-1　纯音听力测试结果

频率/K		500	1 000	2 000	3 000	4 000	6 000
左	气导	25	25	30	45	55	60
	骨导	20	20	20	40	40	55
右	气导	25	25	30	50	50	60
	骨导	20	20	30	40	45	45

　　A. 职业性轻度噪声聋　　　　　　B. 职业性噪声观察对象
　　C. 高频听力损失　　　　　　　　D. 语频听力损失
　　E. 非噪声因素引起的轻度聋

▶ 学习目标要求：掌握　　难易程度：中

23. 下列有关噪声性耳聋的叙述中，错误的是（　　）。

　　A. 因某噪声而引起的暂时性耳聋的程度，对估计因该噪声而引起的永久性耳聋有用
　　B. 为测量耳聋的程度，要进行听力检查
　　C. 使用耳塞是防止噪声性耳聋的一种手段
　　D. 当暴露时间为8 h，为防止噪声性耳聋的噪声容许值为110 dB
　　E. 当暴露时间为8 h，为防止噪声性耳聋的噪声容许值为85 dB

▶ 学习目标要求：掌握　　难易程度：易

24. 下列职业危害因素中，高温、辐射、噪声属于（　　）。

　　A. 物理因素　　　　　　　　　　B. 化学因素
　　C. 生物因素　　　　　　　　　　D. 劳动心理因素
　　E. 不属于职业危害因素

> 学习目标要求：掌握　　难易程度：易

25. 声压级的常用公式为（　　）。
    A. $LP = 10 \log P/Po$（dB）
    B. $LP = 20 \log P/Po$（dB）
    C. $LP = 30 \log P/Po$（dB）
    D. $LP = 10 \ln P/Po$（dB）
    E. $LP = 20 \ln P/Po$（dB）

> 学习目标要求：熟悉　　难易程度：难

26. 声强级的常用公式为（　　）。
    A. $L1 = 10 \log P/Po$（dB）
    B. $L1 = 20 \log P/Po$（dB）
    C. $L1 = 30 \log P/Po$（dB）
    D. $L1 = 10 \log I/Io$（dB）
    E. $L1 = 20 \log I/Io$（dB）

> 学习目标要求：熟悉　　难易程度：难

27. 关于爆震性耳聋，错误的是（　　）。
    A. 可伴有鼓膜破裂
    B. 可伴有脑震荡
    C. 出现耳鸣、耳痛、眩晕
    D. 听力检查严重障碍或完全丧失
    E. 治疗后均可恢复

> 学习目标要求：掌握　　难易程度：中

28. 响度级是以（　　）Hz 作为基准音。
    A. 100　　B. 500　　C. 1 000　　D. 2 000　　E. 3 000

> 学习目标要求：熟悉　　难易程度：中

29. 高原和高山是指海拔在（　　）m 以上的地区，海拔越高，氧分压越低。
    A. 1 000　　B. 2 000　　C. 3 000　　D. 4 000　　E. 5 000

> 学习目标要求：熟悉　　难易程度：中

30. 低气压对机体的初期影响错误的是（　　）。
    A. 心率增加
    B. 血压升高
    C. 红细胞增多
    D. 血液黏滞性减低
    E. 肺动脉高压

> 学习目标要求：熟悉　　难易程度：难

31. 预防高原病，错误的是（　　）。
    A. 进入高原地区前进行适应性锻炼
    B. 进食高糖高脂食物
    C. 进食新鲜蔬菜及水果
    D. 控制登高速度
    E. 注意保暖，防止呼吸道感染

> 学习目标要求：熟悉　　难易程度：中

32. 属于慢性高原病的是（　　）。
    A. 高原性红细胞增多症
    B. 高原性肺水肿
    C. 高原型脑水肿
    D. 视网膜出血

E. 高原性周围神经病

> 学习目标要求：掌握　　难易程度：中

33. 手臂震动病的典型表现是（　　）。
    A. 振动性手抖　　　　　　　B. 振动性手指
    C. 白斑　　　　　　　　　　D. 振动性白指
    E. 震颤

> 学习目标要求：掌握　　难易程度：易

34. 国家职业卫生标准《工作场所有害因素职业接触限值第2部分：物理因素》规定的作业场所手传振动职业接触限值以4 h等能量频率计权振动加速度不得超过（　　）m/s^2。
    A. 5　　　B. 10　　　C. 6　　　D. 15　　　E. 4

> 学习目标要求：熟悉　　难易程度：中

35. 人体接触振动最敏感的频率范围，对垂直方向的振动为（　　）Hz。
    A. 1～2　　B. 2～4　　C. 4～8　　D. 2～6　　E. 6～8

> 学习目标要求：熟悉　　难易程度：中

36. 波长范围在（　　）nm的电磁波称为紫外辐射。
    A. 100～200　B. 200～300　C. 100～300　D. 100～400　E. 200～400

> 学习目标要求：熟悉　　难易程度：易

37. 射频辐射是指频率在（　　）的电磁辐射，也称无线电波。
    A. 100 kHz～200 GHz　　　　B. 100 kHz～300 GHz
    C. 100 kHz～150 GHz　　　　D. 200 kHz～100 GHz
    E. 200 kHz～400 GHz

> 学习目标要求：熟悉　　难易程度：中

38. 我国微波辐射卫生标准规定，作业场所微波辐射容许接触限值：连续波平均功率密度为（　　）μWh/cm^2。
    A. 10　　　B. 20　　　C. 30　　　D. 40　　　E. 50

> 学习目标要求：熟悉　　难易程度：中

39. 波长短于（　　）nm的紫外线可被空气完全吸收。
    A. 130　　B. 140　　C. 150　　D. 160　　E. 170

> 学习目标要求：熟悉　　难易程度：难

40. 凡物体温度达到（　　）℃以上时，辐射光谱中即可出现紫外线。
    A. 1 000　　B. 1 100　　C. 1 200　　D. 1 300　　E. 1 500

> 学习目标要求：熟悉　　难易程度：中

二、多项选择题（每题包括题干及五个答案，其中有两个或两个以上的正确答案）

1. 在工作环境中，与劳动者健康密切相关的物理因素包括（　　）。

A. 气温　　B. 粉尘　　C. 激光　　D. 气压　　E. 噪声

❯ 学习目标要求：熟悉　　难易程度：易

2. 下列哪些疾病属于物理因素所致职业病？（　　）

　　A. 棉尘病　　B. 爆震聋　　C. 航空病　　D. 痛痛病　　E. 电光性皮炎

❯ 学习目标要求：掌握　　难易程度：易

3. 构成工作场所的微小气候的因素包括（　　）。

　　A. 热辐射　　B. 紫外线　　C. 激光　　D. 气流　　E. 空气温度

❯ 学习目标要求：熟悉　　难易程度：难

4. 汗液的主要成分是（　　）。

　　A. 盐　　B. 维生素B_1　　C. K^+　　D. 水　　E. 乳酸

❯ 学习目标要求：熟悉　　难易程度：中

5. 热适应后，从事同等强度的劳动，可表现为（　　）。

　　A. 汗量增加　　　　　　　　B. 汗量减少
　　C. 汗液中无机盐增多　　　　D. 汗液中无机盐减少
　　E. 心率增快

❯ 学习目标要求：熟悉　　难易程度：难

6. 高温作业按气象条件特点的类型包括（　　）。

　　A. 夏季露天作业　　　　　　B. 夏季强热辐射作业
　　C. 高湿、强热辐射作业　　　D. 高温、高湿作业
　　E. 高温、强热辐射作业

❯ 学习目标要求：熟悉　　难易程度：中

7. 生产环境中的气温取决于下列哪些因素？（　　）

　　A. 工作热源　　　　　　　　B. 心理紧张状态
　　C. 太阳辐射　　　　　　　　D. 人体散热
　　E. 热适应

❯ 学习目标要求：熟悉　　难易程度：难

8. 热痉挛的主要表现包括（　　）。

　　A. 高热　　　　　　　　　　B. 腹肌痉挛
　　C. 四肢强直－痉挛样抽搐　　D. 体温一般正常
　　E. 昏迷

❯ 学习目标要求：掌握　　难易程度：中

9. 热衰竭的主要表现包括（　　）。

　　A. 多汗　　B. 血压下降　　C. 皮肤干热　　D. 高热　　E. 心律不齐

❯ 学习目标要求：掌握　　难易程度：中

10. 可能发生减压病的工作包括（　　）。

A. 打捞沉船　　B. 航空飞行　　C. 平原工作　　D. 高原工作　　E. 高压氧舱

> 学习目标要求：熟悉　　难易程度：中

11. 职业性减压病的类型包括（　　）。
    A. 急性减压病　　　　　　　　　B. 慢性减压病
    C. 减压性关节炎　　　　　　　　D. 减压性骨坏死
    E. 减压性肺水肿

> 学习目标要求：熟悉　　难易程度：中

12. 急性减压病的治疗包括（　　）。
    A. 积极使用升压药　　　　　　　B. 尽快进行减压治疗
    C. 尽快进行加压治疗　　　　　　D. 迅速脱离环境到阴凉通风处
    E. 综合性的辅助治疗

> 学习目标要求：熟悉　　难易程度：中

13. 重度航空性中耳炎的诊断条件为在中度的基础上出现（　　）。
    A. 粘连性中耳炎　　　　　　　　B. 内耳性眩晕
    C. 混合性聋　　　　　　　　　　D. 后天原发性胆脂瘤型中耳炎
    E. 鼓膜Ⅲ度充血，纯音测试传导性聋，声导抗检查 C 型或 B 型曲线

> 学习目标要求：熟悉　　难易程度：难

14. 减压性骨坏死发生的主要部位是（　　）。
    A. 肋骨　　B. 脊椎　　C. 肱骨　　D. 胫骨　　E. 股骨

> 学习目标要求：熟悉　　难易程度：中

15. 重度肺气压伤的诊断依据是出现（　　）之一
    A. 意识丧失　　B. 肺出血　　C. 咯血　　D. 气胸　　E. 呼吸困难

> 学习目标要求：熟悉　　难易程度：难

16. 生产性噪声包括（　　）。
    A. 机械性噪声　　　　　　　　　B. 流体动力性噪声
    C. 电磁性噪声　　　　　　　　　D. 交通噪声
    E. 卡拉 OK 噪声

> 学习目标要求：熟悉　　难易程度：易

17. 生产性噪声的特征包括（　　）。
    A. 强度高　　　　　　　　　　　B. 以低频音为主
    C. 高频音所占比例大　　　　　　D. 持续暴露时间短
    E. 持续暴露时间长

> 学习目标要求：熟悉　　难易程度：中

18. 影响噪声对机体作用的因素包括（　　）。
    A. 噪声的强度和频谱特性　　　　B. 接触时间和接触方式

C. 噪声的性质 D. 机体健康状况及个人敏感性
E. 是否使用个体防护

▶ 学习目标要求：熟悉　难易程度：中

19. 控制噪声危害的措施包括（　　）。
A. 控制噪声源 B. 控制噪声的传播
C. 制定工业企业卫生标准 D. 个体防护
E. 健康监护

▶ 学习目标要求：熟悉　难易程度：易

20. 关于爆震性耳聋，正确的是（　　）。
A. 可伴有鼓膜破裂 B. 可伴有脑震荡
C. 出现耳鸣、耳痛、眩晕 D. 听力检查严重障碍或完全丧失
E. 治疗后均可恢复

▶ 学习目标要求：掌握　难易程度：中

21. 关于职业性噪声聋，正确的是（　　）。
A. 有明确的噪声接触史 B. 连续噪声作业工龄不低于1年
C. 连续噪声作业工龄不低于3年 D. 纯音测听为感音性聋
E. 纯音测听为传导性聋

▶ 学习目标要求：掌握　难易程度：易

22. 关于职业性噪声聋的分级，正确的是（　　）。
A. 轻度噪声聋 26～40 dB B. 轻度噪声聋 26～45 dB
C. 中度噪声聋 41～55 dB D. 中度噪声聋 46～60 dB
E. 重度噪声聋 ≥61 dB

▶ 学习目标要求：掌握　难易程度：易

23. 关于听觉疲劳的描述哪些是正确的（　　）。
A. 长时间接触噪声，离开噪声环境时听阈提高 15～30 dB，几分钟或数小时后听力可完全恢复
B. 长时间在噪声作用下，内耳发生轻微的退行性变
C. 为暂时性听阈位移的一种表现
D. 随着接触噪声的时间延长，可发展成为永久性听阈位移
E. 可引起听神经或听毛细胞损害

▶ 学习目标要求：熟悉　难易程度：难

24. 急性高原病包括（　　）。
A. 急性高原反应 B. 高原性肺水肿
C. 高原型脑水肿 D. 高原性心脏病
E. 高原性周围神经病

> 学习目标要求：熟悉　　难易程度：中

25. 高原性肺水肿的表现有（　　）。
    A. 咳嗽、咳血性泡沫痰　　　　B. 胸痛、气促
    C. 呼吸困难　　　　　　　　　D. 两肺广泛性湿啰音
    E. 胸片可见云絮状阴影

> 学习目标要求：熟悉　　难易程度：中

26. 高原性脑水肿的表现有（　　）。
    A. 脑脊液压力升高　　　　　　B. 脑细胞变性、灶性坏死
    C. 头痛、兴奋、幻觉　　　　　D. 恶心、呕吐
    E. 昏迷

> 学习目标要求：熟悉　　难易程度：中

27. 慢性高原病包括（　　）。
    A. 高原性红细胞增多症　　　　B. 高原性肺水肿
    C. 高原型脑水肿　　　　　　　D. 高原性心脏病
    E. 高原性周围神经病

> 学习目标要求：熟悉　　难易程度：易

28. 急性高原病的治疗包括（　　）。
    A. 吸氧　　　　　　　　　　　B. 高压氧
    C. 糖皮质激素　　　　　　　　D. 钙通道拮抗剂
    E. 脱离高原环境

> 学习目标要求：熟悉　　难易程度：中

29. 预防高原病的措施有（　　）。
    A. 进入高原环境前进行适应性锻炼　　B. 控制登高速度
    C. 进食高糖、低脂食物　　　　　　　D. 保暖、防止呼吸道感染
    E. 间歇性吸氧

> 学习目标要求：掌握　　难易程度：中

30. 描述振动物理性质的基本参量有（　　）。
    A. 频率　　B. 位移　　C. 振幅　　D. 速度　　E. 加速度

> 学习目标要求：熟悉　　难易程度：中

31. 影响振动对机体作用的因素有（　　）。
    A. 振动的频率　　　　　　　　B. 接触振动的强度和时间
    C. 环境气温　　　　　　　　　D. 环境气湿
    E. 操作方式

> 学习目标要求：熟悉　　难易程度：中

32. 振动危害的预防措施有（　　）。

A. 控制振动源 B. 限制作业时间和振动强度
C. 改善作业环境 D. 加强健康监护和日常卫生保健
E. 佩戴口罩

» 学习目标要求：熟悉　　难易程度：中

33. 非电离辐射分为（　　）。
   A. 射频辐射　B. 红外辐射　C. 紫外辐射　D. 激光　E. X 射线

» 学习目标要求：熟悉　　难易程度：中

34. 射频辐射也称无线电波，包括（　　）。
   A. 短频波　B. 超高波　C. 高频电磁场　D. 高波　E. 微波

» 学习目标要求：熟悉　　难易程度：中

35. 激光器按其工作物质的物理状态，分为（　　）。
   A. 水状激光器　　　　　　B. 空心激光器
   C. 固体激光器　　　　　　D. 液体激光器
   E. 气体激光器

» 学习目标要求：熟悉　　难易程度：中

36. 红外辐射对机体主要影响的是（　　）。
   A. 大脑　B. 皮肤　C. 肺脏　D. 心脏　E. 眼睛

» 学习目标要求：熟悉　　难易程度：易

37. 激光与生物组织的相互作用，主要表现为（　　）。
   A. 热效应　　　　　　　　B. 电效应
   C. 光化学效应　　　　　　D. 机械压力效应
   E. 电磁场效应

» 学习目标要求：熟悉　　难易程度：难

38. 手臂振动病在我国发病的地区及工种分布相当广泛，多发工种有（　　）。
   A. 凿岩工　　　　　　　　B. 油锯工
   C. 铆工　　　　　　　　　D. 水泥制管工
   E. 铸件清理工

» 学习目标要求：掌握　　难易程度：中

39. 对激光的防护包括（　　）。
   A. 激光器　B. 身体素质　C. 工作环境　D. 宣教　E. 个体防护

» 学习目标要求：熟悉　　难易程度：中

40. 太阳辐射是紫外线的最大天然源，根据生物学效应可分为三个区带，分别为（　　）。
   A. 超远紫外区　　　　　　B. 远紫外区
   C. 中紫外区　　　　　　　D. 近紫外区

E. 超近紫外区

▶ 学习目标要求：熟悉　　难易程度：易

三、填空题

1. WBGT 指数又称_____，是_____评价人体接触作业环境热负荷的一个基本参数，单位为_____。

▶ 学习目标要求：熟悉　　难易程度：中

2. 本地区室外通风设计温度是指近 10 年本地区气象台正式记录每年最热月份的每日_____时的气温_____。

▶ 学习目标要求：熟悉　　难易程度：中

3. 职业性航空病包括_____、_____、_____、_____和_____等五种。

▶ 学习目标要求：熟悉　　难易程度：难

4. 重症中暑可分为_____、_____和_____三型，也可出现_____型。

▶ 学习目标要求：掌握　　难易程度：中

5. 机体散热可通过_____、_____、_____和_____四种方式完成，若环境温度高于皮肤温度，机体只能通过_____途径散热。

▶ 学习目标要求：熟悉　　难易程度：难

6. 生产环境中的气湿以相对湿度表示。相对湿度在_____以上为高气湿，低于_____为低气湿。

▶ 学习目标要求：熟悉　　难易程度：中

7. 按照来源，生产性噪声可分为：_____、_____、_____。

▶ 学习目标要求：熟悉　　难易程度：中

8. 暂时性听阈位移包括：_____、_____。

▶ 学习目标要求：熟悉　　难易程度：易

9. 职业性噪声聋是连续噪声作业工龄_____年以上，纯音测听为_____神经性聋，听力损失为_____下降型。

▶ 学习目标要求：掌握　　难易程度：易

10. 职业性噪声聋分级可分为：_____、_____、_____。

▶ 学习目标要求：掌握　　难易程度：易

11. 振动评价常用的物理参量多采用_____、_____和_____。

▶ 学习目标要求：熟悉　　难易程度：难

12. 根据振动作用于人体的部位和传到方式，可将生产性振动划分为_____和_____。

> 学习目标要求：熟悉　　难易程度：中

13. 手臂振动病的早期症状多为_____和_____。

> 学习目标要求：掌握　　难易程度：中

14. 阳光照射的冰雪环境下工作，受到大量反射的紫外线照射，引起急性角膜、结膜损伤，称为_____。

> 学习目标要求：掌握　　难易程度：易

15. 激光器由产生激光的_____、_____和_____三部分组成。

> 学习目标要求：熟悉　　难易程度：难

四、判断题

1. 在许多情况下，物理因素对人体的损害效应与物理参数之间呈直线的相关关系。（　　）

> 学习目标要求：熟悉　　难易程度：易

2. 在判定低温作业分级时，如工作地点空气湿度平均等于或低于80%，可在分级标准基础上提高一级。（　　）

> 学习目标要求：熟悉　　难易程度：中

3. 体温35℃时，寒战达到最大程度，体温再下降，寒战则停止，且逐渐出现系列临床症状和体征。（　　）

> 学习目标要求：熟悉　　难易程度：易

4. 高温作业时出现热痉挛表现应诊断为重症中暑。（　　）

> 学习目标要求：掌握　　难易程度：易

5. 高温作业时，由于出汗散热和工作肌的需要，血液重新分配，消化系统血流减少，导致消化液分泌减弱，消化酶活性和胃液酸度（游离酸与总酸）增加。（　　）

> 学习目标要求：熟悉　　难易程度：难

6. 听觉适应是指短时间暴露在强烈噪声环境中，机体听觉器官敏感性下降，听阈可提高10～15 dB，离开噪声环境1 min之内即可恢复。（　　）

> 学习目标要求：熟悉　　难易程度：易

7. 听觉疲劳是指由噪声或其他因素引起的不能恢复到正常听阈水平的听阈升高。（　　）

> 学习目标要求：熟悉　　难易程度：易

8. 急性高原病可引起高原性红细胞增多症、高原性肺水肿、高原性脑水肿。（　　）

> 学习目标要求：掌握　　难易程度：易

9. 手臂振动病发作具有一过性特点，一般是在受冷后出现麻胀痛，由近端向远端发展，界限分明，可持续数分钟至数十分钟。（　　）

>> 学习目标要求：掌握　　难易程度：中

10. 激光造成的眼损伤表现水肿、充血、出血，以及视网膜移位、穿孔，最后导致中心盲点及瘢痕形成，导致视力急剧下降。（　　）

>> 学习目标要求：熟悉　　难易程度：易

五、名词解释

1. 热射病

>> 学习目标要求：掌握　　难易程度：中

2. 热适应

>> 学习目标要求：熟悉　　难易程度：难

3. 减压病

>> 学习目标要求：熟悉　　难易程度：中

4. 高温作业

>> 学习目标要求：熟悉　　难易程度：中

5. 职业性噪声聋

>> 学习目标要求：掌握　　难易程度：中

6. 爆震性耳聋

>> 学习目标要求：掌握　　难易程度：中

7. 职业性高原病

>> 学习目标要求：熟悉　　难易程度：中

8. 振动

>> 学习目标要求：熟悉　　难易程度：中

9. 手臂振动病

>> 学习目标要求：掌握　　难易程度：中

10. 电光性眼炎

▶ 学习目标要求：掌握　难易程度：中

六、简答题

1. 在生产性有害因素中，物理因素具有哪些与化学因素不同的特点？
   ▶ 学习目标要求：熟悉　难易程度：难

2. 简述高温作业的类型及其特点。
   ▶ 学习目标要求：熟悉　难易程度：难

3. 简述各类型中暑的病因与临床表现。
   ▶ 学习目标要求：掌握　难易程度：难

4. 简述中暑的治疗。
   ▶ 学习目标要求：掌握　难易程度：中等

5. 简述影响噪声对机体作用的因素。
   ▶ 学习目标要求：熟悉　难易程度：难

6. 简述控制噪声危害的措施有哪些。
   ▶ 学习目标要求：熟悉　难易程度：难

7. 简述急性高原病的表现。
   ▶ 学习目标要求：熟悉　难易程度：中

8. 简述生产振动对机体的影响。
   ▶ 学习目标要求：熟悉　难易程度：难

9. 简述手臂振动病的发病机制。
   ▶ 学习目标要求：熟悉　难易程度：难

10. 简述微波对人体的危害。
    ▶ 学习目标要求：熟悉　难易程度：难

第四章 职业病危害预防控制措施

第一节 防毒措施（工程防护措施）

一、单项选择题（每题包括题干及五个答案，其中只有一个正确答案）

1. 对于局部通风排毒系统，循环空气中有害气体的浓度应小于其职业接触限值的（　　）。

   A. 20%　　B. 25%　　C. 30%　　D. 15%　　E. 35%

   ▶ 学习目标要求：熟悉　　难易程度：中

2. 事故通风的风量宜根据工艺设计要求通过计算确定，但换气次数不宜小于（　　）次/小时。

   A. 8　　B. 10　　C. 12　　D. 15　　E. 6

   ▶ 学习目标要求：熟悉　　难易程度：中

3. 采用空气调节的车间，应保证人均新风量≥（　　）m^3/h。

   A. 30　　B. 20　　C. 40　　D. 50　　E. 60

   ▶ 学习目标要求：掌握　　难易程度：易

4. 非空调工作场所人均占用容积<20 m^3的车间，应保证人均新风量≥（　　）m^3/h。

   A. 30　　B. 20　　C. 40　　D. 50　　E. 60

   ▶ 学习目标要求：掌握　　难易程度：易

5. 非空调工作场所人均占用容积>20 m^3的车间，应保证人均新风量≥（　　）m^3/h。

   A. 30　　B. 20　　C. 40　　D. 50　　E. 60

   ▶ 学习目标要求：掌握　　难易程度：易

6. 封闭式车间人均新风量应设计为（　　）m^3/h。

   A. 20～30　　　　　　　　　B. 20～40
   C. 30～40　　　　　　　　　D. 30～50
   E. 40～50

   ▶ 学习目标要求：熟悉　　难易程度：中

7. 空气中含有两种或两种以上的有毒有害物质对人体具有叠加或增强作用时，下列关于车间通风说法正确是（　　）。

A. 采用循环空气作空气调节
B. 采用全新风作空气调节
C. 为了节能,将车间内空调系统的回风设计为送风的 60%
D. 为了节能,将车间内空调系统的回风设计为送风的 70%
E. 为了节能,将车间内空调系统的回风设计为送风的 80%

» 学习目标要求:掌握　　难易程度:易

8. 下列关于全面通风换气说法正确是(　　)。
   A. 在使用高毒或剧毒化学品的车间采用全面通风换气
   B. 对散发高浓度有毒有害物质集中区采用全面通风换气
   C. 在仅产生余热的车间采用全面通风换气
   D. 二氧化碳保护焊车间设置全面通风进行排毒
   E. 以上都不正确

» 学习目标要求:掌握　　难易程度:中

9. 关于二氧化碳保护焊所采取的防护设施下列说法正确是(　　)。
   A. 将伞形吸气罩设置在操作工人头顶正上方
   B. 仅对机器人焊接设备密闭,不设置局部排风
   C. 将手工焊接设置在排风柜中进行
   D. 二氧化碳保护焊仅考虑电焊烟尘、锰及其化合物的防护
   E. A 和 C

» 学习目标要求:掌握　　难易程度:中

10. 关于喷涂作业所采取的防护设施下列说法正确是(　　)。
    A. 在手工补漆处设置伞形吸气罩排毒
    B. 将喷漆过程中生产的废气收集后通过管道引至楼顶直接排放
    C. 为了加强喷漆岗位的空气流通,设置强力风扇从背面送风
    D. 在带净化设施的排风柜中进行少量补漆作业
    E. 在手工补漆处设置下吸罩排毒

» 学习目标要求:掌握　　难易程度:中

11. 关于实验室通风橱下列说法错误是(　　)。
    A. 有热源的实验通风橱应设置上部排风
    B. 实验过程中尽量减小通风橱柜口开口面积
    C. 应考虑所使用的有机溶剂的密度选用相应的排风
    D. 实验通风橱的风机不需要考虑防爆
    E. A 和 B

» 学习目标要求:掌握　　难易程度:中

12. 某车间容积为 1 000 m³,采用 5 000 m³/h 风机送风和排风,其换气次数(　　)次/小时。

  A. 10   B. 5   C. 15   D. 20   E. 25

▶ 学习目标要求：掌握 难易程度：易

13. 测量通风管道内风量时，下列说法错误的是（ ）。
  A. 通过测量管道内的动压，计算出管道内风速和风量
  B. 皮托管正对气流的接口测出的压力为管道内的动压
  C. 皮托管正对气流的接口测出的压力为管道内的全压
  D. 皮托管背对气流的接口测出的压力为管道内的静压
  E. C 和 D

▶ 学习目标要求：了解 难易程度：难

14. 测量排风罩罩口风速时，下列说法正确的是（ ）。
  A. 在罩口中心位置测量 3 次的平均值为罩口风速
  B. 将热球式风速仪伸入罩内进行测量
  C. 在外界有干扰风速的影响下测量
  D. 罩口截面面积小于 0.3 m^2，可将罩口划分为 6 个测点进行测量
  E. A 和 B 正确

▶ 学习目标要求：了解 难易程度：难

15. 洁净室的新风量应大于（ ）m^3/h。
  A. 30   B. 20   C. 40   D. 50   E. 60

▶ 学习目标要求：了解 难易程度：难

16. 封闭式车间微小气候设计时，其车间内风速夏季不应超过（ ）m/s。
  A. 0.3   B. 0.2   C. 0.1   D. 0.4   E. 0.5

▶ 学习目标要求：熟悉掌握 难易程度：易

17. 关于防毒措施错误的说法是（ ）。
  A. 采用新工艺，以无毒或低毒的物料代替有毒或高毒的物料
  B. 将产生有毒有害的工艺过程与其他无毒无害的工艺过程分开
  C. 散发有毒有害物质的工作场所，应用密闭的方法防止逸散
  D. 工作场所在采用通风排毒设施时，直接将废气引至室外排放
  E. A 和 B

▶ 学习目标要求：掌握 难易程度：中

18. 采用全面通风进行排毒时，当有害气体或蒸汽密度比空气小，或比空气大且形成稳定的上升气流时，宜从房间上部地带排出所需风量的_____，从下部地带排出所需风量的（ ）。
  A. 1/3，2/3 B. 2/3，1/3 C. 1/2，1/2 D. 1/4，3/4 E. A 和 B

▶ 学习目标要求：了解 难易程度：难

19. 当事故发生向室内放散密度比空气大的气体和蒸汽时，吸风口应设在地面以上

（　　）m 处。

A. 0.4～0.8　　B. 0.3～1.0　　C. 0.5～1.0　　D. 1.0～1.5　　E. 1.2～1.5

▶ 学习目标要求：了解　　难易程度：难

20. 当事故发生向室内放散密度比空气小的气体和蒸汽时，吸风口应设在车间上部地带，其上缘距顶棚不得大于（　　）m。

A. 1.0　　　　B. 1.5　　　　C. 0.8　　　　D. 0.4　　　　E. 1.2

▶ 学习目标要求：了解　　难易程度：难

21. 有毒有害物质被吸入排毒罩口的过程，不应通过操作者的呼吸带，排毒要求的控制风速在（　　）m/s。

A. 0.5～1.0
B. 0.5～1.5
C. 0.8～2.0
D. 0.25～3.0
E. 1.0～3.0

▶ 学习目标要求：了解　　难易程度：难

22. 排毒柜中有热源存在时，应从排毒柜的（　　）排风。

A. 下部
B. 中部
C. 上部
D. 上部和下部
E. 以上都是

▶ 学习目标要求：熟悉　　难易程度：中

23. 全面通风效果的好坏，除与气流组织有关以外，还与（　　）有关。

A. 车间容积
B. 车间高度
C. 换气次数
D. 车间设备密度
E. 以上都是

▶ 学习目标要求：掌握　　难易程度：中

24. 某注塑车间采用全面通风气流组织方式合理的是（　　）。

A. 上送下排　　B. 上送上排　　C. 下送上排　　D. 下送下排　　E. A 和 C

▶ 学习目标要求：掌握　　难易程度：易

25. 下面哪种槽宽的槽子适合采用槽边单侧吸气罩？（　　）

A. 800 mm　　B. 600 mm　　C. 900 mm　　D. 1 000 mm　　E. <1 000 mm

▶ 学习目标要求：了解　　难易程度：难

26. 下面关于全面通风换气量的大小说法，错误的是（　　）。

A. 与工作场所放散的有害气体量有关
B. 与有害气体职业接触限值有关
C. 送入工作场所空气中所含有害气体浓度
D. 与有害气体密度有关
E. A、B 和 C

> 学习目标要求：熟悉　　难易程度：中

27. 排毒柜工作口控制风速检测描述正确的是（　　）。
    A. 测量工作口上部的风速为控制风速
    B. 测量工作口中部的风速为控制风速
    C. 测量工作口下部的风速为控制风速
    D. 按面积划分为多个测试点，各测点的最小风速为控制风速
    E. 排毒柜开口面的平均风速为控制风速

> 学习目标要求：熟悉　　难易程度：中

28. 某车间容积为 1 000 m³，采用 4 000 m³/h 风机送风和采用 5 000 m³/h 排风，其每小时换气次数为（　　）次。
    A. 10　　　B. 5　　　C. 15　　　D. 20　　　E. 9

> 学习目标要求：掌握　　难易程度：中

29. 某工作场所散发苯和甲苯，苯散发量为 48 g/h，甲苯散发量为 180 g/h，已知苯和甲苯的 PC-TWA 分别为 6 mg/m³ 和 50 mg/m³，那么该工作场所所需新鲜空气通风量为（　　）m³/h。
    A. 8 000　　　　　　　　　　B. 3 600
    C. 11 600　　　　　　　　　 D. 10 000
    E. 12 000

> 学习目标要求：掌握　　难易程度：难

30. 事故排风的排风口与机械送风系统的进风口水平距离小于 20 m 时，排风口应高于进风口（　　）m 以上。
    A. 3　　　B. 5　　　C. 10　　　D. 6　　　E. 20

> 学习目标要求：了解　　难易程度：难

二、多项选择题（每题包括题干及五个答案，其中有两个或两个以上的正确答案）

1. 按工作场所实施的换气原则分类，可分为（　　）。
    A. 全面通风　B. 局部通风　C. 混合通风　D. 自然通风　E. 机械通风

> 学习目标要求：掌握　　难易程度：易

2. 按工作原理的不同，局部排风罩可分为（　　）。
    A. 密闭罩　　　　　　　　　B. 柜式排风罩
    C. 外部吸气罩　　　　　　　D. 接受式排风罩
    E. 吹吸式排风罩

> 学习目标要求：熟悉　　难易程度：中

3. 下列吸气罩属于外部吸气罩的是（　　）。
    A. 实验室通风橱　　　　　　B. 上吸式伞形罩
    C. 侧吸罩　　　　　　　　　D. 下吸式排风罩

E. 吹吸式排风罩

》学习目标要求：了解　　难易程度：中

4. 对排风罩罩口风速进行检测时，应准备的设备和工具是（　　）。
   A. 热球式风速仪　　　　　　　　B. 温湿度计
   C. 皮尺　　　　　　　　　　　　D. 记号笔
   E. 微压计

》学习目标要求：了解　　难易程度：中

5. 有害气体的净化方法有（　　）。
   A. 燃烧法　　B. 冷凝法　　C. 吸收法　　D. 吸附法　　E. 重力沉降法

》学习目标要求：熟悉　　难易程度：中

6. 下面关于通风机选择时的注意事项，正确的说法是（　　）。
   A. 根据用途确定风机类型
   B. 尽量选用低噪声风机
   C. 风机连接和安装时，应选取合适的出口方向和传动方式
   D. 风机功率越大越好
   E. 在确定风机机号时，考虑到管道漏风和系统压力损失，应对风量和风压考虑安全系数

》学习目标要求：了解　　难易程度：难

7. 测量通风管道内风量时，下列说法正确的是（　　）。
   A. 通过测量管道内的动压，计算出管道内风速和风量
   B. 皮托管正对气流的接口测出的压力为管道内的动压
   C. 皮托管正对气流的接口测出的压力为管道内的全压
   D. 皮托管背对气流的接口测出的压力为管道内的动压
   E. 皮托管背对气流的接口测出的压力为管道内的静压

》学习目标要求：了解　　难易程度：难

8. 对于排风罩的应用，下列说法正确的是（　　）。
   A. 排风柜是一种常用的排风罩，一般用较小的抽风量即可控制有害气体不从柜内逸出
   B. 伞形罩的抽排效果与罩口离发生源的距离、侧面围挡的程度有关
   C. 伞形罩有冷过程伞形罩和热过程伞形罩之分
   D. 槽边吸气罩是专门用于各类工业池、槽上的一种局部排风罩
   E. 为使槽边排风罩的抽风量不致过大，罩口至槽内液面的距离应尽量减小，一般以不超过 150 mm 为适宜

》学习目标要求：掌握　　难易程度：中

9. 下面关于全面通风气流组织说法正确的是（　　）。
   A. 应把洁净的空气直接送到作业地点，然后经过有害源排出

B. 上送下排气流组织方式可用于无热源存在的工作场所

C. 下送上排气流组织方式多用于散发有害气体或余热的工作场所

D. 焊接车间采用下送上排的气流组织方式全面通风

E. 油漆车间采用上送下排的气流组织方式全面通风

▶ 学习目标要求：熟悉　　难易程度：难

10. 能够形成良好自然通风的条件是（　　）。

　　A. 室外风力造成的风压差　　　　B. 室内外空气的温度差

　　C. 车间具有一定的高度　　　　　D. 室内空气存在一定的密度差

　　E. 车间顶部应有一定面积的排风口

▶ 学习目标要求：掌握　　难易程度：中

11. 根据送风口和排风口的相互位置，可将气流组织方式分为（　　）。

　　A. 下送上排　　B. 下送下排　　C. 上送上排　　D. 侧送上排　　E. 侧送下排

▶ 学习目标要求：了解　　难易程度：难

12. 下列能影响车间换气次数的因素是（　　）。

　　A. 风机风量　　　　　　　　　　B. 换气量

　　C. 车间容积　　　　　　　　　　D. 气流组织

　　E. 风机的设置位置

▶ 学习目标要求：掌握　　难易程度：中

13. 局部排毒系统的组成有（　　）。

　　A. 风机　　　B. 吸气罩　　　C. 风道　　　D. 净化设备　　　E. 排气筒

▶ 学习目标要求：掌握　　难易程度：易

14. 下面关于局部排毒系统中吸气罩的说法，正确的是（　　）。

　　A. 设置吸气罩的目的是把作业地点产生的有毒有害气体吸至罩内

　　B. 吸气罩的设置原则是形式适宜、位置正确、风量适中、强度足够、检修方便

　　C. 排毒柜是吸气罩的一种

　　D. 吸气罩面积越大越好

　　E. 吸气罩可通过增加围挡来加强抽吸效果

▶ 学习目标要求：熟悉　　难易程度：难

15. 下面关于排毒柜的说法，正确的是（　　）。

　　A. 排毒柜是用于控制有害气体的一种局部排气装置

　　B. 排毒柜内无热源时，应采用下抽风

　　C. 排毒柜内有较大热源时，宜采用下抽风

　　D. 排毒柜内无热源时，应采用上抽风

　　E. 排毒柜内有较大热源时，宜采用上抽风

▶ 学习目标要求：熟悉　　难易程度：中

16. 下面关于伞形排气罩的说法，正确的是（　　）。
    A. 伞形排气罩有冷过程伞形排气罩和热过程伞形排气罩
    B. 伞形排气罩的罩口距发生源的距离越近，抽排效果越好
    C. 伞形排气罩的围挡程度越高，抽排效果越好
    D. 为了节省风量，在不影响操作的情况下，应尽量使罩口接近有害源
    E. 热过程伞形排气罩设计时仅考虑罩口面积，不需要考虑罩口控制风速

▶ 学习目标要求：掌握　　难易程度：中

17. 影响排毒柜性能的因素有（　　）。
    A. 排毒柜抽风口位置　　　　　　B. 工作场所进风方式
    C. 排毒柜工作口开启面积　　　　D. 排毒柜容积
    E. 排毒柜材质

▶ 学习目标要求：了解　　难易程度：中

18. 下面关于排毒罩罩口的设置正确的是（　　）。
    A. 罩口应尽量靠近有毒有害发生源
    B. 罩口的形状和大小应与发生源的逸散区域和范围相适应
    C. 罩口应迎着有毒有害气流方向
    D. 罩口应与有毒有害气流方向垂直
    E. 罩口应与有毒有害气流方向保持至少45°角

▶ 学习目标要求：熟悉　　难易程度：中

19. 下面关于密闭设备的设置正确的是（　　）。
    A. 密闭设备应尽量减少漏风的缝隙和孔洞
    B. 密闭设备仅设置观察窗、操作口和检修口
    C. 密闭设备内应有一定的排风量
    D. 产生有毒有害的密闭设备内应保持负压
    E. 密闭设备内不需要排风

▶ 学习目标要求：掌握　　难易程度：中

20. 下面关于事故排风的说法正确的是（　　）。
    A. 可能突然产生有毒有害物质的工作场所应设置事故排风装置
    B. 应急通风换气次数每小时不少于12次
    C. 事故排风的吸风口应设置在有毒有害物质散发量可能最大的地点
    D. 事故排风口不应设置在人员经常停留或通行的地点
    E. 排风口应高于20 m范围内最高建筑屋顶3 m以上

▶ 学习目标要求：掌握　　难易程度：中

21. 关于防毒措施正确的说法是（　　）。
    A. 采用新工艺，以无毒或低毒的物料代替有毒或高毒的物料

B. 将产生有毒有害的工艺过程与其他无毒无害的工艺过程分开

C. 散发有毒有害物质的工作场所,应用密闭的方法防止逸散

D. 工作场所在采用通风排毒设施时,应同时设计净化、回收设施

E. 空气中含有两种或两种以上的有毒有害物质能对人体具有叠加与增强作用时,不得采用循环空气调节

>> 学习目标要求:掌握　难易程度:中

22. 关于产生或可能存在毒物或酸碱等强腐蚀性物质的工作场所基本卫生要求正确的说法是(　　)。

A. 产生或可能存在毒物或酸碱等强腐蚀性物质的工作场所应设冲洗设施

B. 高毒物质工作场所墙壁、顶棚和地面等内部结构和表面应采用耐腐蚀、不吸收、不吸附毒物的材料

C. 车间地面应平整防滑,易于冲洗清扫

D. 能产生积液的地面应做防渗透处理,并采用坡向排水系统,其废水纳入工业废水处理系统

E. 存酸、碱及高危液体物质贮罐区周围应设置泄险沟

>> 学习目标要求:掌握　难易程度:中

23. 采用热风采暖、空气调节和机械通风装置的车间关于进风口和排风口的设置,正确的说法是(　　)。

A. 进风口应设置在室外空气清洁区并低于排风口

B. 对有防火防爆要求的通风系统,其进风口应设在不可能有火花溅落的安全地点

C. 排风口应设在室外安全处

D. 相邻工作场所的进气和排气装置,应合理布置,避免气流短路

E. 进风口应设置在室外空气清洁区并高于排风口

>> 学习目标要求:掌握　难易程度:中

24. 下面哪种情况不宜采用循环空气?(　　)

A. 空气中含有燃烧或爆炸危险的粉尘、纤维,含尘浓度大于其爆炸下限的25%时

B. 循环空气中有害物质的浓度大于或等于职业接触限值的30%

C. 空气中含有病原体、恶臭物质或有害物质浓度可能突然增高的工作场所

D. 空气中含有燃烧或爆炸危险的粉尘、纤维,含尘浓度大于其爆炸下限的30%时

E. 循环空气中有害物质的浓度大于或等于职业接触限值的20%

>> 学习目标要求:了解　难易程度:难

25. 关于报警装置的设置,正确的是(　　)。

A. 可能释放高毒、剧毒气体的作业场所应设检测报警点

B. 可能大量释放或容易聚集的其他有毒气体的工作地点应设置检测报警点

C. 应设置有毒气体检测报警仪的工作地点，宜采用固定式

D. 毒物报警值应根据有毒气体毒性和现场实际情况至少设警报值和高报值

E. 报警仪应根据毒物的浓度情况选择合适设置位置

> 学习目标要求：掌握　　难易程度：中

26. 下面采取的防毒措施，正确的是（　　）。

    A. 优先采用先进的生产工艺、技术

    B. 选用无毒（害）或低毒（害）的原材料

    C. 原材料选择应遵循无毒物质代替有毒物质，低毒物质代替高毒物质的原则

    D. 对产生毒物的生产过程和设备，应优先采用机械化和自动化

    E. 对移动的逸散毒物的作业，应与主体工程同时设计移动式轻便排毒设备

> 学习目标要求：掌握　　难易程度：中

27. 下面采取的应急救援措施，正确的是（　　）。

    A. 可能存在或产生有毒物质的场所应根据有毒物质的理化特性和危害特点配备急救药品

    B. 在液氨装卸区设置应急冲淋洗眼器

    C. 在氯气储罐区设置氯气泄漏报警装置

    D. 在危化品库区设置风向标

    E. 在酸碱储罐区设置围堰

> 学习目标要求：熟悉　　难易程度：中

28. 下列防毒设施设置正确的是（　　）。

    A. 二氧化碳保护焊车间通过全面通风进行排毒

    B. 电阻焊车间通过设置全面通风系统将电阻焊过程中产生的少量烟尘稀释外排

    C. 将氯气罐储放在密闭柜中，并对密闭柜设置抽排系统

    D. 将二甲苯储罐呼吸阀废气集中收集，通过活性炭吸附净化后外排

    E. 设置机械手喷涂代替人工喷涂

> 学习目标要求：掌握　　难易程度：中

29. 工作场所设备布置，正确的说法是（　　）。

    A. 毒物易逸散的工作场所，可能发生剧毒物质泄漏的设备均应设置隔离设施

    B. 放散不同有害物质的设备布置在同一建筑物内，毒性大与毒性小的隔开

    C. 多层建筑内，散发有害物质的生产过程应布置在顶层

    D. 多层建筑内，散发有害物质的生产过程应布置在底层

    E. 将散发剧毒物质的生产过程布置在顶层

> 学习目标要求：掌握　　难易程度：中

30. 下面关于全面通风的说法正确的是（　　）。

    A. 全面通风适用于低毒有害气体、有害气体发散量不大或操作人员离毒源比

较远的情形

B. 全面通风就是用新鲜空气将整个车间内有毒气体冲淡到职业接触限值以内，以维持良好的作业环境

C. 气流组织是否合理关系到全面通风效果的好坏

D. 排风口应尽量布置在有害物产生源附近

E. 换气次数与全面通风的气流组织有关

▶ 学习目标要求：掌握　　难易程度：中

三、填空题

1. 毒物源是指工作场所散发＿＿＿＿＿＿的源头。

▶ 学习目标要求：掌握　　难易程度：易

2. 空气在风道中流动是具有两部分能量，一部分体现在压强的大小上，统称为＿＿＿＿＿，另一部分体现在流速的大小上，统称为＿＿＿＿＿。

▶ 学习目标要求：掌握　　难易程度：中

3. 换气次数是指＿＿＿＿＿＿＿与通风工作场所＿＿＿＿＿＿＿的比值。

▶ 学习目标要求：掌握　　难易程度：易

4. 按照通风动力的不同，全面通风可以分为＿＿＿＿＿＿＿和＿＿＿＿＿＿＿。

▶ 学习目标要求：掌握　　难易程度：易

5. 按通风机作用叶轮原理分为＿＿＿＿＿＿＿和＿＿＿＿＿＿＿。

▶ 学习目标要求：掌握　　难易程度：易

6. 空气在风道内流动时的阻力有两种，一种是＿＿＿＿＿＿＿，另一种是＿＿＿＿＿＿＿。

▶ 学习目标要求：掌握　　难易程度：中

7. 管道内全压等于＿＿＿＿＿＿＿和＿＿＿＿＿之和。

▶ 学习目标要求：掌握　　难易程度：易

8. 当空气流经系统中某些异形部件（如三通、弯头、调节阀等）时，由于流向和流速的变化而产生涡流，损失能量所造成的阻力，称为＿＿＿＿＿＿。

▶ 学习目标要求：掌握　　难易程度：易

9. 自然通风是以＿＿＿＿＿＿＿和＿＿＿＿＿＿作用使空气流动所形成的一种通风方式。

▶ 学习目标要求：掌握　　难易程度：易

10. 吸收净化方法可分为＿＿＿＿＿＿＿和＿＿＿＿＿＿＿两种。

▶ 学习目标要求：掌握　　难易程度：易

四、判断题

1. 在使用酸碱的工艺过程中使用普通钢板制作排毒罩。（　　　）

▶ 学习目标要求：掌握　　难易程度：中

2. 对伞形罩增加围挡有利于对有毒有害物质的收集。（　　　）

> 学习目标要求：掌握　　难易程度：中

3. 有害物质毒性较高且浓度较高的工作场所通过全面通风进行排毒。（　　）

> 学习目标要求：掌握　　难易程度：中

4. 铅锭熔融车间采用屋顶式风机进行通风排毒。（　　）

> 学习目标要求：掌握　　难易程度：中

5. 在使用清洁剂（正己烷）的空调车间，采用上送上排的方式通风换气。（　　）

> 学习目标要求：掌握　　难易程度：中

6. 当局部排毒系统吸风管存在漏风时，局部排毒系统的效率会降低。（　　）

> 学习目标要求：掌握　　难易程度：中

7. 在病原体实验室可采用循环空气进行空气调节。（　　）

> 学习目标要求：掌握　　难易程度：中

8. 通风空调的新风进风口布置在排毒净化设施的下风向。（　　）

> 学习目标要求：掌握　　难易程度：中

9. 垃圾中转站机械通风设计时将室内风压设为正压。（　　）

> 学习目标要求：掌握　　难易程度：难

10. 对室内洁净度要求高的电子洁净厂房的机械通风设计时，将室内风压设为微负压。（　　）

> 学习目标要求：掌握　　难易程度：难

五、名词解释

1. 卫生工程防护措施

> 学习目标要求：熟悉　　难易程度：中

2. 毒物源

> 学习目标要求：熟悉　　难易程度：中

3. 毒物源控制

> 学习目标要求：熟悉　　难易程度：中

4. 排毒系统

> 学习目标要求：掌握　　难易程度：中

5. 全年（夏季）最小频率风向

> 学习目标要求：掌握　　难易程度：中

6. 夏季主导风向

>> 学习目标要求：掌握　　难易程度：中

7. 排风罩

>> 学习目标要求：掌握　　难易程度：易

8. 罩口风速

>> 学习目标要求：熟悉　　难易程度：易

9. 控制点

>> 学习目标要求：熟悉　　难易程度：中

10. 控制风速

>> 学习目标要求：了解　　难易程度：难

六、简答题

1. 简述局部排毒系统的组成及各自的功能。

>> 学习目标要求：掌握　　难易程度：难

2. 简述局部吸气罩的设置原则。

>> 学习目标要求：熟悉　　难易程度：中

七、案例分析

1. 某电厂加药间（容积 60 m³）采用全面通风的方式进行排毒，氨水储罐仅采用铁盖进行简单的密闭，除在加药间的侧墙上安装了防爆排气扇（300 m³/h）外，无任何局部排毒设施，作业工人每天 10：00—11：00 之间通过加药泵向储罐投加氨水 200 kg，每天作业时间约 20 min，其余时间不进入。氨的职业接触限值见表 4-1。

表 4-1　氨的职业接触限值

中文名	职业接触限值/mg·m^{-3}		
	MAC	PC-TWA	PC-STEL
氨	—	20	30

为了评价其全面通风的效果，对加药间的空气中氨的浓度进行了检测，采用定点采样方式进行现场采样，共采样 6 次，每次采样 15 min，每次采样浓度如表 4-2。

表4-2 氨的采样情况及浓度

浓度	采样时段	采样时间/min	空气浓度/mg·m^{-3}
C_1	8:00—10:00	15	15
C_2	10:00—11:00（加药）	15	40
C_3	11:00—12:00	15	30
C_4	12:00—13:00	15	20
C_5	13:00—14:00	15	15
C_6	14:00—16:00	15	15

（1）判断作业工人加药时接触的氨浓度是否符合卫生要求？
（2）分析超标原因。
（3）提出整改措施。

>> 学习目标要求：掌握　难易程度：难

2. 某音响生产厂喇叭生产车间（20 m×10 m×3 m）共有两条喇叭生产线，车间采用自然通风，喇叭生产过程中需要使用到多种胶水，胶水中的有机溶剂含量达30%，主要为甲苯。涂胶工艺设置有局部排毒设施，将喇叭涂完胶后直接送至车间中央的储放区暂存，储放区面积6 m^2，在对车间储放区进行职业病危害因素定点检测时，发现甲苯检测结果为150 mg/m^3。甲苯的职业接触限值见表4-3。

表4-3 甲苯的职业接触限值

中文名	职业接触限值/mg·m^{-3}		
	MAC	PC-TWA	PC-STEL
甲苯	—	50	100

针对上诉情况，分析超标的原因，并提出整改方案。

>> 学习目标要求：掌握　难易程度：难

第二节　防毒措施（个人防护和管理上的保障措施）

一、单项选择题（每题包括题干及五个答案，其中只有一个正确答案）

1. 企业员工使用的个人防护用品应该由（　　）提供。
   A. 员工　　　　　　　　　　B. 企业
   C. 主管行政部门　　　　　　D. 街道办事处
   E. 社保局

>> 学习目标要求：掌握　难易程度：易

2. 用于防尘口罩的滤料纤维直径一般小于（　　）μm。

　　　　A. 2　　　　B. 5　　　　C. 8　　　　D. 10　　　　E. 15

▶ 学习目标要求：掌握　　难易程度：中

3. 防尘口罩的作用（　　）。
　　A. 阻止粉尘吸入　　　　　　　　B. 阻止毒物吸入
　　C. 阻止粉尘和毒物吸入　　　　　D. 阻止有机蒸汽吸入
　　E. 降低噪声强度

▶ 学习目标要求：掌握　　难易程度：易

4. 防毒口罩的作用（　　）。
　　A. 阻止粉尘吸入　　　　　　　　B. 阻止毒物吸入
　　C. 阻止粉尘和毒物吸入　　　　　D. 阻止有机蒸汽吸入
　　E. 降低噪声强度

▶ 学习目标要求：掌握　　难易程度：易

5. 复式防尘口罩泄漏率不应大于（　　）。
　　A. 3%　　　B. 4%　　　C. 5%　　　D. 6%　　　E. 7%

▶ 学习目标要求：熟悉　　难易程度：中

6. 简易防尘口罩泄漏率不应大于（　　）。
　　A. 8%　　　B. 9%　　　C. 10%　　　D. 11%　　　E. 15%

▶ 学习目标要求：熟悉　　难易程度：中

7. 根据规定，防尘口罩规定下方视野应大于（　　）。
　　A. 30°　　　B. 40°　　　C. 50°　　　D. 60°　　　E. 70°

▶ 学习目标要求：熟悉　　难易程度：中

8. 根据规定防尘口罩死腔为（　　）mL。
　　A. 100～150　　　　　　　　B. 50～00
　　C. 60～120　　　　　　　　 D. 70～140
　　E. 90～180

▶ 学习目标要求：熟悉　　难易程度：难

9. 复式防尘口罩重量不超过（　　）g。
　　A. 130　　　B. 140　　　C. 150　　　D. 160　　　E. 170

▶ 学习目标要求：熟悉　　难易程度：中

10. 简易式防尘口罩重量不超过（　　）g。
　　A. 40　　　B. 50　　　C. 60　　　D. 70　　　E. 80

▶ 学习目标要求：熟悉　　难易程度：中

11. 防毒面具的吸附剂一般使用（　　）。
　　A. 纤维　　　B. 树脂　　　C. 橡胶　　　D. 木粉　　　E. 活性炭

» 学习目标要求：掌握　　难易程度：中

12. 下面不属于对面罩的要求是（　　）。
    A. 应与人体面部密合良好　　　　B. 无异常压迫和压痛感
    C. 固定系统应有足够的强度和弹性　D. 部件应易更换
    E. 价格适当

» 学习目标要求：掌握　　难易程度：中

13. 检测面罩气密性，向面罩内充气，保持压力为 5.0 kg，关闭活塞，记录压力在（　　）min 内的下降值，如小于 50 Pa 为合格。
    A. 1　　　　B. 2　　　　C. 3　　　　D. 4　　　　E. 5

» 学习目标要求：掌握　　难易程度：难

14. 下面不属于导气管的性能要求的是（　　）。
    A. 应具有良好的伸缩弹性　　　　B. 弯曲成 18°时应保证气流通畅
    C. 气密性好　　　　　　　　　　D. 长度应大于 60 mm
    E. 透明的

» 学习目标要求：掌握　　难易程度：中

15. 下面不属于防毒面具的材料要求（　　）。
    A. 部件无毒发、无害、能满足使用条件和保存期要求
    B. 与人体面部接触的材料对皮肤无刺激作用
    C. 应能耐受清洗和消毒
    D. 金属材料应进行防腐蚀处理
    E. 表面光滑

» 学习目标要求：掌握　　难易程度：中

16. 口罩的阻尘效率是以（　　）μm 以下的呼吸性粉尘的阻隔效率为标准。
    A. 2　　　　B. 5　　　　C. 8　　　　D. 10　　　　E. 15

» 学习目标要求：熟悉　　难易程度：中

17. 面具自救器烟雾透过率应不大于（　　）。
    A. 30%　　　B. 40%　　　C. 50%　　　D. 60%　　　E. 70%

» 学习目标要求：熟悉　　难易程度：难

18. 下列不属于一氧化碳过滤自救器性能指标（　　）。
    A. 气密性　　　　　　　　　　B. 呼吸阻力
    C. 滤烟能力　　　　　　　　　D. 防水透湿性能
    E. 重量

» 学习目标要求：熟悉　　难易程度：难

19. 防尘口罩滤料的主要性能不包括（　　）。
    A. 纤维细度　　　　　　　　　B. 组织结构

C. 荷电性（正）　　　　　　　　D. 荷电性（负）
E. 多层过滤

> 学习目标要求：掌握　　难易程度：中

20. 当粉尘通过滤料时，不会发生下列哪种情况？（　　）
    A. 碰撞截留　B. 勾住效应　C. 多层过滤　D. 静电效应　E. 阻尘效应

> 学习目标要求：掌握　　难易程度：中

21. 下列不属于氧气呼吸器的组成部件的是（　　）。
    A. 全面罩　　B. 氧气瓶　　C. 压力显示器　D. 减压阀　　E. 活性炭

> 学习目标要求：熟悉　　难易程度：中

22. 下列不属于供气式喷漆面罩组成部件的是（　　）。
    A. 面罩　　　B. 供气管　　C. 调压阀　　　D. 氧气瓶　　E. 腰带

> 学习目标要求：熟悉　　难易程度：中

23. 以下使用供气式喷漆面罩的注意事项中说法错误的是（　　）。
    A. 调整面罩，注意与面部密合
    B. 供气管路需设空气过滤器
    C. 供气管路需设油水分离器
    D. 面罩为有机玻璃制品，操作环境温度不宜高于 100 ℃
    E. 注意气压

> 学习目标要求：熟悉　　难易程度：难

24. 下列属于防尘口罩性能关键指标的是（　　）。
    A. 过滤效率和泄漏率　　　　　　B. 过滤效率和通过率
    C. 过滤效率和有效率　　　　　　D. 通过率和泄漏率
    E. 有效率和泄漏率

> 学习目标要求：掌握　　难易程度：中

25. 下列哪个指标表示过滤效率达到或大于90%？（　　）
    A. KM90　　B. KN90　　C. KO90　　D. KK90　　E. KQ90

> 学习目标要求：掌握　　难易程度：中

26. 下列不属于选择防尘呼吸护具的一般原则的是（　　）。
    A. 在没有防护的情况下，任何人都不应暴露在能够或可能危害健康的空气环境中
    B. 应根据国家有关的职业卫生标准，对作业中的空气环境进行评价，识别有害环境性质，判定危害程度
    C. 应选择国家认可的符合标准要求的呼吸防护用品
    D. 选择呼吸防护用品时也应参照使用说明书的技术规定，符合其适用条件
    E. 方便使用

> 学习目标要求：掌握　　难易程度：中

27. 下列不属于防毒呼吸护具分类的是（　　）。
    A. 自吸过滤式防毒面具　　　　　B. 送风过滤式防毒面具
    C. 供气式防毒面具　　　　　　　D. 携气式防毒面具
    E. 便携式防毒面具

> 学习目标要求：掌握　　难易程度：中

28. 下列用于防毒面具的过滤件描述错误的是（　　）。
    A. A 型：用于防护有机气体或蒸汽　　B. B 型：用于防护无机气体或蒸汽
    C. E 型：用于防氨及氨的有机衍生物　D. H_2S 型：用于防硫化氢气体
    E. CO 型：用于防一氧化碳气体

> 学习目标要求：掌握　　难易程度：难

29. 选择防毒呼吸护具的一般原则不包括（　　）。
    A. 行业推荐　　　　　　　　　　B. 国家认可
    C. 符合其适用条件　　　　　　　D. 符合标准要求
    E. 选择呼吸防护用品时应参照使用说明书的技术规定

> 学习目标要求：掌握　　难易程度：中

30. 识别作业中的有害环境，不包括了解下列情况。（　　）
    A. 是否能够识别有害环境　　　　B. 是否缺氧及氧气浓度值
    C. 是否存在空气污染物及其浓度　D. 空气温度、湿度
    E. 空气污染物存在形态

> 学习目标要求：掌握　　难易程度：难

二、多项选择题（每题包括题干及五个答案，其中有两个或两个以上的正确答案）

1. 防尘口罩滤料的主要性能指标包括（　　）。
    A. 纤维细度　　B. 组织结构　　C. 荷电性　　D. 碰撞截留　　E. 多层过滤

> 学习目标要求：掌握　　难易程度：中

2. 当粉尘通过滤料时，会发生下列哪些情况？（　　）
    A. 碰撞截留　　B. 勾住效应　　C. 多层过滤　　D. 静电效应　　E. 阻尘效应

> 学习目标要求：掌握　　难易程度：中

3. 防尘口罩选择参考指标（　　）。
    A. 阻尘效率　　　　　　　　　　B. 口罩与人脸形状的密合程度
    C. 佩戴舒适　　　　　　　　　　D. 价格便宜
    E. 外观漂亮

> 学习目标要求：掌握　　难易程度：中

4. 自吸过滤式防尘口罩对使用材料的要求是（　　）。
    A. 部件材料应对佩戴者的面部皮肤无危害

B. 滤料对人体不应有危害
C. 不应有破损
D. 不应有变形
E. 不应有非正常的缺陷

▶ 学习目标要求：掌握　　难易程度：中

5. 自吸过滤式防尘口罩对结构的要求是（　　）。
   A. 结构应坚固，不易损坏
   B. 易佩戴
   C. 死腔不应过大
   D. 对佩戴者的视野不应有大的妨碍
   E. 不可更换的简易防尘口罩在使用期间不应损坏

▶ 学习目标要求：熟悉　　难易程度：中

6. 自吸过滤式防尘口罩的结构包括（　　）。
   A. 半面罩　　B. 滤尘盒　　C. 吸气阀　　D. 呼气阀　　E. 系带

▶ 学习目标要求：熟悉　　难易程度：中

7. 滤尘盒部件包括（　　）。
   A. 盒底　　B. 盒盖　　C. 滤料　　D. 压环　　E. 网板

▶ 学习目标要求：熟悉　　难易程度：中

8. 防毒面具的防毒原理是（　　）。
   A. 活性炭吸附　　　　　　B. 化学反应
   C. 催化剂作用　　　　　　D. 纤维过滤
   E. 添加试剂

▶ 学习目标要求：掌握　　难易程度：中

9. 防毒面具的化学反应包括（　　）。
   A. 分解　　B. 中和　　C. 络合物　　D. 氧化　　E. 还原

▶ 学习目标要求：掌握　　难易程度：中

10. 防毒面具观察镜片要求（　　）。
    A. 透光率应大于85%　　　　　B. 能承重45 g钢球
    C. 在1.3 m高度自由落下不破碎　　D. 能防水
    E. 厚度不能超过0.2 cm

▶ 学习目标要求：熟悉　　难易程度：难

11. 下面属于导气管性能要求的是（　　）。
    A. 应具有良好的伸缩弹性　　　B. 弯曲成180°时应保证气流通畅
    C. 气密性好　　　　　　　　　D. 长度应大于60 mm
    E. 透明的

» 学习目标要求：熟悉　难易程度：中

12. 防毒面具的材料要求（　　）。
    A. 部件无毒、无害、能满足使用条件和保存期要求
    B. 与人体面部接触的材料对皮肤无刺激作用
    C. 应能耐受清洗和消毒
    D. 金属材料应进行防腐蚀处理
    E. 表面光滑

» 学习目标要求：熟悉　难易程度：中

13. 下列属于一氧化碳过滤自救器性能指标的是（　　）。
    A. 气密性　　　　　　　　　　B. 呼吸阻力
    C. 滤烟能力　　　　　　　　　D. 防水透湿性能
    E. 视野

» 学习目标要求：掌握　难易程度：中

14. 下列哪些规格的滤料纤维符合防尘口罩的要求？（　　）
    A. 1 μm　　B. 2 μm　　C. 3 μm　　D. 4 μm　　E. 5 μm

» 学习目标要求：熟悉　难易程度：中

15. 下列哪些选项符合复式防尘口罩泄漏率？（　　）
    A. 3%　　　B. 4%　　　C. 5%　　　D. 6%　　　E. 7%

» 学习目标要求：熟悉　难易程度：中

16. 下列符合简易防尘口罩的泄漏率不应大于（　　）。
    A. 8%　　　B. 9%　　　C. 10%　　　D. 11%　　　E. 12%

» 学习目标要求：熟悉　难易程度：中

17. 下列符合简易式防尘口罩的重量的是（　　）g。
    A. 40　　　B. 50　　　C. 60　　　D. 70　　　E. 80

» 学习目标要求：熟悉　难易程度：中

18. 下列符合复式防尘口罩重量的是（　　）g。
    A. 130　　B. 140　　C. 150　　D. 160　　E. 170

» 学习目标要求：熟悉　难易程度：中

19. 下列不属于防毒面具的吸附剂的是（　　）。
    A. 纤维　　B. 树脂　　C. 橡胶　　D. 木粉　　E. 活性炭

» 学习目标要求：掌握　难易程度：中

20. 下列符合口罩呼吸性粉尘的阻隔效率的是（　　）μm。
    A. 2　　　B. 3　　　C. 4　　　D. 5　　　E. 15

» 学习目标要求：掌握　难易程度：中

21. 下列是氧气呼吸器的组成部件的是（　　）。

A. 全面罩 B. 氧气瓶
C. 压力显示器 D. 减压阀
E. 二氧化碳吸收剂

▶ 学习目标要求：熟悉　难易程度：中

22. 供气式喷漆面罩的组成部件有（　　）。
A. 面罩 B. 供气管
C. 调压阀 D. 腰带
E. 空气压缩机

▶ 学习目标要求：熟悉　难易程度：中

23. 使用供气式喷漆面罩应注意下列哪些问题？（　　）
A. 调整面罩，注意与面部密合
B. 供气管路需设空气过滤器
C. 供气管路需设油水分离器
D. 面罩为有机玻璃制品，操作环境温度不宜高于 50 ℃
E. 注意气压

▶ 学习目标要求：熟悉　难易程度：难

24. 下列属于防尘口罩性能关键指标的是（　　）。
A. 过滤效率　B. 通过率　C. 有效率　D. 泄漏率　E. 残留率

▶ 学习目标要求：掌握　难易程度：中

25. 下列哪个指标描述准确？（　　）
A. KN90——表示过滤效率达到或大于90%
B. KN95——表示过滤效率达到或大于95%
C. KN100——表示过滤效率达到或大于99.97%
D. KQ90——表示过滤效率达到或大于90%
E. KQ95——表示过滤效率达到或大于95%

▶ 学习目标要求：掌握　难易程度：中

26. 选择防尘呼吸护具的一般原则是（　　）。
A. 在没有防护的情况下，任何人都不应暴露在能够或可能危害健康的空气环境中
B. 应根据国家有关的职业卫生标准，对作业中的空气环境进行评价，识别有害环境性质，判定危害程度
C. 应选择国家认可的，符合标准要求的呼吸防护用品
D. 选择呼吸防护用品时也应参照使用说明书的技术规定，符合其适用条件
E. 若需要使用呼吸防护用品预防有害环境的危害，用人单位应建立并实施规范的呼吸保护计划

▶ 学习目标要求：掌握　难易程度：中

27. 防毒呼吸护具包括（　　）。

A. 自吸过滤式防毒面具　　　　　　B. 送风过滤式防毒面具
C. 供气式防毒面具　　　　　　　　D. 携气式防毒面具
E. 便携式防毒面具

❯ 学习目标要求：掌握　　难易程度：中

28. 下列用于防毒面具的过滤件描述正确的是（　　）。
   A. A 型：用于防护有机气体或蒸汽
   B. B 型：用于防护无机气体或蒸汽
   C. E 型：用于防护二氧化硫和其他酸性气体或蒸汽
   D. H_2S 型：用于防硫化氢气体
   E. CO 型：用于防一氧化碳气体

❯ 学习目标要求：掌握　　难易程度：难

29. 选择防毒呼吸护具的一般原则是（　　）。
   A. 行业推荐
   B. 应选择国家认可的，符合标准要求的呼吸防护用品
   C. 选择呼吸防护用品时应参照使用说明书的技术规定，符合其适用条件
   D. 主管部门认可
   E. 价格合适

❯ 学习目标要求：掌握　　难易程度：中

30. 识别作业中的有害环境，应了解下列情况（　　）。
   A. 是否能够识别有害环境
   B. 是否缺氧及氧气浓度值
   C. 是否存在空气污染物及其浓度
   D. 空气温度、湿度
   E. 空气污染物存在形态

❯ 学习目标要求：掌握　　难易程度：难

三、填空题

1. 防尘呼吸护具可分为_____防颗粒物呼吸器和电动送风过滤式防颗粒物呼吸器两种。

❯ 学习目标要求：掌握　　难易程度：难

2. _____主要体现口罩与人脸形状的密合程度。

❯ 学习目标要求：掌握　　难易程度：中

3. 防毒呼吸护具包括自吸过滤式防毒面具、_____防毒面具、供气式防毒面具和携气式防毒面具。

❯ 学习目标要求：掌握　　难易程度：中

4. 过滤元件的类型：有普通过滤件、_____过滤件和综合过滤件三类。

▶ 学习目标要求：掌握　　难易程度：中

5. 防尘口罩性能关键指标包括_____。

▶ 学习目标要求：掌握　　难易程度：中

6. K 型过滤件用于防氨及_____。

▶ 学习目标要求：掌握　　难易程度：难

7. 防毒面具的防毒原理包括：_____、化学反应和催化剂作用。

▶ 学习目标要求：掌握　　难易程度：中

8. 复式防尘口罩泄漏率不应大于_____。

▶ 学习目标要求：熟悉　　难易程度：中

9. 用于防尘口罩的滤料纤维直径一般小于_____μm。

▶ 学习目标要求：掌握　　难易程度：中

10. 防毒面具的吸附剂一般使用_____。

▶ 学习目标要求：掌握　　难易程度：中

四、判断题

1. A 型过滤件用于防护无机气体或蒸汽。（　　）

▶ 学习目标要求：掌握　　难易程度：难

2. 企业员工使用的个人防护用品应该由企业提供。（　　）

▶ 学习目标要求：掌握　　难易程度：易

3. KN95——表示过滤效率达到或大于 95%。（　　）

▶ 学习目标要求：掌握　　难易程度：中

4. 防尘口罩性能关键指标包括有效率和泄漏率。（　　）

▶ 学习目标要求：掌握　　难易程度：中

5. 防毒呼吸护具一般应选择国家认可的、符合标准要求的呼吸防护用品；选择呼吸防护用品时应参照使用说明书的技术规定，符合其适用条件。（　　）

▶ 学习目标要求：掌握　　难易程度：中

6. 防毒面具导气管的必须保持气密性良好。（　　）

▶ 学习目标要求：掌握　　难易程度：中

7. 当粉尘通过滤料时，会发生阻尘效应。（　　）

▶ 学习目标要求：熟悉　　难易程度：难

8. 泄漏率分为总泄漏率（TIL）和泄漏率（IL）。（　　）

▶ 学习目标要求：熟悉　　难易程度：难

9. 如果空气污染物浓度未知，达到或超过立即威胁生命和健康浓度（IDLH），应作为 IDLH 环境。（　　）

10. 对于没有警示性或警示性很差的有毒气体或蒸气，应优先选择有失效指示器的呼吸防护用品或隔绝式呼吸防护用品。（　　）

▶ 学习目标要求：熟悉　　难易程度：难

五、名词解释

1. 指定防护因数（APF）

▶ 学习目标要求：掌握　　难易程度：中

2. 防毒呼吸护具普通过滤件 E 型

▶ 学习目标要求：掌握　　难易程度：难

3. 泄漏率

▶ 学习目标要求：掌握　　难易程度：难

4. 防毒面罩死腔

▶ 学习目标要求：熟悉　　难易程度：难

5. 过滤效率

▶ 学习目标要求：掌握　　难易程度：中

6. 滤料静电效应

▶ 学习目标要求：掌握　　难易程度：难

7. IDLH 浓度

▶ 学习目标要求：熟悉　　难易程度：难

8. 多功能过滤件

▶ 学习目标要求：掌握　　难易程度：中

9. "危害系数"的计算公式

▶ 学习目标要求：熟悉　　难易程度：难

六、简答题

1. 简述防毒呼吸护具的分类。

▶ 学习目标要求：掌握　　难易程度：中

2. 简述选择防毒呼吸护具的一般原则。

▶ 学习目标要求：掌握　　难易程度：中

3. 防毒呼吸护具的普通过滤件有哪七种类型？

▶ 学习目标要求：掌握　　难易程度：难

七、案例分析

1. 某汽车维修4S店喷漆房甲苯检测浓度为 $C_{stel} = 120 \text{ mg/m}^3$，应该如何为喷漆工人配备防护用品？

▶ 学习目标要求：掌握　　难易程度：中

2. 某企业接触粉尘、化学毒物的岗位较多，请为其呼吸防护用具的维护制度列出要点。

▶ 学习目标要求：掌握　　难易程度：难

第三节　防尘措施（含工程防护、个人防护和管理保障等）

一、单项选择题（每题包括题干及五个答案，其中只有一个正确答案）

1. 风道中与空气流动方向（　　）的截面，称为有效截面。
　　A. 平行　　　B. 垂直　　　C. 相反　　　D. 逆向　　　E. 不一致

▶ 学习目标要求：熟悉　　难易程度：中

2. 接触粉尘作业的工人需要佩戴的个人防护用品主要有（　　）。
　　A. 棉纱口罩　　　　　　　　B. 一次性医用口罩
　　C. 防尘口罩　　　　　　　　D. 防毒面具
　　E. 耳塞

▶ 学习目标要求：掌握　　难易程度：易

3. 对产生矽尘危害的作业岗位，除按的要求设置警示标识外，还应当在其醒目位置设置（　　）。
　　A. 洗眼器　　　　　　　　　B. 急救药箱
　　C. 防毒器具存放柜　　　　　D. 职业病危害告知卡
　　E. 公告栏

▶ 学习目标要求：熟悉　　难易程度：易

4. 防尘八字方针里，"管"是指（　　）。

A. 健全防尘管理制度 B. 宣传教育
C. 定期检查防尘设备效果 D. 健康促进
E. 个人防护

> 学习目标要求：熟悉　　难易程度：中

5. 防尘的首要问题是（　　）。
A. 解决好尘源控制与隔离 B. 加强防尘知识培训
C. 佩戴防尘用品 D. 加强防尘措施管理
E. 加强防尘设备检维修

> 学习目标要求：掌握　　难易程度：易

6. 下列说法正确的是（　　）。
A. 防尘口罩也能用于防毒
B. 防毒面具也可以用于防尘
C. 当颗粒物有挥发性时，如喷漆产生漆雾，必须选防尘防毒组合防护
D. 当颗粒物有挥发性时，如喷漆产生漆雾，必须选防毒防护
E. 当颗粒物有挥发性时，如喷漆产生漆雾，必须选防尘防护

> 学习目标要求：熟悉　　难易程度：易

7. 以轻微的速度放散到相当平静空气中，控制风速应为（　　）m/s。
A. 0.1～0.5 B. 0.25～0.5
C. 0.5～1.0 D. 1.0～2.5
E. 2.5～10

> 学习目标要求：熟悉　　难易程度：中

8. 输送含尘气体的管道设计应与地面成适度夹角，如必须设置水平管道时，应在适当位置设置（　　），以利于清除积尘。
A. 吸尘器 B. 除尘器
C. 测试孔 D. 粉尘防爆设备
E. 清扫孔

> 学习目标要求：熟悉　　难易程度：中

9. 粉尘作业时要佩戴（　　）。
A. 棉纱口罩 B. 过滤式防尘口罩
C. 防毒面具 D. 全面罩
E. 半面罩

> 学习目标要求：熟悉　　难易程度：中

10. 患有（　　）疾病者不得从事接尘作业。
A. 活动性肺结核病 B. 慢性胆囊炎
C. 脂肪肝 D. 慢性支气管炎
E. 肝炎

> 学习目标要求：掌握　　难易程度：易

11. 以较低的初速度放散到尚属平静的的空气中，控制风速应为（　　）m/s。
    A. 0.1～0.5　　　　　　　　　　B. 0.25～0.5
    C. 0.5～1.0　　　　　　　　　　D. 1.0～2.5
    E. 2.5～10

> 学习目标要求：熟悉　　难易程度：中

12. 以相当大的速度放散出来，或放散到空气运动速度较高的区域，控制风速应为（　　）m/s。
    A. 0.1～0.5　　　　　　　　　　B. 0.25～0.5
    C. 0.5～1.0　　　　　　　　　　D. 1.0～2.5
    E. 2.5～10

> 学习目标要求：熟悉　　难易程度：中

13. 局部送风设施主要用于下列哪种情况？（　　）
    A. 存在易燃易爆粉尘的工作场所
    B. 粉尘源不能固定的工作场所
    C. 工作地点固定且所占空间很小的工作场所
    D. 需要新鲜空气来冲淡污浊空气的工作场所
    E. 粉尘的扩散不能控制在工作场所内一定范围的工作场所

> 学习目标要求：熟悉　　难易程度：难

14. 以高速放散出来，或是放散到空气运动速度很高的区域，控制风速应为（　　）m/s。
    A. 0.1～0.5　　　　　　　　　　B. 0.25～0.5
    C. 0.5～1.0　　　　　　　　　　D. 1.0～2.5
    E. 2.5～10

> 学习目标要求：熟悉　　难易程度：中

15. 漏风率达到（　　）以上，旋风除尘器就会完全失效。
    A. 10%　　B. 15%　　C. 20%　　D. 25%　　E. 30%

> 学习目标要求：掌握　　难易程度：中

16. "零点"控制风速中的"零点"是指（　　）。
    A. 有害物与罩口最近的位置
    B. 有害物开始飞扬的位置
    C. 有害物飞扬、扩散达到的某一位置
    D. 有害物与罩口垂直距离最远的位置
    E. 有害物与罩口平行的位置

> 学习目标要求：熟悉　　难易程度：难

17. 除尘器的阻力标志着所需能量，阻力越小，能量消耗（　　）。

A. 不变　　　B. 越大　　　C. 越小　　　D. 由大变小　　E. 由小变大

▶ 学习目标要求：掌握　　难易程度：易

18. (　　) 可以提高外部吸气罩的通风效率。
    A. 围挡　　　　　　　　　　　B. 密闭式手套箱
    C. 送风扇　　　　　　　　　　D. 喷雾风扇
    E. 采用绝缘材料

▶ 学习目标要求：了解　　难易程度：中

19. 当收集的粉尘不允许纳入工艺流程时，应设置(　　)。
    A. 卸尘管　　　　　　　　　　B. 污水排出管
    C. 通风管　　　　　　　　　　D. 贮尘斗及相应的搬运设备
    E. 以上都是

▶ 学习目标要求：掌握　　难易程度：中

20. 工作场所粉尘的发生源应布置在工作地点的自然通风或进风口的(　　)。
    A. 上风侧　　B. 旁边　　　C. 平行位置　D. 下风侧　　E. 垂直方向

▶ 学习目标要求：掌握　　难易程度：易

21. 除尘器宜布置在除尘系统的(　　)。
    A. 负压段　　B. 正压段　　C. 前段　　　D. 后段
    E. 以上都不是

▶ 学习目标要求：了解　　难易程度：易

22. 空气中含有燃烧或爆炸危险的粉尘、纤维，含尘浓度大于或等于其爆炸下限的(　　)时，通风系统不得使用循环空气。
    A. 25%　　　B. 30%　　　C. 15%　　　D. 50%　　　E. 40%

▶ 学习目标要求：了解　　难易程度：难

23. 对移动扬尘作业，应设置(　　)。
    A. 固定式防尘系统　　　　　　B. 泄险沟
    C. 洗眼器　　　　　　　　　　D. 坡向排水系统
    E. 移动式轻便防尘设施

▶ 学习目标要求：熟悉　　难易程度：易

24. 干式除尘器的卸尘管必须采取防止(　　)的措施。
    A. 漏风　　　　　　　　　　　B. 密封不严
    C. 堵塞　　　　　　　　　　　D. 磨损
    E. 以上都不是

▶ 学习目标要求：掌握　　难易程度：易

25. 事故通风系统的换气次数不宜小于(　　)次/小时。
    A. 5　　　　B. 8　　　　C. 10　　　　D. 12　　　　E. 15

> 学习目标要求：掌握　　难易程度：易

26. 对产生粉尘的生产过程和设备，应优先采用（　　）措施。
    A. 设置除尘器
    B. 机械化和自动化，避免人工直接操作
    C. 设置局部通风罩
    D. 加强全面通风
    E. 完善自然通风设计

> 学习目标要求：熟悉　　难易程度：中

27. 除尘器的选择应考虑下列哪些因素？（　　）
    A. 含尘气体的化学成分、腐蚀性、温度、吸毒等
    B. 粉尘的化学成分、密度、粒径分布、爆炸性等
    C. 净化后气体的容许排放浓度
    D. 粉尘的回收价值及回收利用形式
    E. 以上都是

> 学习目标要求：熟悉　　难易程度：中

28. 下列属于特种劳动防护用品的是（　　）。
    A. 工作帽　　　　　　　　　　B. 防尘口罩
    C. 雨衣　　　　　　　　　　　D. 普通工作鞋
    E. 棉纱口罩

> 学习目标要求：熟悉　　难易程度：中

29. 粉尘控制措施应遵循（　　）八字方针。
    A. 革、水、密、风、护、管、教、查
    B. 隔、水、密、风、护、管、教、查
    C. 革、水、消、风、护、管、教、查
    D. 革、水、阻、风、消、管、教、查
    E. 隔、水、减、风、护、管、教、查

> 学习目标要求：掌握　　难易程度：中

30. 在放散有爆炸危险的粉尘的工作场所，应设置（　　）。
    A. 上吸式局部排风罩　　　　　B. 机械通风系统
    C. 防爆通风系统　　　　　　　D. 泄险区
    E. 防颗粒呼吸器

> 学习目标要求：掌握　　难易程度：易

二、多项选择题（每题包括题干及五个答案，其中有两个或两个以上的正确答案）

1. 局部通风除尘系统风道设计中，首要问题是（　　）。
   A. 防堵　　B. 防爆　　C. 防磨　　D. 防火　　E. 防腐

>> 学习目标要求：熟悉　　难易程度：难

2. 下列哪种情况通风系统不得使用循环空气（　　）。
   A. 空气中含有燃烧或爆炸危险的粉尘、纤维，含尘浓度大于或等于其爆炸下限的25%时
   B. 局部通风系统风道布置不合理时
   C. 对于局部通风除尘系统，在排风经净化后，循环空气中粉尘浓度大于或等于其职业接触限值的30%时
   D. 空气中含有恶臭物质、病原体及有害物质浓度有可能增高的工作场所
   E. 未设置事故通风系统时

>> 学习目标要求：掌握　　难易程度：中

3. 产生粉尘的作业场所，应粘贴的警示标识有（　　）。

A. 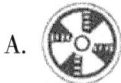 B. 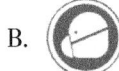 C. 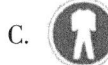 D. 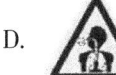 E.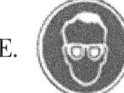

>> 学习目标要求：掌握　　难易程度：易

4. 风道设计不合理，可导致（　　）。
   A. 除尘风道布置不合理，会使风道内产生积灰现象。
   B. 风道断面选择过大或过小，会浪费材料或消耗过多的电能。
   C. 风道断面选择过大或过小，会引起其他风道的风量、风压的变化
   D. 在除尘系统中调节任一支风道的插板，会引起其他风道的风量、风压的变化
   E. 在除尘系统中调节任一支风道的插板，会使风道内产生积灰现象

>> 学习目标要求：熟悉　　难易程度：中

5. 对接触粉尘的作业人员进行职业卫生相关知识培训时，培训内容应包括（　　）。
   A. 粉尘的特性　　　　　　　　B. 粉尘的危害
   C. 防尘措施　　　　　　　　　D. 防尘劳动防护用品的使用
   E. 防尘设施的维护

>> 学习目标要求：掌握　　难易程度：易

6. 购买的特种劳动防护用品需要具有下列哪三证？（　　）
   A. 危险化学品许可证　　　　　B. 生产许可证
   C. 产品合格证　　　　　　　　D. 安全鉴定证
   E. 安全许可证

>> 学习目标要求：了解　　难易程度：难

7. 局部吸尘罩设计的原则要求包括（　　）。
   A. 形式适宜　　B. 位置正确　　C. 风量适中　　D. 强度足够　　E. 检修方便

> 学习目标要求：掌握　　难易程度：易

8. 下列哪些劳动防护用品属于特种劳动防护用品？（　　）
   A. 工作帽
   B. 防尘口罩
   C. 焊接面防护具
   D. 阻燃防护服
   E. 防静电鞋

> 学习目标要求：了解　　难易程度：中

9. 下列针对除尘设施说法不正确的是（　　）。
   A. 局部排风设施是指在产生粉尘的地点设置局部排风罩
   B. 局部排风设施是指把清洁、新鲜空气送至局部工作地点，使局部工作环境质量达到标准规定要求的设置。
   C. 局部送风设施是指把清洁、新鲜空气送至局部工作地点，使局部工作环境质量达到标准规定要求的设置
   D. 局部送风设施是指在产生粉尘的地点设置局部排风罩
   E. 局部通风排尘装置排除的含尘气体必须通过除尘设备处理后，才能排入大气

> 学习目标要求：熟悉　　难易程度：易

10. 呼吸防护用品类型有（　　）。
    A. 自吸过滤式
    B. 送风过滤式
    C. 供气式
    D. 携气式
    E. 密集式

> 学习目标要求：掌握　　难易程度：中

11. 通风系统按空气流动动力分类分为（　　）系统和（　　）系统。
    A. 全面通风系统
    B. 自然通风系统
    C. 机械通风系统
    D. 局部通风系统
    E. 防爆通风系统

> 学习目标要求：掌握　　难易程度：中

12. 个人防护用品的评价内容包括（　　）。
    A. 防护用品的数量
    B. 防护用品的质量
    C. 配备人群的确定
    D. 配备防护用品的符合性
    E. 配备防护用品的有效性

> 学习目标要求：掌握　　难易程度：易

13. 呼吸防护用品送风过滤式类型有哪几种？（　　）
    A. 半面罩
    B. 全面罩
    C. 开放型面罩
    D. 送气头罩
    E. 密闭性送气头罩

> 学习目标要求：掌握　　难易程度：中

14. 呼吸防护用品自吸过滤式类型有哪几种？（　　）

A. 半面罩　　　　　　　　　　　B. 全面罩
C. 开放型面罩　　　　　　　　　D. 送气头罩
E. 密闭性送气头罩

▶ 学习目标要求：掌握　　难易程度：中

15. 洗涤除尘器分为（　　）。
    A. 冲水式水浴除尘器　　　　　B. 水膜旋风除尘器
    C. 静电除尘器　　　　　　　　D. 简易袋式除尘器
    E. 惰性除尘器

▶ 学习目标要求：熟悉　　难易程度：中

16. 全面通风的效果取决于（　　）和两个因素。
    A. 通风换气量　　　　　　　　B. 有害物质发生源
    C. 通风管道　　　　　　　　　D. 车间内的气流组织
    E. 风速

▶ 学习目标要求：熟悉　　难易程度：中

17. 根据防护水平，防颗粒物呼吸器型号有哪几种？（　　）
    A. KN（P）80　　　　　　　　B. KN（P）85
    C. KN（P）90　　　　　　　　D. KN（P）95
    E. KN（P）100

▶ 学习目标要求：掌握　　难易程度：中

18. 除尘器的形式基本上可分为两大类，包括（　　）。
    A. 袋式除尘器　　　　　　　　B. 干式除尘器
    C. 旋风除尘器　　　　　　　　D. 静电除尘器
    E. 湿式除尘器

▶ 学习目标要求：熟悉　　难易程度：中

19. 旋风除尘器在使用过程中最常见的问题是（　　）。
    A. 漏风　　B. 磨损　　C. 堵塞　　D. 吸力不足　　E. 除尘效率低

▶ 学习目标要求：掌握　　难易程度：易

20. 除尘器按作用力可分为下列哪几种？（　　）
    A. 重力除尘器　　　　　　　　B. 惯性力除尘器
    C. 离心力除尘器　　　　　　　D. 洗涤除尘器
    E. 过滤除尘器

▶ 学习目标要求：掌握　　难易程度：易

21. 在产生粉尘的作业场所设置的警示标识应包括（　　）。
    A. "注意防尘"警示标识　　　　B. "穿防护鞋"警示标识
    C. "穿防护服"警示标识　　　　D. "戴防尘口罩"警示标识
    E. "戴防护镜"警示标识

> 学习目标要求：掌握　　难易程度：易

22. 下列属于接受式吸收尘罩有（　　）。
    A. 砂轮机吸尘罩　　　　　　　B. 布轮抛光机吸尘罩
    C. 磨床磨轮吸尘罩　　　　　　D. 镗床吸尘罩
    E. 矩形自由吸尘罩

> 学习目标要求：掌握　　难易程度：易

24. 下列方法中属于湿式除尘的有（　　）。
    A. 矿山湿式凿岩　　　　　　　B. 井下运输喷雾洒水
    C. 密闭喷砂设备　　　　　　　D. 煤码头装卸喷雾洒水
    E. 数控机加工机器

> 学习目标要求：熟悉　　难易程度：难

25. 按含尘空气导入的方式不同，旋风除尘器大致分为（　　）。
    A. 切线进入式　　　　　　　　B. 轴向进入式
    C. 侧向进入式　　　　　　　　D. 自由进入式
    E. 直线进入式

> 学习目标要求：掌握　　难易程度：中

26. 通风系统按空气作用范围分为（　　）。
    A. 自然通风系统　　　　　　　B. 机械通风系统
    C. 全面通风　　　　　　　　　D. 上吸罩
    E. 局部通风

> 学习目标要求：掌握　　难易程度：易

27. 中文警示说明应载明的内容包括（　　）。
    A. 产品特性　　　　　　　　　B. 存在的有害因素
    C. 可能产生的危害后果　　　　D. 安全使用注意事项
    E. 应急救治措施

> 学习目标要求：熟悉　　难易程度：中

28. 下述粉尘不能采用湿式除尘的是（　　）。
    A. 镁粉　　B. 橡胶粉尘　　C. 水泥粉尘　　D. 木尘　　E. 碳化钙粉

> 学习目标要求：掌握　　难易程度：难

29. 对产生石棉粉尘的作业岗位，应当在其醒目位置设置（　　）。
    A. 警示标识　　　　　　　　　B. 急救药箱
    C. 中文警示说明　　　　　　　D. 职业病危害告知卡
    E. 公告栏

> 学习目标要求：熟悉　　难易程度：中

30. 局部除尘系统主要包括（　　）。

A. 吸尘罩　　B. 风道　　C. 除尘器　　D. 风机　　E. 振动杆

> 学习目标要求：掌握　难易程度：中

三、判断题

1. 密闭罩所需的抽风量根据孔洞面积乘以必需的吸气速度确定。（　）

> 学习目标要求：掌握　难易程度：易

2. NIOSH 防颗粒物过滤材料中 N100 过滤效率 100%。（　）

> 学习目标要求：掌握　难易程度：中

3. 除尘系统的风道一般垂直或倾斜装设，倾斜角应大于粉尘的自然安息角，使风道底部积尘能自然滑下。（　）

> 学习目标要求：掌握　难易程度：易

4. 长期吸入较高浓度的生产性石墨粉尘可引致石墨尘肺，其中石墨是一种用途极广的金属矿物。（　）

> 学习目标要求：掌握　难易程度：中

5. 引起炭黑尘肺的炭黑含游离二氧化碳达 90% 以上。（　）

> 学习目标要求：掌握　难易程度：易

6. 非 IDLH 环境的防护，应当选择 APF 大于危害因数的呼吸防护用品。（　）

> 学习目标要求：掌握　难易程度：易

7. 空气在风洞中流动具有能量，包括静压和动压。（　）

> 学习目标要求：掌握　难易程度：中

8. 风量指单位时间内流经某一风道截面的空气量。（　）

> 学习目标要求：掌握　难易程度：易

9. 对于圆形排风罩，测量罩口平均风速时，应当至少取 5 个测点，测点间距 <200 mm。（　）

> 学习目标要求：掌握　难易程度：易

10. 除尘系统风道最小直径一般不小于 100 mm，以防止风道堵塞。（　）

> 学习目标要求：掌握　难易程度：中

四、填空题

1. 工作场所存在粉尘岗位主要警示标识及警示说明设置"＿＿＿＿"警示标识和"＿＿＿＿"指令标识。

> 学习目标要求：掌握　难易程度：易

2. 通风系统按空气流动动力分类分为＿＿＿＿和＿＿＿＿。

> 学习目标要求：掌握　难易程度：易

3. 通风系统按空气作用范围分类分为＿＿＿＿和＿＿＿＿。

> 学习目标要求：掌握　　难易程度：易

4. 局部通风系统一般由＿＿＿、＿＿＿、＿＿＿和＿＿＿排风罩、通风管道、风机和净化装置四部分构成。

> 学习目标要求：掌握　　难易程度：易

5. 排气罩按照工作原理可分为＿＿＿、＿＿＿、＿＿＿、＿＿＿、＿＿＿、＿＿等基本类型。

> 学习目标要求：掌握　　难易程度：中

6. 通风设施的有效性评价指标包括＿＿＿、＿＿＿、＿＿＿等。

> 学习目标要求：掌握　　难易程度：中

7. 《工业企业设计卫生标准》规定：事故通风的风量宜根据工艺设计要求通过计算确定，但换气次数不宜＿＿＿次/小时。

> 学习目标要求：掌握　　难易程度：易

8. 《工业企业设计卫生标准》规定：当数种溶剂（苯及其同系物、醇类或醋酸酯类）蒸气或数种刺激性气体同时放散于空气中时，应按各种气体分别稀释至规定的接触限值所需要的空气量的＿＿＿计算＿＿＿。除上述有害气体及蒸气外，其他有害物质同时放散于空气中时，通风量仅按需要空气量＿＿＿的有害物质计算。

> 学习目标要求：掌握　　难易程度：难

9. 接触粉尘的作业人员进行上岗前职业健康检查目的在于发现有无＿＿＿，建立接触职业病危害因素人员的基础健康档案。

> 学习目标要求：掌握　　难易程度：易

10. 当工作场所环境空气中粉尘浓度超过职业接触限值时，现场作业人员首先应当选用＿＿＿进行呼吸防护，同时根据＿＿＿和＿＿＿等因素，选择相应防护等级的呼吸器。

> 学习目标要求：掌握　　难易程度：难

五、名词解释

1. 机械通风

> 学习目标要求：掌握　　难易程度：易

2. 吹风量

> 学习目标要求：掌握　　难易程度：易

3. 排风量

> 学习目标要求：掌握　　难易程度：易

4. 局部排风
>> 学习目标要求：掌握　　难易程度：易

5. 工业通风
>> 学习目标要求：掌握　　难易程度：中

6. 呼吸防护用品
>> 学习目标要求：掌握　　难易程度：中

7. 警示标识
>> 学习目标要求：掌握　　难易程度：难

8. 防护用品的有效性
>> 学习目标要求：掌握　　难易程度：难

9. 有效截面
>> 学习目标要求：掌握　　难易程度：中

10. 换气次数
>> 学习目标要求：掌握　　难易程度：易

六、简答题

1. 简述防尘降尘措施。
>> 学习目标要求：掌握　　难易程度：中

2. 排风罩设置应遵循哪些原则？
>> 学习目标要求：掌握　　难易程度：中

七、案例分析

1. 某陶瓷厂在粉碎原料的 3 台干式轮碾机上设置密闭吸尘罩，轮碾机主轴转数为 30 r/min，矩形加料口经常开启，尺寸为 500 nm × 800 nm，主轴与罩顶处缝隙面积 0.05 m²。

（1）吸尘罩是局部抽风除尘系统关键部件，安装局部吸尘罩需要满足哪些要求？

（2）计算轮碾机密闭吸尘罩的必需抽风量。

>> 学习目标要求：掌握　　难易程度：难

2. 广东地区某家陶瓷卫浴公司生产产品为马桶，工艺为自动注浆、巩固成型、脱模、修胚和干燥，产品要求恒温恒湿，生产线配备电风扇进行温度控制，同时，引起修胚是散落的粉尘，形成二次扬尘，粉尘游离二氧化硅含量为 94.1%。

（1）结合工厂实际，企业应采取哪些防尘措施？

（2）结合工厂实际，修胚作业应采取哪些措施避免和管理粉尘散落？

❖ 学习目标要求：掌握　　难易程度：中等

第四节　物理因素防护措施（噪声、振动和高温）

一、单项选择题（每题包括题干及五个答案，其中只有一个正确答案）

1. 生产性噪声按其产生的来源来分，可分为（　　）。

A. 机械性噪声、流体动力性噪声和电磁性噪声

B. 稳态噪声、非稳态噪声、脉冲噪声

C. 交通噪声、生活噪声、工业噪声

D. 低频噪声、中频噪声、高频噪声

E. 持续性噪声、脉冲噪声、电磁性噪声

❖ 学习目标要求：掌握　　难易程度：中

2. 人耳能感觉到的声频范围是（　　）Hz。

A. <20　　　　　　　　　　　B. 20～20 000

C. >20 000　　　　　　　　　D. 200～2 000

E. >2 000

❖ 学习目标要求：了解　　难易程度：中

3. 响度的单位"宋"是（　　）。

A. 以频率为 300 Hz，声压级为 40 dB 的声音，由听者所感觉到的响度为基准

B. 以频率为 500 Hz，声压级为 40 dB 的声音，由听者所感觉到的响度为基准

C. 以频率为 1 000 Hz，声压级为 40 dB 的声音，由听者所感觉到的响度为基准

D. 以频率为 1 000 Hz，声压级为 60 dB 的声音，由听者所感觉到的响度为基准

E. 以频率为 1 000 Hz，声压级为 70 dB 的声音，由听者所感觉到的响度为基准

❖ 学习目标要求：了解　　难易程度：中

4. 声级计 A 声级的设计是根据（　　）。

A. 模拟人耳对 100 方的响度曲线

B. 模拟人耳对 70 方的响度曲线

C. 模拟人耳对 40 方的响度曲线

D. 模拟人耳对 1 000 Hz 标准音等响曲线

E. 模拟人耳对 40 dB 纯音的响度曲线

▶ 学习目标要求：了解　　难易程度：中

5. 噪声引起的听觉器官损害特点是早期表现为（　　）。
   A. 耳蜗底部受损　　　　　　　B. 高频听力下降
   C. 低频听力下降　　　　　　　D. 语频听力下降
   E. 以上都是

▶ 学习目标要求：掌握　　难易程度：中

6. 永久性听阈位移包括（　　）。
   A. 听觉适应、听觉疲劳　　　　B. 听觉疲劳、听觉损伤
   C. 听觉适应、噪声性耳聋　　　D. 听力损伤、噪声性耳聋
   E. 听觉疲劳、噪声性耳聋

▶ 学习目标要求：熟悉　　难易程度：中

7. 听觉适应是指（　　）。
   A. 强噪声下暴露时间短，听阈提高 10 dB 以上，离开噪声环境数分钟即可恢复
   B. 一种器质性听觉器官损伤
   C. 是一种永久性的听阈位移
   D. 强噪声暴露时间常，听阈明显下降，听阈提高 15 dB，离开噪声环境后较长时间内才能恢复
   E. 强噪声暴露时间常，听阈明显下降，听阈提高 30 dB，离开噪声环境后较长时间内才能恢复

▶ 学习目标要求：了解　　难易程度：中

8. 职业性噪声聋的诊断原则（　　）。
   A. 有明确的职业噪声接触史　　B. 排除其他致聋原因
   C. 纯音测定为感音性耳聋　　　D. 以上都是
   E. 以上都不是

▶ 学习目标要求：熟悉　　难易程度：中

9. 对职业性噪声聋的分级必须排除哪种因素的影响（　　）。
   A. 性别　　　　　　　　　　　B. 接触噪声的时间
   C. 年龄　　　　　　　　　　　D. 接触噪声的强度
   E. 工龄

▶ 学习目标要求：掌握　　难易程度：中

10. 噪声对其他系统的影响还包括（　　）。
    A. 神经系统　B. 消化系统　C. 生殖系统　D. 心血管系统　E. 以上都是

▶ 学习目标要求：了解　　难易程度：中

11. 影响噪声对机体作用的因素是（　　）。
    A. 噪声强度、接触时间　　　　B. 噪声的频谱、类型、接触方式
    C. 机体的健康状况和敏感性　　D. A 和 B

E. A、B 和 C

> 学习目标要求：了解　　难易程度：中

12. 我国工业企业噪声卫生标准采用（　　）。

　　A. 总声级　　B. A 声级　　C. B 声级　　D. C 声级　　E. D 声级

> 学习目标要求：掌握　　难易程度：中

13. 防止噪声危害最根本的措施是（　　）。

　　A. 制定合理的噪声卫生标准　　　　B. 控制噪声传播和反射
　　C. 控制和消除噪声源　　　　　　　D. 使用有效的个人防护用品
　　E. 厂区厂房的合理规划

> 学习目标要求：熟悉　　难易程度：中

14. 我国《工业企业噪声卫生标准》规定新建企业的噪声容许标准为（　　）dB（A）。

　　A. 85　　B. 75　　C. 65　　D. 55　　E. 90

> 学习目标要求：掌握　　难易程度：中

15. 噪声作业是指工作场所存在有损听力、有害健康或有其他危害的声音，且 8 h/d 或 40 h/w 噪声暴露等效声级大于等于（　　）dB（A）的作业。

　　A. 75　　B. 80　　C. 85　　D. 90　　E. 95

> 学习目标要求：掌握　　难易程度：易

16. 脉冲噪声是指：噪声突然爆发又很快消失，持续时间_____ s，间隔时间 >1 s，声压有效值变化_____ dB（A）的噪声。（　　）

　　A. ≤0.5 , ≥30　　　　　　　　B. ≤0.5 , ≥40
　　C. ≤1 , ≤40　　　　　　　　　D. ≤0.5 , ≤40
　　E. ≤1 , ≥40

> 学习目标要求：了解　　难易程度：中

17. 控制噪声的根本途径是（　　）。

　　A. 切断噪声传播途径　　　　　　B. 治理噪声源
　　C. 对工人进行个体防护　　　　　D. 设置消音装置
　　E. 厂区厂房的合理规划

> 学习目标要求：熟悉　　难易程度：中

18. 生产性振动按作用人体的部分分为（　　）。

　　A. 垂直振动水平振动　　　　　　B. 全部振动部分振动
　　C. 机械振动电动振动　　　　　　D. 全身振动局部振动
　　E. 以上全不是

> 学习目标要求：熟悉　　难易程度：中

19. 振动本身特性中，对机体作用的主要影响因素是（　　）。

A. 加速度、频率、位移　　　　　　B. 位移、振幅、加速度
C. 接触方式、加速度、位移　　　　D. 频率、振幅、加速度
E. 振幅、频率、速度

▶ 学习目标要求：了解　　难易程度：中

20. 有关局部振动对机体的影响，下列错误的是（　　）。
    A. 对神经系统能产生影响　　　　B. 可以引起高频段听力下降
    C. 可以出现雷诺征　　　　　　　D. 可以引起肌无力、肌疼痛、肌萎缩
    E. 可以引起心血管系统的改变

▶ 学习目标要求：了解　　难易程度：中

21. 局部振动病的典型表现为（　　）。
    A. 发作性手指变白　　　　　　　B. 感应迟钝
    C. 血管痉挛和变形　　　　　　　D. 肌无力、肌萎缩
    E. 听力下降

▶ 学习目标要求：了解　　难易程度：中

22. 影响振动不良作用的重要外界条件是（　　）。
    A. 潮湿　　B. 高温　　C. 寒冷　　D. 热辐射　　E. 以上都是

▶ 学习目标要求：熟悉　　难易程度：中

23. 下列有关局部振动病论述错误的是（　　）。
    A. 以末梢循环障碍为主　　　　　B. 还可累及肢体神经及运动功能
    C. 典型表现为发作性手指变白　　D. 多从手指近端开始
    E. 冷水复温实验阳性

▶ 学习目标要求：了解　　难易程度：中

24. 我国《局部振动卫生标准》中规定接触工具手柄或工件的 4 小时等能量频率计权加速度有效值不得超过（　　）。
    A. 2 m/s^2　　B. 2 m/s^2　　C. 5 m/s^2　　D. 5 cm/m^2　　E. 6 cm/m^2

▶ 学习目标要求：掌握　　难易程度：中

25. 高温强辐射热作业人体散热的最主要方式是（　　）。
    A. 辐射　　B. 传导　　C. 对流　　D. 蒸发　　E. 扩散

▶ 学习目标要求：了解　　难易程度：中

26. 高温作业指工作地点有生产性热源，其气温等于或高于本地区夏季室外通风设计计算温度多少的作业（　　）。
    A. 0.2 ℃以上　　B. 2 ℃　　C. 1 ℃　　D. 1 ℃以上　　E. 3 ℃

▶ 学习目标要求：了解　　难易程度：中

27. 放散大量热量或有害气体的厂房宜采用单层建筑。当厂房是多层建筑物时，放散热和有害气体的生产过程宜布置在建筑物的_____；噪声与振动较大的生产设备宜

安装在单层厂房内。当设计需要将这些生产设备安置在多层厂房内时，宜将其安装在_____。（ ）

  A. 高层，高层　　　　　　　　　B. 底层，底层
  C. 高层，底层　　　　　　　　　D. 底层，高层
  E. 高层，中层

▶ 学习目标要求：了解　　难易程度：中

28. 高温测量高度正确的是（ ）。
  A. 立姿作业时，测定高度为 1.2～1.5 m
  B. 坐姿作业为 1.0 m
  C. 坐姿作业为 1.2 m
  D. 作业人员实际受热不均匀时，应分别测量头部、腹部和踝部，坐姿作业为 1.0 m、0.5 m、0.1 m
  E. 作业人员实际受热不均匀时，应分别测量头部、腹部和踝部，坐姿作业为 1.7 m、1.1 m、0.1 m

▶ 学习目标要求：熟悉　　难易程度：中

29. 当工作地点（ ）℃时，应采取局部降温和综合防暑措施。
  A. ≥25　　B. ≥30　　C. ≥35　　D. ≥37　　E. ≥40

▶ 学习目标要求：熟悉　　难易程度：中

30. 高温、强热辐射作业，应根据工艺、供水和室内微小气候等条件采用有效的隔热措施，如水幕、隔热水箱或隔热屏等。工作人员经常停留或靠近的高温地面或高温壁板，其表面平均温度不应（ ）℃，瞬间最高温度也不宜 >60 ℃。
  A. >30　　B. >40　　C. >60　　D. >50　　E. >45

▶ 学习目标要求：了解　　难易程度：难

二、多项选择题（每题包括题干及五个答案，其中有两个或两个以上的正确答案）

1. 高温作业的主要类型有（ ）。
  A. 高温强辐射作业　　　　　　　B. 高温高湿作业
  C. 夏季露天作业　　　　　　　　D. 以上都不是
  E. 以上都是

▶ 学习目标要求：熟悉　　难易程度：中

2. 常用的隔热方法主要有（ ）。
  A. 热绝缘　　B. 热屏挡　　C. 通风　　D. 局部降温　　E. 吹风

▶ 学习目标要求：了解　　难易程度：中

3. 关于热加工房，下列设计哪些符合《工业企业设计卫生标准》？（ ）
  A. 其纵轴应与当地全年主导风向相垂直
  B. 当条件受限制时，其纵轴与当地全年主导风向的夹角不得小于 45°
  C. 热加工厂房应设置天窗挡风板

D. 厂房侧窗下缘距地面不应高于 1.2 m
E. 厂房侧窗下缘距地面应高于 1.2 m

▶ 学习目标要求：了解　　难易程度：难

4. 下列高温防护设施中哪些属于局部送风方式？（　　）。
   A. 普通风扇　　　　　　　　　B. 喷雾风扇
   C. 系统式局部送风　　　　　　D. 车间全面通风
   E. 以上都是

▶ 学习目标要求：熟悉　　难易程度：中

5. 关于作业场所防暑措施的说法正确的是（　　）。
   A. 高温作业厂房宜设有避风的天窗，天窗和侧窗宜便于开关和清扫
   B. 夏季自然通风用的进气窗的下端不宜大于 1.2 m，以便空气直接吹响工作地点
   C. 热源应尽量布置在车间外面，采用热压为主的自然通风时，热源应尽量布置在天窗下面
   D. 车间内发热设备设置应按车间气流具体情况确定，一般宜在操作岗位夏季主导风向的上风侧、车间天窗下方的部位
   E. 车间内发热设备设置应按车间气流具体情况确定，一般宜在操作岗位夏季主导风向的下风侧、车间天窗下方的部位

▶ 学习目标要求：了解　　难易程度：难

6. 常见的中暑症状主要表现为（　　）。
   A. 热痉挛　　B. 热衰竭　　C. 热射病　　D. 休克　　E. 雷诺征

▶ 学习目标要求：了解　　难易程度：难

7. 原则上，可以从（　　）几个方面采取防暑降温技术措施。
   A. 减少热源的热作用　　　　　B. 大量排走热量
   C. 局部降温冷却　　　　　　　D. 热源屏蔽
   E. 局部吹风

▶ 学习目标要求：了解　　难易程度：中

8. 噪声控制的具体措施是（　　）。
   A. 隔声　　B. 消声　　C. 吸声　　D. 隔振降噪　　E. 清除阻挡物

▶ 学习目标要求：熟悉　　难易程度：中

9. 综合防噪措施包括（　　）内容。
   A. 声源控制　　　　　　　　　B. 隔声、消声、吸声、减振
   C. 合理设计劳动作息时间　　　D. 个人防护
   E. 健康监护

▶ 学习目标要求：熟悉　　难易程度：中

10. 根据声音的频率特性和频谱特性，又可将生产性噪声分为（　　）。

A. 低频噪声 B. 中频噪声
C. 高频噪声 D. 宽频噪声
E. 超高频噪声

▶ 学习目标要求：了解　　难易程度：中

11. 影响噪声对机体作用的因素是（　　）。
    A. 噪声强度及频谱 B. 接触方式与接触时间
    C. 噪声的类型及接触方式 D. 个体差异
    E. 其他有害因素共存

▶ 学习目标要求：熟悉　　难易程度：中

12. 职业性噪声性聋的主要诊断依据（　　）。
    A. 有确切的接触噪声职业史并除外其他原因的耳聋病史
    B. 听力检查，具有高频（特别是 3 000～6 000 Hz 的纯音）听力下降的特点
    C. 头晕、耳鸣、睡眠障碍等神经衰弱综合征
    D. 除气导外骨导也减退，响度复聪现象阳性
    E. 工作年限

▶ 学习目标要求：了解　　难易程度：中

13. 某女性，纺织女工，年龄 35 岁。在某纺织厂从事纺纱和织布工作已 10 年以上，近来主诉耳鸣、听力下降等症状，以下处理正确的是（　　）。
    A. 继续从事纺织行业工作，减少接触噪声时间
    B. 其听力损伤程度宜在脱离噪声环境数天后进行检查
    C. 继续从事纺织行业工作，工作时戴耳塞
    D. 应对其调离原工作岗位，从事非噪声作业工作
    E. 其听力损伤程度宜在班后立即进行检查

▶ 学习目标要求：了解　　难易程度：中

14. 生产性噪声按其来源可分为（　　）。
    A. 机械性噪声 B. 流体动力性噪声
    C. 交通噪声 D. 电磁性噪声
    E. 稳态噪声

▶ 学习目标要求：了解　　难易程度：中

15. 生产性噪声引起的主要症状是（　　）。
    A. 听力损失 B. 心脑血管损伤
    C. 生殖能力的影响 D. 对消化系统的影响
    E. 神经衰弱综合征

▶ 学习目标要求：了解　　难易程度：中

16. 噪声与振动较大的生产设备如何安置（　　）。
    A. 宜安装在单层厂房内 B. 安装在多层厂房内

C. 安装在多层厂房的顶层　　　　D. 采取有效的隔声和减振措施

E. 当需要安置在多层厂房内时，宜将其安装在底层

> 学习目标要求：了解　　难易程度：中

17. 高温、热加工、有特殊要求和人员较多的建筑物应（　　）。
    A. 满足采光
    B. 避免西晒
    C. 厂房侧窗上方宜设置遮阳、遮雨的固定板（棚）
    D. 方便雨天通风
    E. 方便疏散

> 学习目标要求：了解　　难易程度：中

18. 以下防噪声技术措施正确的是（　　）。
    A. 具有生产性噪声的车间应尽量远离其他非噪声作业车间、行政区和生活区
    B. 噪声较大的设备应尽量将噪声源与操作人员隔开
    C. 工艺允许远距离控制的，可设置隔声操作（控制）室
    D. 尽量选用低噪声的设备
    E. 噪声强度较大的生产设备应安装在多层厂房的顶层

> 学习目标要求：熟悉　　难易程度：中

19. 以下那些是物理因素所致职业病（　　）。
    A. 中暑　　　　　　　　　　B. 高原病
    C. 减压病　　　　　　　　　D. 冻伤
    E. 噪声性耳聋

> 学习目标要求：熟悉　　难易程度：中

20. 控制噪声传播和反射的技术措施分为（　　）。
    A. 吸声　　B. 消声　　C. 隔声　　D. 隔震　　E. 戴耳塞

> 学习目标要求：了解　　难易程度：中

21. 机体散热可通过（　　）方式完成。
    A. 对流　　B. 传导　　C. 辐射　　D. 蒸发出汗　　E. 吹风

> 学习目标要求：了解　　难易程度：难

22. 防止振动危害的措施有哪些？（　　）
    A. 消除或减轻振动源的振动　　　B. 限制作业时间
    C. 改善作业环境　　　　　　　　D. 加强个人防护
    E. 改善通风条件

> 学习目标要求：了解　　难易程度：中

23. 下列哪些是防止噪声危害的措施？（　　）
    A. 噪声车间与非噪声车间分开布置　　B. 选用低噪声设备
    C. 增加车间的门窗　　　　　　　　　D. 使用有效的个人防护用品

E. 制定合理的噪声卫生标准

> 学习目标要求：熟悉　　难易程度：中

24. 原则上，可以从（　　）几个方面采取防暑降温技术措施。
    A. 减少热源的热作用　　　　　　B. 大量排走热量
    C. 局部降温冷却　　　　　　　　D. 屏蔽
    E. 热屏挡

> 学习目标要求：熟悉　　难易程度：中

25. 控制噪声的传播技术有（　　）。
    A. 吸声　　B. 消声　　C. 隔声　　D. 减振　　E. 隔振

> 学习目标要求：了解　　难易程度：中

26. 下列哪些不是防暑降温的最根本措施？（　　）
    A. 加强通风
    B. 保证盐水摄入
    C. 合理设计工艺、改进生产设备和操作方法
    D. 加强适应性训练
    E. 加强组织管理

> 学习目标要求：了解　　难易程度：中

27. 影响振动对机体作用的因素是（　　）。
    A. 振动本身的特性（频率、振幅、加速度）
    B. 接振时间
    C. 体位和操作方式
    D. 环境温度和噪声
    E. 工具重量和被加工件的硬度

> 学习目标要求：了解　　难易程度：中

28. 影响噪声对机体作用的因素是（　　）。
    A. 噪声的强度和频谱特性　　　　B. 接触时间和方式
    C. 噪声的性质　　　　　　　　　D. 机体健康状况及个人敏感性
    E. 年龄

> 学习目标要求：熟悉　　难易程度：中

29. 下列哪些振动频率是人体的感受频率？（　　）Hz。
    A. 2 000　　B. 1 000　　C. 10　　D. 5　　E. 2

> 学习目标要求：了解　　难易程度：中

30. 下列哪些工作存在手传振动？（　　）
    A. 打磨　　B. 钻岩　　C. 混凝土破碎　　D. 铲煤　　E. 搬运

> 学习目标要求：掌握　　难易程度：中

三、判断题

1. 特殊高温作业，热辐射强度应小于 700 W/m²，室内气温不超过 26 ℃。（　　）

▶ 学习目标要求：了解　　难易程度：中

2. 热加工厂房的开口部分处于夏季主导风向的迎风面，各翼的纵轴与夏季主导风向呈 0～45°夹角。（　　）

▶ 学习目标要求：了解　　难易程度：中

3. 炎热季节的高温辐射，寒冷季节因通风不良均属于环境中的有害因素。（　　）

▶ 学习目标要求：了解　　难易程度：中

4. 高温测量读数前或者加水后，需要 5 min 稳定时间。（　　）

▶ 学习目标要求：了解　　难易程度：中

5. 高温作业环境热源稳定时，每天测 3 次，工作开始后及结束前 0.5 h，分别测 1 次，工作中测 1 次，取平均值。如在规定时间内停产，测定时间可提前或推后。（　　）

▶ 学习目标要求：了解　　难易程度：中

6. 高温高湿作业指车间气温 35 ℃以上或相对湿度达 90%以上。（　　）

▶ 学习目标要求：了解　　难易程度：中

7. 工作人员在较长时间直接接受热辐射的工作地点，而且辐射照度≥350 W/m²时，应采取隔热措施。（　　）

▶ 学习目标要求：了解　　难易程度：中

8. 听觉疲劳和听觉适应均属暂时性听阈位移。（　　）

▶ 学习目标要求：了解　　难易程度：中

9. 脱离噪声环境需要数小时听力方可恢复者属于听觉适应现象。（　　）

▶ 学习目标要求：了解　　难易程度：中

10. 短暂接触生产性噪声不会导致永久性听阈位移。（　　）

▶ 学习目标要求：了解　　难易程度：中

四、填空题

1. 人耳能感受到的声音频率在 _____ Hz 之间，这一频率范围内的传动波称为 _____ 。

▶ 学习目标要求：掌握　　难易程度：中

2. 小于 _____ Hz 的声波称为次声波，大于 _____ Hz 称为超声波。

▶ 学习目标要求：熟悉　　难易程度：中

3. 在观察时间内，声级波动小于 _____ dB（A）的噪声称为稳态噪声。

➤ 学习目标要求：掌握　　难易程度：中

4. 在声压级的频率计权网络中，_____声级可作为总声级，_____声级用作噪声卫生标准评价，_____声级是为测量飞机噪声而设定的。

➤ 学习目标要求：了解　　难易程度：中

5. 响度级的测定是以_____Hz 的纯音作为基准音。

➤ 学习目标要求：了解　　难易程度：中

6. 在高温环境劳动时，人体的体温调节受_____和_____的共同影响。

➤ 学习目标要求：熟悉　　难易程度：中

7. 通风降温措施有_____和_____两种方式。

➤ 学习目标要求：熟悉　　难易程度：中

8. 为了解振动源的特性，进而评价其对人体的危害，需要对振动的_____进行分析。

➤ 学习目标要求：了解　　难易程度：中

9. 为进行卫生学评价，目前我国以_____作为人体接振动强度的定量指标。

➤ 学习目标要求：掌握　　难易程度：中

10. 控制振动危害的根本性措施是_____。

➤ 学习目标要求：熟悉　　难易程度：中

五、名词解释

1. 生产性噪声

➤ 学习目标要求：掌握　　难易程度：中

2. 暂时性听阈位移

➤ 学习目标要求：熟悉　　难易程度：中

3. 听觉适应

➤ 学习目标要求：熟悉　　难易程度：中

4. 听觉疲劳

➤ 学习目标要求：熟悉　　难易程度：中

5. 高温作业

➤ 学习目标要求：掌握　　难易程度：中

6. 手传振动

≫ 学习目标要求：掌握　　难易程度：中

7. 非稳态噪声

≫ 学习目标要求：掌握　　难易程度：中

8. WBGT 指数

≫ 学习目标要求：熟悉　　难易程度：中

9. 日接振时间

≫ 学习目标要求：熟悉　　难易程度：中

10. 4 h 等能量频率计权振动加速度

≫ 学习目标要求：掌握　　难易程度：中

六、简答题

1. 在生产环境中可采取的防暑降温措施有哪些？

≫ 学习目标要求：了解　　难易程度：中

2. 防止噪声危害的措施有哪些？

≫ 学习目标要求：了解　　难易程度：中

七、案例分析

1. 某割草机装配企业，年产手推式割草机 60 000 台，厂区主要包括 1 栋二层综合楼、1 栋单层生产车间及门卫室、停车场等。该企业接触职业病危害因素的作业工人 123 人，生产班制采用一班工作制，每班工作 8 h，全年工作 251 天。生产工艺流程见图 4-1。该企业作业工人接触的职业病危害因素情况见表 4-4。

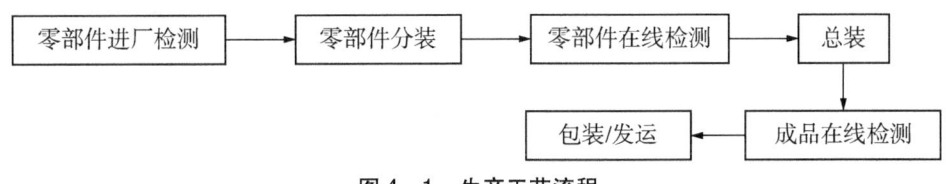

图 4-1　生产工艺流程

表 4-4 作业工人职业病危害因素接触情况

序号	岗位设置	定员	接触职业病危害因素	工作内容
1	装配工	82	噪声、振动	部件风批组装
2	轮胎充气工	4	噪声	除草机轮胎充气
3	生产抽油工	8	噪声、汽油	部件组装、注油、抽油
4	全检工	4	噪声、汽油、测试尾气	除草机测试
5	测试员	5	噪声	除草机部件测试
6	仓库管理员	8	噪声	部件原材料管理
7	叉车司机	12	噪声	电瓶叉车驾驶
	合计	123	—	—

该企业于 2015 年 6 月委托某职业病防治院进行工作场所职业病危害因素检测，其噪声检测结果如表 4-5 和表 4-6。

表 4-5 个体噪声强度检测结果

序号	工种	每日接触时间/h	等效声级测定结果/dB（A）
1	轮胎操作工 1	8	95.6
2	轮胎操作工 2	8	94.7
3	1 线生产操作工 1	8	84.2
4	1 线生产操作工 2	8	86.9
5	3 线生产操作工 1	8	83.8
6	3 线生产操作工 2	8	81.7
7	维修操作工	8	84.7
8	生产测试操作工	8	92.8
9	仓库操作工	8	83.3
10	叉车司机	8	77.6
11	物料测试工 1	8	81.7
12	物料测试工 2	8	89.2

表 4-6 定点噪声强度检测结果

序号	工种	每日接触时间/h	等效声级测定结果/dB（A）
1	1 线 80 号配装位	8	90.1
2	1 线 30 号配装位	8	87.4
3	3 线 7 号配装位	8	93.5
4	3 线 12 号配装位	8	85.9

续表 5-4

序号	工种	每日接触时间/h	等效声级测定结果/dB（A）
5	维修操作位	8	84.9
6	测试操作位	8	96.3
7	1号充气机操作位	8	101.5
8	1号轮胎机操作位	8	87.9
9	仓库操作位	8	84.6
10	研发部测试操作位	8	82.9
11	来料检验操作位	8	80.5
12	终检操作位	8	96.3

（1）请分析各作业岗位噪声接触情况及是否符合国家职业接触限值。

（2）试分析噪声超标的主要原因。

（3）谈谈该企业该如何控制噪声对作业工人的危害？

》 学习目标要求：掌握　　难易程度：中

2. 某发动机生产铸造车间各工作岗位高温 WBGT 指数结果如表 4-7。工作场所不同体力劳动强度 WBGT 限值见表 4-8。

（1）请判断哪些岗位为高温作业岗位？

（2）请分析各作业岗位高温接触情况及是否符合国家职业接触限值？

（3）谈谈该企业该如何控制高温对作业工人的危害。

》 学习目标要求：掌握　　难易程度：中

表 4-7　高温作业气象条件检测结果

	检测地点	热源情况	每日接触时间/h	WBGT 指数/℃	体力劳动强度
铸造车间	熔化炉前炉操作位	稳定	4	32.6	Ⅱ
	熔化炉熔炼控制操作位	稳定	4	29.0	Ⅰ
	压铸机操作位	稳定	8	27.5	Ⅰ
	压铸机清理操作位	波动	8	24.6	Ⅰ
	压铸机检查操作位	稳定	8	24.8	Ⅰ
	造型操作位	波动	8	30.9	Ⅰ
	去毛刺操作位	稳定	8	24.7	Ⅰ
	外观检查操作位	稳定	8	24.5	Ⅰ
	镗孔清洗操作位	稳定	8	24.5	Ⅰ

表 4-8 工作场所不同体力劳动强度 WBGT 限值（℃）（GBZ 2.2—2007）

接触时间率	体力劳动强度			
	Ⅰ	Ⅱ	Ⅲ	Ⅳ
100%	30	28	26	25
75%	31	29	28	26
50%	32	30	29	28
25%	33	32	31	30

注：本地区室外通风设计温度≥30 ℃，表中规定的 WBGT 指数相应增加 1 ℃。

第五节 物理因素防护措施（其他物理因素）

一、单项选择题（每题包括题干及五个答案，其中只有一个正确答案）

1. 射频辐射中生物学效应最大的波段是（　　）。
   A. 中长波　　B. 短波　　C. 超短波　　D. 厘米微波　　E. 毫米微波

   ▶ 学习目标要求：熟悉　难易程度：中

2. 高频电磁场的频段范围是（　　）。
   A. 100 kHz～300 GHz
   B. 100 kHz～30 MHz
   C. 300 MHz～300 GHz
   D. 30 kHz～100 kHz
   E. 30 kHz～300 GHz

   ▶ 学习目标要求：熟悉　难易程度：中

3. 我国超高频辐射卫生标准规定，作业场所超高频辐射 8 h/d 的接触容许限值，连续波和脉冲波分别为（　　）。
   A. 0.05 mW/cm² 和 0.25 mW/cm²
   B. 0.05 mW/cm² 和 0.01 mW/cm²
   C. 0.50 mW/cm² 和 0.05 mW/cm²
   D. 0.50 mW/cm² 和 0.10 mW/cm²
   E. 0.10 mW/cm² 和 0.25 mW/cm²

   ▶ 学习目标要求：熟悉　难易程度：中

4. 在高频电磁场采用的防护是（　　）。
   A. 对高频产生源进行屏蔽　　B. 吸收　　C. 隔离　　D. 减弱
   E. 替代

   ▶ 学习目标要求：掌握　难易程度：易

5. 诱发白内障的红外线波段为（　　）μm。
   A. 1.1～1.6
   B. 0.7～1.8
   C. 1.5～400
   D. 0.8～1.2

E. 0.8～1.4

▶ 学习目标要求：熟悉　难易程度：中

6. 下列哪几种危害因素在进行职业接触限值评价时，无时间加权卫生标准？（　　）

　　A. 噪声　　　B. 高频电磁场　　　C. 苯　　D. 甲苯　　E. 二甲苯

▶ 学习目标要求：了解　难易程度：中

7. 微波辐射是指（　　）。

　　A. 频率为 300 MHz～300 GHz 的电磁辐射

　　B. 频率为 30 MHz～300 MHz 的电磁辐射

　　C. 频率为 100 kHz～30 MHz 的电磁辐射

　　D. 频率为 30 kHz～100 kHz 的电磁辐射

　　E. 频率为 3 kHz～30 kHz 的电磁辐射

▶ 学习目标要求：熟悉　难易程度：中

8. 用于微波防护的眼镜中最好的是（　　）。

　　A. 黄绿色眼镜　　　　　　　　B. 绿色眼镜

　　C. 蓝色眼镜　　　　　　　　　D. 铜丝网制成的眼镜

　　E. 镜片中含有氧化亚铁成分的眼镜

▶ 学习目标要求：掌握　难易程度：中

9. 微波对眼的主要危害是（　　）。

　　A. 晶状体混浊　　　　　　　　B. 视网膜灼伤

　　C. 视网膜脱落　　　　　　　　D. 角膜炎

　　E. 结膜炎

▶ 学习目标要求：熟悉　难易程度：中

10. 我国微波辐射卫生标准规定，作业场所连续波的微波辐射容许接触限制平均功率密度和日接触剂量分别是（　　）。

　　A. 50 μWh/cm^2 和 100 μWh/cm^2　　　　B. 50 μWh/cm^2 和 200 μWh/cm^2

　　C. 50 μWh/cm^2 和 400 μWh/cm^2　　　　D. 25 μWh/cm^2 和 200 μWh/cm^2

　　E. 25 μWh/cm^2 和 400 μWh/cm^2

▶ 学习目标要求：熟悉　难易程度：难

11. 有关高频电磁场和微波作用的一般规律，下列哪个不正确？（　　）

　　A. 波长愈短，生物学作用愈大

　　B. 穿透能力取决于频率

　　C. 只有被组织吸收的电磁波才能发生生物学效应

　　D. 对机体的作用主要为器质性改变

　　E. 是电磁辐射的一部分

> 学习目标要求：熟悉　　难易程度：难

12. 船舶制造业中工频电场的电场强度的职业接触限值是（　　）kV/m。
    A. 5　　　　B. 10　　　　C. 15　　　　D. 20　　　　E. 25

> 学习目标要求：熟悉　　难易程度：中

13. 高频电磁场的主要防护措施是（　　）。
    A. 改进工艺　　　　　　　　　　B. 减少接触时间
    C. 场源屏蔽、距离防护　　　　　D. 更新生产设备
    E. 使用防高频辐射的个人防护用品

> 学习目标要求：熟悉　　难易程度：难

14. 机械制造生产过程中以下会产生极低频电磁辐射的车间是（　　）。
    A. 一般机械加工　　　　　　　　B. 电火花加工
    C. 激光加工　　　　　　　　　　D. 电子束加工
    E. 离子束加工

> 学习目标要求：熟悉　　难易程度：难

15. 下列防护用品能够较大减少红外线暴露量和热金属操作工的热负荷的是（　　）。
    A. 铅衣　　B. 铝箔衣服　　C. 棉麻衣服　　D. 铅屏蔽罩　　E. 帆布衣服

> 学习目标要求：了解　　难易程度：难

16. 下列哪个不是在生产环境中主要的红外线辐射源？（　　）
    A. 熔炉　　　　　　　　　　　　B. 熔融态金属
    C. 太阳　　　　　　　　　　　　D. 强红外线光源
    E. 烘烤及加热设备

> 学习目标要求：熟悉　　难易程度：易

17. 长期暴露于低能量的红外线下，可导致眼的慢性损伤，常见的是（　　）。
    A. 眼晶状体浑浊　　　　　　　　B. 白内障
    C. 慢性充血性睑缘炎　　　　　　D. 视力急剧下降
    E. 蓝光损害

> 学习目标要求：熟悉　　难易程度：中

18. 下列哪种电磁波对皮肤无明显改变？（　　）
    A. 紫外线　　B. 红外线　　C. 激光　　D. X射线　　E. 微波

> 学习目标要求：熟悉　　难易程度：难

19. 紫外辐射是波长范围在（　　）的电磁波。
    A. 0.76～100 μm　　　　　　　　B. 0.76～400 μm
    C. 0.76～400 nm　　　　　　　　D. 100～400 μm
    E. 100～400 nm

≫ 学习目标要求：熟悉　　难易程度：中

20. 紫外辐射的防护必须佩戴专用的（　　）。
    A. 防护用品　　B. 眼镜　　C. 手套　　D. 防护服装　　E. 口罩

≫ 学习目标要求：掌握　　难易程度：易

21. 电焊工在阳光照射的冰雪环境下作业时，受到大量反射的紫外线照射，引起急性角膜、结膜损伤，称为（　　）。
    A. 晶状体混浊　　　　　　　　　B. 白内障
    C. 慢性充血性睑缘炎　　　　　　D. 电光性眼炎
    E. 急性结膜炎

≫ 学习目标要求：熟悉　　难易程度：难

22. 接触紫外辐射的作业工人，离岗时职业健康检查的目标疾病为（　　）。
    A. 职业性电光性皮炎　　　　　　B. 职业性光敏性皮炎
    C. 职业性电光性眼炎　　　　　　D. 职业性白内障
    E. 职业性皮肤灼伤

≫ 学习目标要求：掌握　　难易程度：难

23. 低温作业为平均气温（　　）℃的作业。
    A. ≤ -25　　B. ≤ -15　　C. ≤5　　D. ≤15　　E. ≤25

≫ 学习目标要求：熟悉　　难易程度：中

24. 当风冷等感温度在（　　）℃以下时，不得长时间地在此环境下工作。
    A. -7　　B. -12　　C. -18　　D. -23　　E. -32

≫ 学习目标要求：熟悉　　难易程度：中

25. 对于预防低气压对人体的危害，下列哪项说法是错误的？（　　）
    A. 初入高原者应适当减少体力活动
    B. 适当控制登高速度与高度
    C. 有明显的心、肺、肝、肾等疾病的作业人员避免到高原地区工作
    D. 降低体力劳动强度、保暖、防止上呼吸道感染及节制烟酒
    E. 进行低糖、低脂和充足的新鲜蔬菜水果及适量蛋白的饮食

≫ 学习目标要求：熟悉　　难易程度：难

26. 在职业病目录中，下列被列为物理因素所致职业病的是（　　）。
    A. 森林脑炎、高原病、手臂振动病　　B. 中暑、黑变病、手臂振动病
    C. 中暑、冻伤、手臂振动病　　　　　D. 森林脑炎、高原病、冻伤
    E. 中暑、黑变病、手臂振动病

≫ 学习目标要求：熟悉　　难易程度：难

27. 潜涵作业是指在高于大气压条件下从事水下劳动。在有些情况下，工人回到地面后出现肌肉骨关节疼痛、运动障碍、咳嗽、呼吸困难、皮肤灼热瘙痒等症状，初步判

定为急性减压病,有效的处理措施是(　　)。

  A. 卧床、对症治疗

  B. 局部热敷、吸氧

  C. 重新加压(高压氧舱),症状恢复后出舱

  D. 重新加压(高压氧舱),症状恢复后合理减压后出舱

  E. 不需特殊处理

▶ 学习目标要求:掌握　　难易程度:难

28. 急性减压病的唯一根治手段是(　　)。

  A. 卧床、对症治疗

  B. 局部热敷、吸氧

  C. 给予补液和电解质

  D. 重新加压(高压氧舱),症状恢复后出舱

  E. 及时加压治疗以消除气泡

▶ 学习目标要求:熟悉　　难易程度:难

29. 职业性高原病是在高海拔低氧环境下从事职业活动所致的一种疾病,对其说法错误的是(　　)。

  A. 又称高山病、航空病

  B. 上升速度、到达高度、个体易感性是其发生的影响因素

  C. 高原低气压性缺氧是导致该病发生的主要病因

  D. 机体缺氧引起的功能性失代偿和靶器官受损是病变基础

  E. 机体内2,3-二磷酸甘油酯(2,3-DPG)合成减少

▶ 学习目标要求:熟悉　　难易程度:难

30. 某电焊辅助工,与师傅工作4小时后,突然感到眼发干、异物感,并肿胀而被送医院就诊。此工人可能患何种疾病(　　)。

  A. 眼损伤　　　　　　　　　　B. 眼外伤

  C. 电光性眼炎　　　　　　　　D. 眼炎

  E. 结膜炎

▶ 学习目标要求:熟悉　　难易程度:难

二、多项选择题(每题包括题干及五个答案,其中有两个或两个以上的正确答案)

1. 工作场所职业病危害警示标识中,图形标识包括(　　)。

  A. 禁止标识　　B. 警告标识　　C. 指令标识　　D. 提示标识　　E. 暗示标识

▶ 学习目标要求:掌握　　难易程度:中

2. 下列防护中能有效减少电磁辐射是(　　)。

  A. 辐射源远离操作人员　　　　　　B. 减少接触时间

  C. 降低辐射源的功率　　　　　　　D. 辐射源单独设屏蔽室

  E. 用帆布覆盖辐射源

>> 学习目标要求：熟悉　　难易程度：中

3. 关于高气压作业的防护措施，下列叙述正确的是（　　）。
   A. 修建大坝，采用围堰的施工方式
   B. 建桥墩时，采用管柱钻孔法进行水下施工
   C. 建桥墩时，采用沉箱的方法进行水下施工
   D. 潜水员应保证高热量、高蛋白、高脂饮食，并适当增加维生素的摄入
   E. 每年应进行1次体格检查，并持续到停止高气压作业后1年止

>> 学习目标要求：熟悉　　难易程度：难

4. 关于机械、电子设备制造业，下列叙述正确的是（　　）。
   A. 等离子化学气相沉积机、物理气相沉积机等设备可产生电磁辐射
   B. 反应舱应设置安全链锁
   C. 激光设备中的激光光路系统尽可能全密闭，若不能实现全密闭，光路应设于较高位置
   D. 选择合适的屏蔽防护材料，对产生高频、微波等射频辐射的设备进行屏蔽
   E. 工作台采用玻璃等防护罩

>> 学习目标要求：掌握　　难易程度：中

5. 高频电磁场对人体可产生轻重不一的类神经症状如头痛、头晕等，对这些症状的处理，下列叙述正确的是（　　）。
   A. 一般对症处理可收到良好效果
   B. 脱离接触效果更明显
   C. 脱离接触有场源的工作岗位后绝大多数的症状或体征均可减轻或消失
   D. 出现轻微的症状时可不用处理
   E. 出现较明显的自主神经紊乱体征时建议脱离接触有场源的工作岗位

>> 学习目标要求：熟悉　　难易程度：中

6. 有关高频电磁场的防护，下列叙述正确的是（　　）。
   A. 屏障体一般做成板状或者网状，必要时采用双层屏障
   B. 屏障体可用铜、铝或者铁质材料制成
   C. 生产工艺允许的条件下，适当加大屏障体与场源之间的距离
   D. 屏障体上不能开孔或者开缝
   E. 高频设备的外壳和屏障体均应接地

>> 学习目标要求：掌握　　难易程度：难

7. 在高频电磁场采用的防护是（　　）。
   A. 对高频产生源进行屏蔽　　　　B. 远距离操作
   C. 接地　　　　　　　　　　　　D. 健康检查
   E. 安全技术教育

>> 学习目标要求：掌握　　难易程度：中

8. 造船工业中会产生工频电场、电焊弧光等危害因素，对其的防护可采取（　　）

措施。

  A. 电磁屏障   B. 距离防护

  C. 自动化作业   D. 缩短作业时间

  E. 隔离场源

▶ 学习目标要求：掌握   难易程度：中

9. 微波对人体危害的影响因素包括（   ）。

  A. 微波源的发射功率   B. 设备泄漏情况

  C. 辐射源的屏蔽状态   D. 操作及维修时是否有合理的防护

  E. 辐射源与作业人员的距离

▶ 学习目标要求：熟悉   难易程度：中

10. 微波防护的基本原则是（   ）。

  A. 屏蔽辐射源   B. 加大辐射源与作业者的距离

  C. 合理的个人防护   D. 合理布局

  E. 使用等效天线

▶ 学习目标要求：掌握   难易程度：中

11. 下列哪种措施可以达到微波防护（   ）。

  A. 缩短接触照射的时间

  B. 尽量远离照射源

  C. 在照射源和作业者之间设置微波防护膜

  D. 合理布局

  E. 使用等效天线

▶ 学习目标要求：掌握   难易程度：中

12. 强烈的紫外辐射对机体产生的危害有（   ）。

  A. 皮炎   B. 皮肤灼伤   C. 皮肤癌   D. 色素沉着

  E. 皮肤皱缩和老化

▶ 学习目标要求：了解   难易程度：中

13. 接触紫外辐射的作业工人，其职业禁忌证包括（   ）。

  A. 活动性角膜疾病

  B. 白内障

  C. 面、手背和前臂等暴露部位严重的皮肤病

  D. 神经系统器质性疾病

  E. 白化病

▶ 学习目标要求：熟悉   难易程度：难

14. 红外辐射线的防护重点是对眼睛的保护，生产操作中（   ）。

  A. 应戴绿色防护镜   B. 戴黑色眼镜

  C. 使用探头   D. 使用隔离装置

E. 严禁裸眼观看强光源

❱ 学习目标要求：掌握　　难易程度：难

15. 金属冶炼行业中电弧炉炉前存在较高强度的紫外辐射，炉前工作人员应该佩戴的防护设备有（　　）。

　　A. 防护面罩　　B. 防护眼镜　　C. 防护服　　D. 防护手套　　E. 防护耳塞

❱ 学习目标要求：掌握　　难易程度：难

16. 下列可以减少红外线暴露的措施或防护物有（　　）。

　　A. 反射性铝制遮盖物　　　　　B. 铝箔衣服
　　C. 缩短接触时间　　　　　　　D. 佩戴防护耳塞
　　E. 增加操作工与热源的距离

❱ 学习目标要求：掌握　　难易程度：中

17. 雪盲症是工人在阳光照射的冰雪环境下工作受到大量反射的紫外线照射所引起的急性角膜、结膜损伤，其治疗措施是（　　）。

　　A. 立即休息，无须处理　　　　B. 一旦发病，及时处理
　　C. 症状较轻的病人无须特别处理　D. 0.5%丁卡因滴眼
　　E. 新鲜的牛奶滴眼

❱ 学习目标要求：了解　　难易程度：中

18. 下列常见的发生红外线职业性损伤的操作工有（　　）。

　　A. 使用弧光灯操作工　　　　　B. 电焊工
　　C. 氧乙炔焊工　　　　　　　　D. 熔铸工
　　E. 焙烧炉工

❱ 学习目标要求：熟悉　　难易程度：中

19. 过强的紫外辐射对人体的损害包括（　　）。

　　A. 皮炎　　　　　　　　　　　B. 皮肤灼伤
　　C. 皮肤癌　　　　　　　　　　D. 急性角膜结膜炎
　　E. 慢性充血性睑缘炎

❱ 学习目标要求：了解　　难易程度：中

20. 关于激光的防护方面，下列哪些是正确的？（　　）

　　A. 工作人员就业前应该做健康检查，以眼睛为重点
　　B. 作业场所需有醒目的警告牌，无关人员禁止进入
　　C. 工作室围护结构应用吸光材料制成，色调宜亮
　　D. 工作区采光宜充足
　　E. 室内不得有反射、折射光速的用具和物件

❱ 学习目标要求：掌握　　难易程度：难

21. 影响激光对人体组织危害的影响因素有（　　）。

　　A. 激光的波长　　　　　　　　B. 光源的类型

C. 发射方式和入射角度　　　　　　D. 辐射强度
E. 受照时间

▶ 学习目标要求：熟悉　　难易程度：中

22. 以皮肤和眼睛为职业损伤靶器官的职业危害主要有（　　）。
A. 红外线　　　　　　　　　B. 紫外线
C. 激光　　　　　　　　　　D. 高频电磁场
E. 微波

▶ 学习目标要求：掌握　　难易程度：难

23. 电焊作业工人接触的职业病危害因素有（　　）。
A. 金属烟尘　B. 紫外辐射　C. 臭氧　D. 一氧化碳　E. 氮氧化物

▶ 学习目标要求：掌握　　难易程度：中

24. 物理因素主要监测项目为（　　）等。
A. 温度　　B. 湿度　　C. 高频　　D. 电焊烟尘　　E. 苯

▶ 学习目标要求：熟悉　　难易程度：难

25. 有关低温防护，下列正确的说法是（　　）。
A. 提供采暖设备，使作业地点保持合适的温度
B. 低温作业工作人员的手、脚及头部的御寒很重要
C. 低温作业人员的御寒服装其面料应具有导热性小，吸湿盒透气性强的特性
D. 在潮湿环境下劳动时应给工人下发橡胶工作服、围裙、长靴等防湿用品
E. 车间的温湿度应符合《工业企业设计卫生标准》

▶ 学习目标要求：掌握　　难易程度：难

26. 低温作业可造成冻伤甚至死亡，下列容易发生冻伤的作业类型包括（　　）。
A. 冬季在寒冷地区或极区从事露天或野外作业，如建筑、装卸、农业、渔业、地质勘探、野外考察研究等，以及在室内因条件限制或其他原因而无采暖的作业
B. 在人工低温环境中工作，如储存肉类的冷库和酿造业的地窖等，这类低温作业的特点是没有季节性
C. 在暴风雪中迷途、过度疲劳、船舶遇难、飞机迫降等意外事故
D. 寒冷天气中进行战争或训练
E. 人工冷却剂的储存、运输和使用过程中发生意外

▶ 学习目标要求：掌握　　难易程度：难

27. 低温作业的防护措施是（　　）。
A. 实现自动化、机械化作业，避免或减少低温作业
B. 控制和减少低温作业时间
C. 穿戴防寒服（手套、鞋）等个人防护用品
D. 设置采暖操作室、休息室等

E. 冷库等低温封闭场所，应设置通信、报警装置

❯❯ 学习目标要求：掌握　　难易程度：中

28. 下列属于高气压作业的是（　　）。
　　A. 潜水作业　　　　　　　　B. 潜涵作业
　　C. 建造隧道　　　　　　　　D. 飞行员
　　E. 高山攀登者

❯❯ 学习目标要求：掌握　　难易程度：中

29. 石油和天然气行业中，建设单位应做好的防护措施中下列正确的是（　　）。
　　A. 在值班室配置相应的冷暖两用空调
　　B. 为现场的作业人员配备防强光、紫外线和红外线的护目镜等
　　C. 配备防寒背心、防寒大衣、防冻裂保护剂等
　　D. 定期发放饮料、防晒保护剂等防暑用品
　　E. 尽可能采用自动化或程序化控制

❯❯ 学习目标要求：熟悉　　难易程度：难

30. 低气压作业可引起急性高原病和慢性高原病，对其引起的危害的处理原则是（　　）。
　　A. 早期发现、早期诊断、休息并就地给予对症治疗
　　B. 对急性高原病应迅速给予大流量给氧、高压氧、糖皮质激素、钙通道拮抗剂等治疗
　　C. 转移至低海拔地区
　　D. 一般不宜再返回高原地区工作
　　E. 康复后可再次到高原地区工作

❯❯ 学习目标要求：掌握　　难易程度：中

三、填空题

1. 射频辐射包括_____和_____。

❯❯ 学习目标要求：掌握　　难易程度：易

2. 高频电磁场的主要防护措施有_____、_____、_____。

❯❯ 学习目标要求：掌握　　难易程度：中

3. 长期从事高气压作业的工人每年应进行_____次健康体检，并继续到停止高气压作业后_____年为止。

❯❯ 学习目标要求：熟悉　　难易程度：中

4. 红外线主要影响机体的_____和_____。

❯❯ 学习目标要求：熟悉　　难易程度：中

5. 紫外线的防护原则是_____和_____。

6. 激光的防护应该包括_____、_____和_____三个方面。

>> 学习目标要求：熟悉　　难易程度：中

7. 诱发白内障的红外线波段主要是_____μm 和_____μm，波长＜_____μm 的红外线和可见光可到达_____，主要损伤_____。

>> 学习目标要求：熟悉　　难易程度：中

8. 低温作业是指生产劳动中，工作地点平均气温等于或小于_____℃的作业；按照工作地点的温度和低温作业时间率，可将低温作业分成_____级，级数越高，冷强度_____。

>> 学习目标要求：了解　　难易程度：中

9. 高气压作业最重要的职业病是_____。

>> 学习目标要求：熟悉　　难易程度：中

10. 对机体产生的危害主要是眼和皮肤的非电离辐射有_____、_____和_____。

>> 学习目标要求：熟悉　　难易程度：难

四、判断题

1. 接触了高频电磁场的工人若产生了较明显的自主神经系统紊乱体征，则建议脱离接触有场源的工作岗位。（　　）

>> 学习目标要求：掌握　　难易程度：难

2. 热操作工应该戴能有效滤过红外线的防护眼镜。（　　）

>> 学习目标要求：掌握　　难易程度：中

3. 易引起电光性眼炎的职业病是紫外线。（　　）

>> 学习目标要求：熟悉　　难易程度：中

4. 电焊工在操作时必须佩戴专门的防护面罩和防护眼镜，并使用移动屏障围住操作区。（　　）

>> 学习目标要求：掌握　　难易程度：难

5. 由于激光具有方向性和相干性好的特点，所以可以裸眼观看激光速。（　　）

>> 学习目标要求：掌握　　难易程度：中

6. 低温作业是指在寒冷季节从事室外及室内无采暖的作业，或在冷藏设备的低温条件下以及在极区的作业。（　　）

>> 学习目标要求：熟悉　　难易程度：中

7. 低温作业人员工作时若衣服被浸湿，可以等下班后再更换并烘干。（　　）

>> 学习目标要求：熟悉　　难易程度：中

8. 低温作业时由于环境温度低，所以鼓励工人通过增加劳动强度，给身体产热而

达到御寒作用。（　　）

>> 学习目标要求：掌握　　难易程度：中

9. 作业人员在高气压下工作一段时间后不可以直接回到正常气压环境中。（　　）

>> 学习目标要求：掌握　　难易程度：难

10. 利尿药乙酰唑胺可有效降低高海拔地区人群急性高原反应的发生率和严重程度。（　　）

>> 学习目标要求：熟悉　　难易程度：难

五、名词解释

1. 高频电磁场

>> 学习目标要求：熟悉　　难易程度：中

2. 电磁辐射

>> 学习目标要求：熟悉　　难易程度：中

3. 雪盲症

>> 学习目标要求：熟悉　　难易程度：中

4. 电光性眼炎

>> 学习目标要求：熟悉　　难易程度：中

5. 激光

>> 学习目标要求：熟悉　　难易程度：中

6. 蓝光损害

>> 学习目标要求：了解　　难易程度：中

7. 低温作业

>> 学习目标要求：熟悉　　难易程度：中

8. 减压病

>> 学习目标要求：熟悉　　难易程度：中

9. 习服

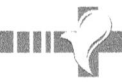

>> 学习目标要求：熟悉　　难易程度：中

10. 微波

>> 学习目标要求：熟悉　　难易程度：中

六、简答题

1. 简述微波辐射的防护基本原则。

>> 学习目标要求：掌握　　难易程度：难

2. 简述高气压作业的防护措施。

>> 学习目标要求：掌握　　难易程度：难

七、案例分析

1. 船舶制造业是我国国际竞争力最强的产业之一，也是我国重加工工业中位居世界前列的少数产业之一。造船业属于劳动力密集型行业，几乎包括重工业所有工种，除此之外，人员流动性大、手工劳作多、机械化程度低也是危险丛生的渊源。船舶制造的基本工艺包括钢材预处理、材料下料加工、分段制造、预舾装、合拢、总舾装、船台大合拢等。船舶制造过程中各工种主要存在的职业病危害因素见表 4-9。

表 4-9　船舶制造业主要职业病危害因素分布情况

工种	接触的职业病危害因素
焊工	电焊烟尘、锰及其无机化合物、氮氧化合物、臭氧、一氧化碳、二氧化碳、噪声、高温、电焊弧光
碳弧气刨工	金属烟尘、锰及其无机化合物、氮氧化合物、臭氧、一氧化碳、二氧化碳、噪声、高温、电焊弧光
起重工	噪声、全身振动
打磨工	其他粉尘、锰及其化合物、噪声、局部振动
装配工	噪声、局部振动
水火工	噪声、高温
数控下料工	电焊烟尘、锰及其无机化合物、氮氧化合物、臭氧、一氧化碳、二氧化碳、噪声、高温、电焊弧光
管子工	噪声
喷漆工	甲苯、二甲苯等

由于船舶修造业的特殊性，职业病危害因素超标严重，对工人健康危害也较大。某新建造船企业职业病危害因素检查结果显示，噪声超标率为 15%，锰及其化合物超标

率为38%，电焊烟尘超标率为27%，二甲苯超标率为55%；某造船企业舾装码头船上舾装工作场所职业病危害因素检测结果显示，噪声超标率78%，高温超标率67%，电焊烟尘超标率33%，其他粉尘超标率22%，锰及其化合物超标率为70%。目前国内公开报道船舶修造业职业病案例显示，尘肺368例、电光性眼炎2 000例、高温中暑200例，以及苯系物中毒19例等。可见船舶修造业职业病防护工作任重道远。

（1）电焊作业是船舶修造业的主要工序，电焊作业过程可以产生哪些职业病危害因素？主要引起哪些职业病？如何降低电焊工人的职业危害？

（2）电光性眼炎是电焊工人易发生的职业病损，什么是电光性眼炎？其症状是什么？治疗措施有哪些？如何预防和控制电光性眼炎的发生？

（3）控制船舶修造业职业病危害需要从哪些方面采取防护措施？

》 学习目标要求：掌握　　难易程度：难

2. 某燃煤发电厂拟建 2×500 MW 汽轮发电机组一套，其主要的生产工艺为热能—机械能—电能。采用石灰石—石膏湿式烟气脱硫，生产运行采用集散控制系统，炉、机、电一体化集中控制。用 500 kV 升压站和 6 kV 室内配电设备分别向厂外和厂内输电。

主要原辅料有煤、氨水、盐酸、氢氧化钠、石灰石等。

主要生产设备有燃煤锅炉、发电机组、输煤、粉碎机械、锅炉补给水及化学处理、污水处理设备（如加氨装置、酸、碱储罐等）和送变电设备。

锅炉给煤设备，给煤量采用铯^{137}料位计。

据业主提供的有关检测资料，燃煤（设计煤种）游离二氧化硅含量为0.9%，粉煤灰游离二氧化硅含量为13.5%。

（1）简述燃煤发电厂建设工程项目职业病危害预评价应考虑其主要的职业病危害因素及其存在部位（以列表形式解答）。

（2）简述现场噪声测量仪器的选择、监测点的确定及计算。

（3）结合材料谈谈工频电场对人体的主要危害，及降低作业环境粉尘密度的技术措施。

》 学习目标要求：熟悉　　难易程度：中等

第五章 职业健康监护技术

第一节 前期准备

一、单项选择题（每题包括题干及五个答案，其中只有一个正确答案）

1. 签订职业健康检查委托书，双方应由下列哪类人员签字？（　　）
   A. 主检医师　　　　　　　　　B. 质量负责人
   C. 技术负责人　　　　　　　　D. 法定代表人或法定代表人的委托人
   E. 执行科室负责人

> 学习目标要求：掌握　　难易程度：中

2. 用人单位在提供员工职业病危害接触史时，应特别注意填报（　　）。
   A. 工种　　　　　　　　　　　B. 接触的职业病危害因素名称
   C. 接触时间　　　　　　　　　D. 个人防护措施
   E. 以上都是

> 学习目标要求：掌握　　难易程度：中

3. 下列哪项工作不一定是主检医师的工作？（　　）
   A. 制订体检方案　　　　　　　B. 对职业健康检查过程进行质量控制
   C. 收取体检费用　　　　　　　D. 签发个体体检结论报告
   E. 审核职业健康检查报告

> 学习目标要求：掌握　　难易程度：中

4. 某家具厂一女工，以往月经正常，近期出现经期紊乱、经量增多，在进行职业健康检查职业史采集时，应注意询问下列哪种毒物的接触史？（　　）
   A. 锰　　　B. 镉　　　C. 正己烷　　　D. 苯　　　E. 丙酮

> 学习目标要求：掌握　　难易程度：中

5. 对噪声作业人员进行问诊时，应着重询问（　　）。
   A. 职业史
   B. 个人生活习惯，如是否经常戴耳机听音乐
   C. 病史，如是否有耳鸣、听力下降等，及既往是否患过中耳炎、用药情况等
   D. 个人防护措施
   E. 以上都要

> 学习目标要求：掌握　　难易程度：中

6. 对从事粉尘作业者进行问诊时，应着重询问（　　）。

A. 呼吸系统的症状　　　　　　　　B. 消化系统的症状
C. 神经系统的症状　　　　　　　　D. 心血管系统的症状
E. 造血系统的症状

▶ 学习目标要求：掌握　　难易程度：中

二、多项选择题（每题包括题干及五个答案，其中有两个或两个以上的正确答案）

1. 在职业健康检查中，用人单位应当如实提供下列哪些职业健康检查所需的相关资料，并承担检查费用？（　　）
   A. 用人单位的基本情况
   B. 工作场所职业病危害因素种类及其接触人员名册
   C. 工作场所职业病危害因素定期检测等相关资料
   D. 受检者生活习惯、嗜好
   E. 受检者联系方式

▶ 学习目标要求：掌握　　难易程度：中

2. 用人单位应根据下列哪些资料，确定工作场所职业病危害因素种类？（　　）
   A. 职业病危害项目申报材料
   B. 工作场所职业病危害因素现状评价结果
   C. 工作场所职业病危害因素定期检测等相关资料
   D. 生产中使用的原辅材料
   E. 生产工艺流程

▶ 学习目标要求：掌握　　难易程度：中

3. 职业健康检查工作方案的内容包括（　　）。
   A. 目的　　　　　　　　　　　　B. 组织机构
   C. 职责　　　　　　　　　　　　D. 职业健康检查时间、场地安排
   E. 职业健康检查项目

▶ 学习目标要求：掌握　　难易程度：中

4. 在职业健康检查中，需要采集劳动者个人基本信息资料，应包括（　　）。
   A. 个人资料　　　　　　　　　　B. 职业史
   C. 个人生活史　　　　　　　　　D. 既往史
   E. 家族史

▶ 学习目标要求：掌握　　难易程度：中

5. 作为筛检职业健康监护目标疾病的生物标志物应满足下列哪些条件？（　　）
   A. 有灵敏可靠的生物检测方法
   B. 易为劳动者接受
   C. 价格便宜
   D. 生物接触标志物能够反映劳动者的暴露水平
   E. 生物效应标志物能反映所暴露职业病危害因素的健康效应

6. 电焊工作业过程中主要接触的危害因素是（　　）。
   A. 有害气体　　　　　　　　　B. 粉尘
   C. 紫外辐射（紫外线）　　　　D. 锰及其无机化合物
   E. 有机溶剂

   ▶ 学习目标要求：掌握　　难易程度：中

三、判断题

1. 不是直接从事接触职业危害因素的作业，但在工作环境中有同样的接触，视为职业接触。（　　）

   ▶ 学习目标要求：掌握　　难易程度：中

2. 如果某岗位会接触到多种化学物质（如化学试剂操作、污水处理、化工等），职业危害因素的识别办法：分清主要危害，将《职业健康监护技术规范》《职业危害因素目录》中包含有的、最多接触而且在评价或检测报告书中显示有检测数据的危害因素填写在前，其他如微量使用、很少接触的可以略去。（　　）

   ▶ 学习目标要求：掌握　　难易程度：中

3. 如用人单位委托，对 GBZ 188 以外的职业病危害因素开展健康监护，需通过专家评估后确定体检项目。（　　）

   ▶ 学习目标要求：掌握　　难易程度：中

4. 职业史是指员工在目前岗位的职业接触和工龄。（　　）

   ▶ 学习目标要求：掌握　　难易程度：中

5. 员工现职业史以员工个人提供的资料为准。（　　）

   ▶ 学习目标要求：掌握　　难易程度：中

6. 对不愿意签订委托协议或不愿意如实提供相关资料的用人单位，职业健康检查机构可暂不提供职业健康检查服务。（　　）

   ▶ 学习目标要求：掌握　　难易程度：中

7. 劳动者认为自己的健康状况可能与所接触的职业病危害因素有关并要求进行职业健康检查的，职业健康检查机构应当根据劳动者所在单位出具的职业史证明材料或劳动者自述的职业史，对其进行健康检查。（　　）

   ▶ 学习目标要求：掌握　　难易程度：中

8. 某企业要求对员工进行职业健康检查，但从来没做过作业场所环境检测，不能明确企业存在的职业病危害因素，职业健康检查机构可通过对该企业进行职业卫生状况调查，调查报告双方确认后，则可进行职业健康检查。（　　）

   ▶ 学习目标要求：掌握　　难易程度：中

四、填空题

1. 制订职业健康检查方案应根据＿＿＿＿＿＿的要求，按＿＿＿＿＿＿不同确定体检项目。

» 学习目标要求：掌握　　难易程度：中

2. 职业健康检查包括_____项目和_____项目。_____项目是指作为基本健康检查和大多数职业病有危害因素的健康检查都需要进行的检查项目。

» 学习目标要求：掌握　　难易程度：中

3. 在职业健康检查症状询问时，应针对不同_____及其可能危害的_____，有重点的询问。

» 学习目标要求：掌握　　难易程度：中

4. 用于职业健康检查的生物标志物分为_____和_____。

» 学习目标要求：掌握　　难易程度：中

5. 苯（接触工业甲苯、二甲苯）在岗期间职业健康检查实验室必检项目有_____、_____、_____。

» 学习目标要求：掌握　　难易程度：中

6. 接触铅及其无机化合物的作业人员体检，症状询问应重点询问_____系统和_____系统症状。

» 学习目标要求：掌握　　难易程度：中

五、名词解释

1. 职业史

» 学习目标要求：掌握　　难易程度：中

2. 职业病危害因素的定义

» 学习目标要求：掌握　　难易程度：中

六、简答题

1. 简述职业健康检查的工作流程。

» 学习目标要求：掌握　　难易程度：中

2. 简述签订职业健康检查委托书应包含内容。

» 学习目标要求：掌握　　难易程度：中

第二节　职业健康检查实施

一、单项选择题（每题包括题干及五个答案，其中只有一个正确答案）

1. 职业健康检查中，粉尘作业人员 DR 胸片检查要求管电压在（　　）。

A. 80～100 kV   B. 100～120 kV
C. 90～125 kV   D. 125 kV 以上
E. 无特殊要求

» 学习目标要求：掌握　　难易程度：难

2. 尿液标本的收集，下列哪个做法是错误的？（　　）。
   A. 应留取新鲜尿液，以清晨第一次尿为宜
   B. 如不能及时检验，宜置于 0 ℃ 的冰箱
   C. 如不能及时检验，宜置于 4 ℃ 的冰箱
   D. 可加甲醇、甲苯、麝香草酚或浓盐酸保存
   E. 尿液标本应避免经血、白带、粪便等混入

» 学习目标要求：掌握　　难易程度：中

3. 病理反射包括（　　）。
   A. 巴宾斯基征（Babinski 征）   B. 奥本海姆征（Oppenheim 征）
   C. 戈登征（Gordon 征）   D. 以上都是
   E. 以上都不是

» 学习目标要求：掌握　　难易程度：中

4. 纯音听阈测试应在受试者脱离噪声环境（　　）后进行。
   A. 即刻   B. 1 h   C. 24 h   D. 48 h   E. 7 d

» 学习目标要求：掌握　　难易程度：中

5. 职业健康检查过程中，在询问和收集劳动者个人基本信息时，容易出现下列哪些错误？（　　）
   A. 询问错误   B. 记录错误
   C. 公然欺骗错误   D. 以上都不是
   E. 以上都是

» 学习目标要求：掌握　　难易程度：中

6. 在职业健康检查采血过程中，检查者出现晕血时有发生，下列哪些现场处理是正确的？（　　）
   A. 让其平卧休息   B. 按压人中
   C. 必要时可嗅吸芳香氨酊   D. 口服温糖水
   E. 以上都是

» 学习目标要求：掌握　　难易程度：中

7. 夏季尿液从留取至完成检验的时间为（　　）。
   A. 1 h 内   B. 1.5 h 内   C. 2 h 内   D. 2.5 h 内   E. 3 h 内

» 学习目标要求：掌握　　难易程度：中

8. 对苯作业人员进行问诊时，应着重询问（　　）。
   A. 神经系统症状和造血系统症状   B. 消化系统症状和造血系统症状

C. 内分泌系统症状和造血系统症状　　D. 神经系统症状和内分泌系统症状

E. 呼吸系统症状和造血系统症状

▶ 学习目标要求：掌握　　难易程度：中

9. 听阈是受试者在大约（　　）的时间能感知的最小声强。

A. 30%　　B. 40%　　C. 50%　　D. 60%　　E. 70%

▶ 学习目标要求：掌握　　难易程度：难

10. 对粉尘作业人员进行问诊时，应着重询问（　　）。

A. 神经系统症状　　　　　　　　B. 呼吸系统症状

C. 消化系统症状　　　　　　　　D. 内分泌系统症状

E. 以上都不是

▶ 学习目标要求：掌握　　难易程度：中

11. 在静脉采血时操作错误的是（　　）。

A. 从内向外消毒穿刺部位的皮肤

B. 进针时将针头斜面和针筒刻度向上

C. 穿刺皮肤进入血管，见回血后立即松开压脉带

D. 取血后带针头将血液直接注入容器

E. 轻轻混匀抗凝血

▶ 学习目标要求：掌握　　难易程度：中

12. 在膝反射检查中，膝反射表现为反射亢进并伴有阵挛，则记录为（　　）。

A. (－)　　　　　　　　　　　　B. (＋)

C. (＋＋)　　　　　　　　　　　D. (＋＋＋)

E. (＋＋＋＋)

▶ 学习目标要求：掌握　　难易程度：中

13. 检查甲状腺时看到甲状腺肿大并能触及，但在胸锁乳突肌以内，可记录甲状腺为（　　）。

A. Ⅰ度肿大　　　　　　　　　　B. Ⅱ度肿大

C. Ⅲ度肿大　　　　　　　　　　D. 甲状腺结节

E. 甲状腺饱满

▶ 学习目标要求：掌握　　难易程度：中

14. 职业健康检查记录身高和体重的单位分别为（　　）。

A. m 和 kg　　B. cm 和 kg　　C. m 和 g　　D. mm 和 kg　　E. cm 和 g

▶ 学习目标要求：掌握　　难易程度：中

15. 纯音气导听阈测试最后应复测 1 000 Hz 的听阈级，如该耳复测 1 000 Hz 的结果和开始测得的结果相差不超过（　　）dB，可进行另一耳的检查。

A. 5　　B. 10　　C. 15　　D. 20　　E. 25

> 学习目标要求：掌握　　难易程度：中

16. 心电图检查中胸导联电联 V_1 放在（　　）。
    A. 胸骨右缘第四肋间　　　　　　B. 胸骨左缘第四肋间
    C. 胸骨右缘第五肋间　　　　　　D. 胸骨左缘第五肋间
    E. 右锁骨中线第五肋间

> 学习目标要求：掌握　　难易程度：中

17. 触及脾肿大但在肝缘右脐水平线上，可判断为（　　）。
    A. 轻度脾肿大　　　　　　　　　B. 中度脾肿大
    C. 高度脾肿大　　　　　　　　　D. 巨脾
    E. 以上都是

> 学习目标要求：掌握　　难易程度：中

18. 关于尿锰采样、运输及保存下列错误的做法是（　　）。
    A. 最好收集晨尿或 24 h 尿　　　B. 聚乙烯瓶收集尿液
    C. 常温下运输　　　　　　　　　D. 4 ℃冰箱中保存 14 d
    E. 0 ℃冰箱中保存 30 d

> 学习目标要求：掌握　　难易程度：中

19. X 射线胶片结构中最重要的组成部分是（　　）。
    A. 结合膜层　　B. 保护膜层　　C. 防光晕层　　D. 片基层　　E. 乳剂层

> 学习目标要求：掌握　　难易程度：中

20. 纯音听阈测试结果的记录原则为（　　）。
    A. 先写右耳听力情况，再写左耳听力情况；先写语频听阈情况，再写高频听阈情况
    B. 先写左耳听力情况，再写右耳听力情况；先写语频听阈情况，再写高频听阈情况
    C. 先写右耳听力情况，再写左耳听力情况；先写高频频听阈情况，再写语频听阈情况
    D. 以上都是
    E. 以上都不是

> 学习目标要求：掌握　　难易程度：中

二、多项选择题（每题包括题干及五个答案，其中有两个或两个以上的正确答案）
1. 深反射检查中，下列结果记录准确的包括（　　）。
    A. （﹣）：反射消失
    B. （＋）：反射存在，但只有肌肉收缩而无相应关节活动，为反射减弱，可为正常或病理状况
    C. （＋＋）：肌肉收缩并导致关节活动，为正常反射

D. （+++）：反射增强，可为正常或病理状态

E. （++++）：反射亢进并伴有阵挛

> 学习目标要求：掌握　　难易程度：中

2. 肺功能检查过程中，下列描述正确的是（　　）。

　　A. 夹住鼻子

　　B. 至少测试3次，结果取3次的平均值

　　C. 受检者的假牙不安全可靠时需取出

　　D. 吹筒放在口腔内，其前口应含到牙齿内

　　E. 近3个月做过腹部大的手术者不应做肺功能

> 学习目标要求：掌握　　难易程度：中

3. 手控听力计测试听力过程中，下列描述正确的是（　　）。

　　A. 给测试音的次序是先从1 000 Hz开始，而后依次向上测较高的频率，接着以下降的顺序测较低的频率

　　B. 手控法测听阈时，测试音的输出应连续给1～2 s

　　C. 当测试者对测试音有反应时，给声之间的间歇期应是规则的

　　D. 给测试音的次序是先从500 Hz开始，而后依次向上测较高的频率即可

　　E. 当测试者对测试音有反应时，给声之间的间歇期应是不规则的

> 学习目标要求：掌握　　难易程度：中

4. 共济失调检查包括（　　）。

　　A. 肌张力试验　　　　　　　　B. 指鼻试验

　　C. 跟膝胫试验　　　　　　　　D. 跟腱反射试验

　　E. 昂白试验（Romberg's test）

> 学习目标要求：掌握　　难易程度：中

5. 针对苯作业人员的职业健康检查中，询问症状的要点有（　　）。

　　A. 礼貌待人，使用恰当的语言

　　B. 获得某一症状信息后，再着重问某些方面

　　C. 每个症状逐一询问

　　D. 重点询问神经系统症状

　　E. 重点询问造血系统的症状和自我感觉，女性还应询问月经有无异常

> 学习目标要求：掌握　　难易程度：中

6. 职业健康检查采血过程中，下列哪些描述是正确的？（　　）

　　A. 真空采血法减少了溶血现象并能有效避免医护人员和受检者间的交叉感染

　　B. 止血带结扎时间不可超过2 min

　　C. 止血带结扎时间可超过2 min

　　D. 血液样本采集后应立即送检并尽快检查

　　E. 血浆在4 ℃保存

❯ 学习目标要求：掌握　　难易程度：中

7. 尿液标本收集后不能及时送检时，可加下列哪些防腐剂来保存标本？（　　）。
   A. 甲醛　　　B. 甲苯　　　C. 甲醇　　　D. 浓盐酸　　　E. 冰乙酸

❯ 学习目标要求：掌握　　难易程度：中

8. 下列哪些情况不宜行肺功能检查？（　　）
   A. 近3个月行大的腹部手术　　　　B. 近3个月行大的胸部手术
   C. 严重的心脏疾病　　　　　　　　D. 肺结核
   E. 支气管炎

❯ 学习目标要求：掌握　　难易程度：中

9. 纯音听阈测试的优点是（　　）。
   A. 可靠、重复性好，易操作
   B. 测试结果之间有可比性
   C. 可对听力损失行定性
   D. 直接反映整个听觉通路上在语言频谱内所有频率的听阈情况
   E. 为主观测听

❯ 学习目标要求：掌握　　难易程度：中

10. 关于纯音听阈检查的条件和准备包括（　　）。
    A. 检查中测试者和受试者均应坐得舒适，不受无关事物的干扰
    B. 测试人员应能清晰地看到受试者
    C. 受试者应看不到听力计键钮的操作
    D. 为避免过度紧张而导致的错误，受试者应在检查前5 min来到检查室
    E. 当检查者在隔音室外操作时，可从观察窗监视受试者

❯ 学习目标要求：掌握　　难易程度：难

11. 纯音听阈测试时，为获得可靠的检查结果，需对受试者进行指导，通常包括（　　）。
    A. 怎样做出反应
    B. 在任一耳听到不管多么轻微的纯音时，受试者都应做出反应
    C. 在听到纯音时应立即做出反应，当不再听到纯音时应立即停止反应
    D. 声音的一般音调次序
    E. 要先检查哪一耳

❯ 学习目标要求：掌握　　难易程度：难

12. 换能器的佩戴要求包括（　　）。
    A. 进行检查前要去掉眼镜、头饰和助听器
    B. 佩戴换能器应尽可能把头发拨开
    C. 换能器可由受检者自己佩戴

D. 红色标志的耳机戴在右耳，蓝色标志的耳机戴在左耳

E. 如放在乳突，应在耳后最接近耳郭处又不接触耳郭

> 学习目标要求：掌握　　难易程度：中

13. 劳动者个人基本信息采集过程中，下列哪些做法是错误的？（　　）。

    A. 询问问题时要有系统性和目的性
    B. 负责询问的人员不需要接受专门的培训
    C. 现职业史以劳动者提供的资料为准
    D. 最好由医护人员进行询问
    E. 应避免记录错误

> 学习目标要求：掌握　　难易程度：中

14. 下列哪些是皮下出血的正确记录？（　　）。

    A. 皮下出血直径小于 2 mm 记录为瘀点
    B. 皮下出血直径为 3～5 mm 记录为紫癜
    C. 皮下出血直径为 3～5 mm 记录为瘀斑
    D. 皮下出血直径大于 5 mm 记录为瘀斑
    E. 皮下出血直径大于 5 mm 记录为血肿

> 学习目标要求：掌握　　难易程度：中

15. 关于腹部 B 超检查过程中，下列描述正确的是（　　）。

    A. 肝脏检查需取仰卧位，两手上举置于头侧枕上
    B. 肝脏检查需取仰卧位，两手则放在两侧
    C. 脾脏 B 超取右侧卧位
    D. 检查胆囊者宜空腹
    E. 以上都不是

> 学习目标要求：掌握　　难易程度：中

16. 下列使用的采集容器哪些是正确的？（　　）

    A. 检验血常规采血使用 EDTA 管
    B. 检验血苯采血使用肝素抗凝管
    C. 检验尿铅留取尿液采用金属容器
    D. 检验肝功能采血使用干燥管
    E. 检验尿锰留取尿液采用硬质玻璃容器

> 学习目标要求：掌握　　难易程度：中

17. 生物样品的运输和保存注意事项包括（　　）。

    A. 防止污染，不能将样品与装有待测物容器存放在一起运输和保存
    B. 生物样品不能在高温和日光下运输和保存
    C. 血样通常要求在 4 ℃运输和保存

D. 运输和保存的时间不能超过生物样品的稳定期

E. 在运输和保存过程中，样品中的待测物成分和性质不能发生改变

▶ 学习目标要求：掌握　　难易程度：中

18. 职业健康检查中的生物检查样本包括（　　）。

　　A. 血　　　　B. 尿液　　　　C. 粪便　　　　D. 头发　　　　E. 指甲

▶ 学习目标要求：掌握　　难易程度：中

19. 苯作业人员职业健康检查中，下列哪些做法是正确的？（　　）。

　　A. 重点询问神经系统和血液系统症状

　　B. 血常规采血管使用 EDTA 抗凝管

　　C. 运输过程中注意防止污染和震动

　　D. 血常规标本不需低温保存

　　E. 室温下 2 h 内完成检测为宜

▶ 学习目标要求：掌握　　难易程度：中

20. 粉尘作业人员 DR 胸片摄影要求（　　）。

　　A. 胸部后前立位　　　　　　　　B. 源像距（SID）1.8 m

　　C. 使用小焦点　　　　　　　　　D. 摄影电压 80～100 kV

　　E. 胸部前后立位

▶ 学习目标要求：掌握　　难易程度：难

21. 肌力是指在主动动作时所呈现的肌肉收缩，分级标准正确的是（　　）。

　　A. 1 级：可看到或触及肌肉轻微收缩，但不能引起肢体或关节运动

　　B. 2 级：肌肉在不受重力的影响时，可进行运动，但不能重力对抗重力

　　C. 3 级：在和地心引力相反的方向时尚能完成其动作，但不能耐受外加的阻力

　　D. 4 级：能对抗一定的阻力，但较正常人差

　　E. 5 级：正常肌力

▶ 学习目标要求：掌握　　难易程度：中

22. 接触铅作业人员的职业健康检查过程中，下列描述正确的是（　　）。

　　A. 重点检查口腔

　　B. 血样置于 4 ℃冰箱保存，时间可超过 2 周

　　C. 重点询问神经系统和消化系统症状

　　D. 血铅管使用肝素抗凝管

　　E. 收集测定尿铅的尿样容器不得使用金属容器

▶ 学习目标要求：掌握　　难易程度：难

三、判断题

1. 共济运动检查只需作闭眼检查而无需作睁眼检查，因为睁眼不会有共济失调表

现（　　）。

> 学习目标要求：掌握　　难易程度：中

2. 辨色力检查一般要求让受检者在距离色盲表 50～70 cm 读数字或图像，要求 5～10 s 读出，如超出 10 s 读不出数字或图像，则按色盲表的说明判断为色盲或色弱（　　）。

> 学习目标要求：掌握　　难易程度：中

3. 在尿液分析仪检测尿液时，试验结果中出现白细胞、红细胞、蛋白质或亚硝酸盐任一项阳性均应同时进行显微镜检查红细胞和白细胞（　　）。

> 学习目标要求：掌握　　难易程度：中

4. 肺功能检查每位受检者至少测试 3 次，以 3 次测定值的平均值为结果（　　）。

> 学习目标要求：掌握　　难易程度：中

5. 接触铬的电镀工人可能引起鼻黏膜的损害，所以鼻部的检查在职业健康体检中就很重要，检查应包括鼻的外形、鼻中隔、鼻腔黏膜（　　）。

> 学习目标要求：掌握　　难易程度：中

6. 肌张力增高时表现为肌肉坚实感，屈或伸肢体时阻力增加，关节运动范围扩大（　　）。

> 学习目标要求：掌握　　难易程度：中

7. 深感觉检查主要是检查痛觉和震动觉（　　）。

> 学习目标要求：掌握　　难易程度：中

8. 心脏听诊在职业健康检查中是内科最常见的检查，包括心率、心律、心音、额外心音、杂音和心包摩擦音（　　）。

> 学习目标要求：掌握　　难易程度：中

9. 纯音听阈测试图横坐标为测试频率，纵坐标为听力级（　　）。

> 学习目标要求：掌握　　难易程度：中

10. 完整的纯音听力图应包括四条曲线，分别为左右耳的气导和骨导曲线（　　）。

> 学习目标要求：掌握　　难易程度：中

11. 袖带加压间接测量法测定血压要求测量 3 次，每次隔 30 s，取 3 次读数的平均值为受检者的血压（　　）。

> 学习目标要求：掌握　　难易程度：中

12. 肺功能检查时吹筒应放在口腔内，其前口可不用含到牙齿内，只需用嘴唇包住即可（　　）。

> 学习目标要求：掌握　　难易程度：中

13. 检查腋窝的浅表淋巴结时应以手扶被检查者前臂稍外展，检查者以右手检查左侧，以左手检查右侧（　　）。

> 学习目标要求：掌握　　难易程度：中

14. 在听力图记录听力计最大输出级仍无反应时，可在相应符号处垂直向下画一箭头（　　）。

> 学习目标要求：掌握　　难易程度：中

15. 生物样品采集时，采样对象应离开工作场所，脱去工作服，清洗手、脸和采样部位后，在清洁、无污染的工作场所进行采样（　　）。

> 学习目标要求：掌握　　难易程度：中

四、填空题

1. 尿液标本冷藏时间不宜超过_____ h。

> 学习目标要求：掌握　　难易程度：中

2. 尿液标本收集后应立即送检，夏季_____ h 内、冬季_____ h 内完成检验。

> 学习目标要求：掌握　　难易程度：中

3. 眼科常规检查包括_____和_____。

> 学习目标要求：掌握　　难易程度：中

4. 深感觉主要检查_____和_____。

> 学习目标要求：掌握　　难易程度：中

5. 纯音听阈测试给声有两种形式：_____和_____。

> 学习目标要求：掌握　　难易程度：难

6. _____Hz 重复测试用于检测受试者在熟悉过程后测得的听阈的可重复性。

> 学习目标要求：掌握　　难易程度：中

7. 在进行职业健康检查的医学检查中，浅表淋巴结主要检查_____和_____的淋巴结。

> 学习目标要求：掌握　　难易程度：中

8. 轻度脾肿大为脾缘不超过肋下_____cm。

> 学习目标要求：掌握　　难易程度：中

9. 绘制纯音听阈测试图时横坐标为_____，纵坐标为_____。

> 学习目标要求：掌握　　难易程度：中

10. 纯音气导听阈测试最后应复测 1 000 Hz 的听阈级，如听阈级比开始测得的好_____ dB 以上，则需按相同频率次序重复检查直至两次测试结果相差少于_____ dB。

> 学习目标要求：掌握　　难易程度：中

11. 头颈部淋巴结的检查包括耳前、耳后、枕部、颌下、颏下、_____、_____、

_____。
> 学习目标要求：掌握　　难易程度：中

12. 甲状腺触诊过程中检查出甲状腺超过胸锁乳突肌外缘，应记录为_____。
> 学习目标要求：掌握　　难易程度：中

13. 肌张力降低时，肌肉松软，伸屈肢体时阻力_____，关节运动范围_____。
> 学习目标要求：掌握　　难易程度：中

14. 肺功能检查每位受检者至少测试3次，以测定值_____为结果。
> 学习目标要求：掌握　　难易程度：中

15. 高千伏胸片摄影管电压要求为_____kV。
> 学习目标要求：掌握　　难易程度：中

五、名词解释

1. 测听
> 学习目标要求：掌握　　难易程度：中

2. 膝反射
> 学习目标要求：掌握　　难易程度：中

3. 肌张力
> 学习目标要求：掌握　　难易程度：中

4. 巨脾
> 学习目标要求：掌握　　难易程度：中

5. 掩蔽
> 学习目标要求：掌握　　难易程度：中

6. 记录错误
> 学习目标要求：掌握　　难易程度：中

7. 公然欺骗的错误
> 学习目标要求：掌握　　难易程度：中

8. 呼吸系统的叩诊检查

> 学习目标要求：掌握　　难易程度：中

六、简答题

1. 简述纯音听阈测试方法的基本原则。

> 学习目标要求：掌握　　难易程度：中

2. 简述甲状腺的触诊检查。

> 学习目标要求：掌握　　难易程度：中

3. 共济运动检查包括指鼻试验、跟膝胫试验及昂白试验（Romberg's test），简述这些共济运动检查。

> 学习目标要求：掌握　　难易程度：中

4. 简述肺功能检查。

> 学习目标要求：掌握　　难易程度：中

5. 简述脾脏的触诊检查。

> 学习目标要求：掌握　　难易程度：中

6. 简述心电图检查的操作。

> 学习目标要求：掌握　　难易程度：中

7. 简述苯作业人员的症状询问。

> 学习目标要求：掌握　　难易程度：中

8. 简述对受检者的个人基本信息进行采集要点。

> 学习目标要求：掌握　　难易程度：中

第三节　总结分析

一、单项选择题（每题包括题干及五个答案，其中只有一个正确答案）

1. 职业健康检查完成后需在_____日内将职业健康检查的_____、_____结果书面告知用人单位（　　）。

A. 15，劳动者个人职业健康检查报告、用人单位职业健康检查总结报告
B. 15，用人单位职业健康检查总结报告、职业健康检查告知材料
C. 30，用人单位职业健康检查总结报告、职业健康检查告知材料
D. 30，劳动者个人职业健康检查报告、用人单位职业健康检查总结报告
E. 30，用人单位职业健康检查总结报告、职业健康检相关材料

❯❯ 学习目标要求：掌握　　难易程度：中

2. 职业健康检查的个体结论报告一式两份，报告内除个人基本信息资料外也应包括_____、_____、_____等主要内容（　　）。
A. 接触职业病危害名称、检查项目的异常所见、体检的小结与建议
B. 接触职业病危害类别、必检项目的异常所见、体检的小结与建议
C. 接触职业病危害名称、检查项目的异常所见、体检的结论与建议
D. 接触职业病危害类别、必检项目的异常所见、体检的结论与建议
E. 接触职业病危害名称、必检项目的异常所见、体检的结论与建议

❯❯ 学习目标要求：掌握　　难易程度：中

3. 职业健康检查的个体结论应由_____审阅做出，其职业健康检查结论应当充分分析_____与_____的关系，综合判断其是否为职业健康监护的_____。（　　）
A. 主检医师、职业病危害接触史、异常检出结果、目标疾病
B. 总检医师，职业病危害接触史、异常检出结果、目标疾病
C. 主管医师，职业病危害接触史、异常检出结果、目标疾病
D. 主检医师，职业病危害接触史、异常检出结果、职业禁忌证
E. 主检医师，职业病危害接触史、异常检出结果、疑似职业病

❯❯ 学习目标要求：掌握　　难易程度：难

4. 职业健康检查总结报告是委托单位一次职业健康检查的书面总结，是对此次参检群体结果的全面总结和一般分析，其包含的主要内容除了受检单位信息、_____、_____等基本信息外，还应重点列表给出_____和_____检出一览及其处理建议。（　　）
A. 职业健康检查种类、应检人数、疑似职业病、职业禁忌证
B. 职业健康监护种类、应检人数、疑似职业病、职业禁忌证
C. 职业健康检查种类、应检与实检人数、疑似职业病、职业禁忌证
D. 职业健康检查种类、应检与实检人数、目标疾病、其他疾病或异常
E. 职业健康监护种类、应检与实检人数、目标疾病、其他疾病或异常

❯❯ 学习目标要求：掌握　　难易程度：中

5. 在对职业健康检查结果进行群体总结分析时，最常用到发病率（%）是指一定时期内_____，在计算该率时应注意其受检率不能低于_____。（　　）
A. 特定人群中发生某种职业病的病例数频率，90%
B. 特定人群中发生某种项目异常的病例数频率，90%
C. 特定人群中发生某种职业病的新病例数频率，80%

D. 特定人群中发生某种项目异常的新病例数频率，80%

E. 特定人群中发生某种职业病的新病例数频率，90%

> 学习目标要求：掌握　　难易程度：中

二、多项选择题（每题包括题干及五个答案，其中有两个或两个以上的正确答案）

1. 职业健康检查报告的种类可分为（　　）。
   A. 总结报告
   B. 个体结论报告
   C. 职业健康监护评价报告
   D. 职业健康检查项目报告单
   E. 项目结果一览表

> 学习目标要求：掌握　　难易程度：中

2. 职业健康检查时发现与目标疾病有关的单个或多个项目异常时应给出复查的个体结论，复查需注意（　　）。
   A. 一般不能作为职业健康检查的最终结论
   B. 需给出明确的复查内容与时间
   C. 一次复查无法确定时可进行多次动态观察
   D. 需依照健康检查周期实施复查
   E. 选检项目仅能在多次必检项目检查无法确定结论时再进行检查

> 学习目标要求：掌握　　难易程度：难

3. 在做出职业禁忌证的个体结论时应考虑下列哪几点？（　　）
   A. 充分考虑受检者的就业机会
   B. 不应是一次性的永久结论
   C. 患有致劳动能力永久丧失的疾病列为职业禁忌证
   D. 患有致劳动能力永久丧失的疾病不列为职业禁忌证
   E. 禁忌证强调的是在从事特定职业病危害因素作业时更易导致健康损害的必然性

> 学习目标要求：掌握　　难易程度：难

三、判断题

1. 职业健康检查的个体结论包括有疑似职业病、职业禁忌证、其他疾病或异常等几种，当检查结果中发现某职业病危害因素作业有关的某些必检项目异常时，需考虑疑似职业病或是职业禁忌证并永久调离该作业岗位工作。（　　）

> 学习目标要求：掌握　　难易程度：中

2. 在进行职业健康检查结果群体分析与总结报告编写时，应将目标疾病检出的人数、汇总一栏及处理建议分别做出表述，对其他疾病、目前未见异常等则不需特别分析，列出结果一览表花名册即可。（　　）

> 学习目标要求：掌握　　难易程度：中

第四节 案 例 分 析

案例一 某机械制造企业

某大型机械制造企业根据国家相关法律法规的规定,制订了公司的年度职业健康监护计划后,向某职业健康检查机构提出了年度职业健康检查申请,并提供了相关材料,包括:该公司的概况,工作场所职业病危害因素种类和接触人数、环境监测的浓度或强度资料,产生职业病危害因素的生产技术、工艺和材料,职业病危害防护设施、应急救援设施,及其他有关资料(详见下文)。

工厂企业基本情况:该大型机械制造企业成立于××××年××月××日,地处在××市××路×××号。注册资本×千万元。公司占地面积××万 m^2,建筑面积达××万 m^2,起步产能××万件/年。目前共有员工500余人(女员工人数50人),管理及文职人员100人,其中大专及其以上学历者达3×%,平均年龄为3×岁。公司于200×年破土动工;2009年1月份所有设备安装完毕并投入试生产,2010年05月,首批某某产品正式下线,并于10月份顺利实现全负荷生产。

公司有2条生产线,共8个主要的生产部门,从原材料进厂至产品下线,整个生产工艺流程中自动化程度较高,主要以现代化的流水线作业方式为主,岗位多数为半自动机械辅助作业。该企业的主要生产工艺流程见图5-1。

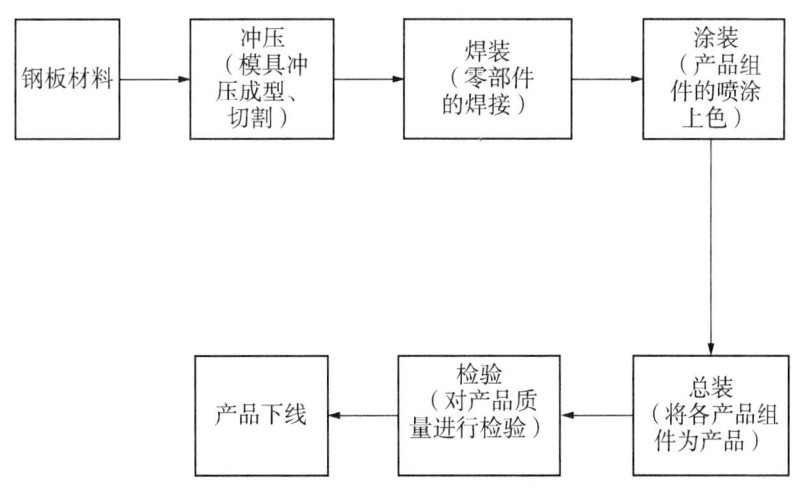

图 5-1 某机械制造企业生产工艺流程

公司提供了最近一年生产中所使用到的原辅料情况如表5-1,各合成类化学品的原材料成分也另附了化学品安全说明书(material safety data sheet,MSDS)。

表 5-1 某机械制造企业主要原辅材料及年消耗量

车间	原辅料名称	单位	日用量	全年用量
冲压、总装车间	机油、润滑油	吨	×××	×××
冲压车间	钢板	吨	×××	×××
焊接、散件车间	电极头	个	×××	×××
焊装、散件车间	CO_2焊丝	吨	×××	×××
焊装、涂装	砂纸	千张	×××	×××
焊装车间	密封胶	支	×××	×××
涂装	油漆	桶	×××	×××
检查	汽油	桶	×××	×××

该企业提交了职业健康检查机构要求的部门、工种、接触职业病危害因素等相关职业史资料。其生产流程中产生的主要职业病危害因素种类涉及粉尘、化学、物理因素等，也包括特殊作业工种，涂装车间的喷漆工序流程及涂胶等岗位工序中存在含苯油漆的接触；各车间的焊接工序中普遍存在电焊烟尘、氮氧化物和锰及其无机化合物，此外在部分焊接工艺中使用了手工电弧焊作业，也存在紫外辐射危害。因地处南方地区，夏季也存在高温作业。除上述因素外该企业也存在大量的场内物流搬运、电工作业等特殊作业工种（表 5-2）。

表 5-2 某机械制造企业主要职业病危害因素

车间	工段或岗位	主要危害因素	接触人数	每日接触时间/h	防护情况
焊装车间	焊接	电焊烟尘、锰及其无机化合物、紫外辐射、氮氧化物	110	8	防尘口罩
	打磨、检查	金属粉尘、噪声	50	8	防尘口罩、耳塞
冲压车间	模修	电焊烟尘、噪声、微波	50	8	防尘口罩、耳塞
	装箱、检查	噪声	30	8	耳塞
涂装车间	保养、维修、电泳	苯、二甲苯、高温	60	8	防毒面具
	喷漆、涂胶、检查	苯、二甲苯	60	8	防毒面具
总装车间	螺栓拧紧	噪声	60	8	耳塞
整车检查	检查	汽油、氮氧化物	40	8	防毒面具
维保与物流	特殊作业人员	职业机动车驾驶作业、电工作业	30 10		
合计			500		

提交资料中显示，该公司职业卫生管理工作较完善，对作业场所进行了职业病危害预评价与控制效果评价，公司对作业场所职业病危害因素进行定期检测，也为员工配备了完备的个人防护用品，包括防尘口罩、防毒面罩、耳塞、耳罩、护目眼镜、皮手套等用品，并制订了相关制度来监督他们在工作过程中使用个人防护用品，尽可能减少职业病危害对劳动者健康的损害。此外，也按要求对接触职业病危害因素及特殊作业工种的员工进行了上岗前、在岗期间、离岗时的职业健康检查，并且定期对他们开展职业卫生培训。工作场所职业病危害因素监测结果表明，除噪声因素外，生产工艺中对其他危害因素的控制较为理想，但也存在不同程度的超标情况。

（1）请根据以上信息拟定本次职业健康检查委托协议书。

（2）该职业健康检查机构与公司签订委托协议书后，随即按照双方达成的协议开始实施职业健康检查工作。公司需向该机构提供哪些职业健康检查相关信息材料？请模拟出这些材料的内容。

（3）根据双方达成的委托协议，请模拟制订出职业健康检查工作方案并试述职业健康检查实施过程中纯音听阈测试、肺通气功能检查及高千伏胸片（或 DR 胸片）检查实施的质量要求有哪些？

（4）职业健康检查工作依照双方达成之协议及现场工作方案顺利完成后，请模拟完成 10 份职业健康检查个体结论报告，其报告需包括 4 名疑似职业病（噪声、苯、粉尘、紫外辐射）及 4 名职业禁忌证（噪声、苯、粉尘、汽油）人员个体结论报告。上述报告完成后请依照职业健康检查管理办法之要求模拟完成疑似职业病与职业禁忌证的告知、通知、报告等工作。

（5）职业健康检查工作全部完成后，需编写该委托企业本次职业健康检查的群体报告，请结合上述信息模拟完成职业健康检查总结报告，并完成网络直报等工作。

▶ 学习目标要求：掌握　　难易程度：中

案例二　某药品生产企业

某大型药品制造有限公司根据国家相关法律法规的规定，制订了公司的年度职业健康监护计划，并向企业所在地某家职业健康检查机构提出了年度职业健康检查的书面委托申请，该职业健康检查机构受理委托后，企业补充提供了以下材料：公司的概况，工作场所职业病危害因素种类和接触人数、环境监测的浓度或强度资料，产生职业病危害因素的生产技术、工艺和材料，职业病危害防护设施、应急救援设施，及其他有关资料。

工厂企业基本情况：某制药有限公司是一家国有医药制造企业，公司于××××年××月××日在××市××路×××号成立，占地面积约 10 万 m^2，生产面积 2 万 m^2，主要产品为维生素、微量元素复合剂，年生产值为 2 万吨/年，公司共有员工总人数为 482 人（女员工 161 人），其中生产工人为 425 人（女工 123 人）。该企业的产品生产工艺流程见图 5-2。

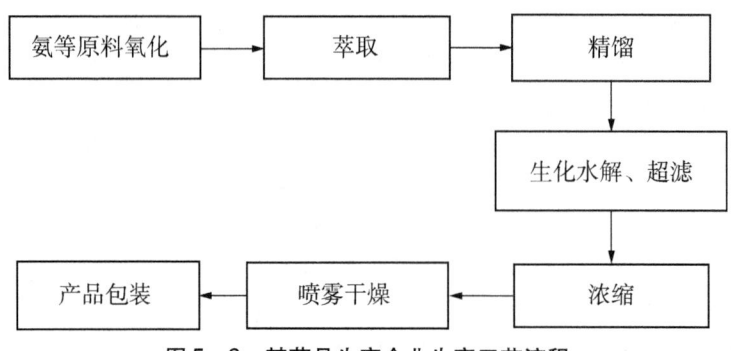

图 5-2 某药品生产企业生产工艺流程

该企业生产流程中产生的主要职业病危害因素有：噪声、高温，主要来自氨氧化、喷雾干燥工序和公共设施设备运行；苯、甲苯、甲醇，来自萃取和精馏工序；微波、有机粉尘，来自喷雾干燥工序；甲醛、酸酐、磷及其无机化合物，来源于污水处理工序（表 5-3）。

表 5-3 某药品生产企业主要职业病危害因素

车间	工种	危害因素	接触人数	每日接触时间/h
氨氧化车间	投料操作	噪声、高温	40	8
萃取车间	取样、巡检	苯、甲苯、甲醇、高温	60	8
精馏车间	取样、巡检	苯、甲苯、甲醇、高温	60	8
生化水解车间	取样、巡检	噪声	120	8
脱色超滤车间	取样、巡检	噪声	20	8
浓缩车间	取样、巡检	噪声	50	8
喷雾干燥车间	取样、巡检	微波、有机粉尘	50	8
包装	包装	噪声	35	8
设施设备保全	维修、巡检	甲醛、酸酐、磷及其无机化合物	25	8
合计			460	

提交资料中显示，公司职业卫生管理工作较完善，对作业场所进行了职业病危害预评价与控制效果评价，公司对作业场所噪声、甲苯等职业病危害因素进行了定期检测，并按要求对这些员工进行了上岗前、在岗期间、离岗时职业健康检查。工作场所职业病危害因素监测结果提示，除噪声因素外，生产工艺中其他危害因素的控制较为理想，但也存在不同程度的超标情况。

（1）请根据以上信息拟定本次职业健康检查委托协议书。

（2）该职业健康检查机构与公司签订委托协议书后，随即按照双方达成的协议开始实施职业健康检查工作。公司需向该机构提供哪些职业健康检查相关信息材料？请模拟出这些材料的内容。

（3）根据双方达成的委托协议，请模拟制订出职业健康检查工作方案并试述职业健康检查实施过程中纯音听阈测试、肺通气功能检查及高千伏胸片（或 DR 胸片）检查实施的质量要求有哪些？

（4）职业健康检查工作依照双方达成之协议及现场工作方案顺利完成后，请模拟完成 10 份职业健康检查个体结论报告，其报告需包括 4 名疑似职业病（噪声、苯、粉尘、微波）及 4 名职业禁忌证（噪声、苯、粉尘、甲醇）人员个体结论报告。上述报告完成后请依照职业健康检查管理办法之要求模拟完成疑似职业病与职业禁忌证的告知、通知、报告等工作。

（5）职业健康检查工作全部完成后，需编写该委托企业本次职业健康检查的群体报告，请结合上述信息模拟完成职业健康检查总结报告，并完成网络直报等工作。

> 学习目标要求：掌握　　难易程度：中

案例三　某中型船舶制造企业

某船舶制造有限公司根据国家相关法律法规的规定，制订了公司的年度职业健康监护计划后，向某职业健康检查机构提出了年度职业健康检查申请，并提供了相关材料，包括：该公司的概况，工作场所职业病危害因素种类和接触人数、环境监测的浓度或强度资料，产生职业病危害因素的生产技术、工艺和材料，职业病危害防护设施、应急救援设施，及其他有关资料。

工厂企业基本情况：该船舶制造有限公司是国有股份制船舶制造企业，公司成立于×××年××月××日，厂址位于××市××路×××号，占地面积约 8 万 m^2，生产面积 2 万 m^2，有 3 个主要的生产车间，车间平均面积为 $800 \sim 1\,000\ m^2$，主要产品为大型远洋船舶，公司共有员工总人数为 518 人（女员工 18 人），其中生产工人为 436 人（女工 6 人）。该企业生产工艺流程见图 5-3。

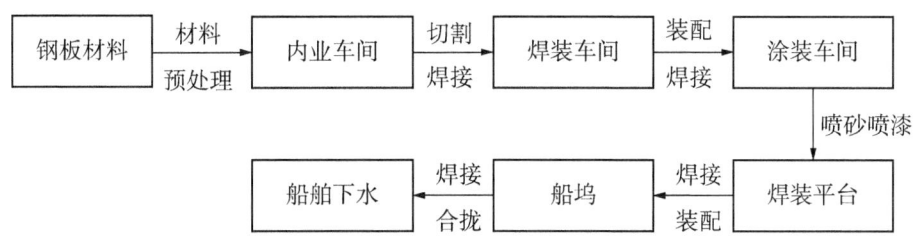

图 5-3　某船舶制造企业生产工艺流程

该企业生产流程中产生的主要职业病危害因素有：噪声，材料切割、焊接、装配与喷砂的工序流程中存在；苯、甲苯、二甲苯，涂装车间的喷漆工序流程中存在；各车间的焊接工序中普遍存在电焊烟尘、氮氧化物和锰及其无机化合物，在焊接工艺流程中大部分均使用手工电弧焊作业，也存在紫外辐射危害（详见表 5-4）。此外，焊装平台存在有高处作业、电工作业两类特殊作业工种。

表5-4 某船舶制造企业主要职业病危害因素

车间	工种	危害因素	接触人数	每日接触时间/h
内业车间	切割、焊接	噪声	73	8
	焊接	电焊烟尘		8
	焊接	二氧化锰		
	焊接	氮氧化物、紫外辐射		
焊装车间	焊接、装配	噪声	217	8
	焊接、装配	电焊烟尘		
	焊接、装配	二氧化锰		
	焊接、装配	氮氧化物、紫外辐射		
涂装车间	喷漆	苯	42	8
	喷漆	甲苯		
	喷漆	二甲苯		
	喷砂	噪声、打磨粉尘	42	8
平台船坞	焊接	噪声	50	8
	焊接	电焊烟尘		
	焊接	二氧化锰		
	焊接 电力安装	氮氧化物、紫外辐射、高处作业、电工作业	12	
合计			436	

公司职业卫生管理工作较一般，员工配备了个人防护用品，包括口罩、面罩、眼镜、皮手套等用品，但无使用更换记录。对作业工人较少进行职业卫生知识培训。工作场所职业病危害因素测定结果表明，生产工艺中对各个危害因素的控制并不理想，除氮氧化物外其他各危害因素均存在不同程度的超标情况。

（1）请根据以上信息拟定本次职业健康检查技术服务委托协议书。

（2）该职业健康检查机构与公司签订委托协议书后，随即按照双方达成的协议开始实施职业健康检查工作。公司需向该机构提供哪些职业健康检查相关信息材料？请模拟出这些材料的内容。

（3）根据双方达成的委托协议，请模拟制订出职业健康检查工作方案并试述职业健康检查实施过程中纯音听阈测试、肺通气功能检查及高千伏胸片（或DR胸片）检查实施的质量要求有哪些？

（4）职业健康检查工作依照双方达成之协议及现场工作方案顺利完成后，请模拟完成10份职业健康检查个体结论报告，其报告需包括4名疑似职业病（噪声、苯、粉尘、紫外辐射）及4名职业禁忌证（噪声、苯、粉尘、高处作业）人员个体结论报告。上述报告完成后请依照职业健康检查管理办法之要求模拟完成疑似职业病与职业禁忌证的告知、通知、报告等工作。

（5）职业健康检查工作全部完成后，需编写该委托企业本次职业健康检查的群体报告，请结合上述信息模拟完成职业健康检查总结报告，并完成网络直报等工作。

》学习目标要求：掌握　难易程度：中

案例四　某电子设备制造企业

某电子设备制造企业根据国家相关法律法规的规定，制订了公司的年度职业健康监护计划后，向所在地某职业健康检查机构提出了年度职业健康检查申请，并提供了相关材料，包括：该公司的概况，工作场所职业病危害因素种类和接触人数、环境监测的浓度或强度资料，产生职业病危害因素的生产技术、工艺和材料，职业病危害防护设施、应急救援设施，及其他有关资料。

工厂企业基本情况：该电子设备制造有限公司是股份制中外合资企业，公司成立于×××年××月××日，地处××市××路×××号，占地面积约4万m^2，生产面积0.8万m^2，有5个主要的生产车间，车间平均面积为800～1 000 m^2，主要产品为电子产品配件及电路板产品，公司共有员工总人数为480人（女员工260人），其中生产工人为430人（女工238人）。该企业生产工艺流程见图5-4。

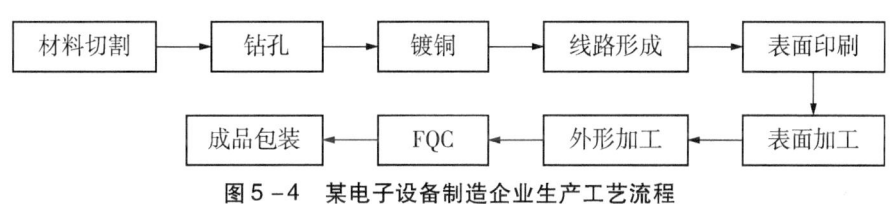

图5-4　某电子设备制造企业生产工艺流程

该企业原辅材料使用情况见表5-5。

生产流程中产生的主要职业病危害因素有：噪声，在材料切割、钻孔、外形加工、成品包装的工序流程中存在；酸雾、氯气、甲醛、氰类化合物，在镀铜、线路形成、表面加工等工序流程中存在；苯、甲苯、二甲苯，在表面印刷等工序中存在；三氯乙烯，在表面加工工序中存在接触，在焊接工艺流程中大部分均使用手工铅锡焊作业，存在铅及其无机化合物危害（表5-6）。此外公司的设备保全岗位有电工作业特殊作业工种。

表5-5　某电子设备制造企业主要原辅材料

车间	原辅料名称	单位	日用量	全年用量
各车间	敷铜板	张	×××	×××
各车间	锡焊材料	吨	×××	×××
表面印刷	油墨	吨	×××	×××
镀铜、激光钻孔车间	硫酸	吨	×××	×××
回路车间	盐酸	吨	×××	×××

续表 5-5

车间	原辅料名称	单位	日用量	全年用量
镀铜车间	甲醛	吨	×××	×××
黑化、镀铜车间	氢氧化钠	吨	×××	×××
回路、表面印刷车间	过氧化氢（双氧水）	吨	×××	×××
表面加工车间	氰化金钾、三氯乙烯	吨	×××	×××
镀铜车间	铜球	吨	×××	×××
表面印刷车间	PM 溶液	吨	×××	×××
钢网中心	强力胶	吨	×××	×××

表5-6 某电子设备制造企业主要职业病危害因素

部门	工种	危害因素	接触人数	每日接触时间/h
镀铜车间	镀铜线	甲醛	49	8
回路车间	蚀刻线	盐酸、氯气	132	8
表面印刷	印刷室	苯、甲苯、二甲苯	75	8
表面加工	镀金线	硫酸、氰化金钾、三氯乙烯	36	8
激光钻孔	黑化线	盐酸、硫酸	14	8
外形加工	冲压机	噪声	61	8
钢网中心	贴纱室	苯、甲苯、二甲苯	3	4
资材仓库	化学品仓库	硫酸、盐酸	3	8
设备保全	电工	电工作业	10	2
各车间	手焊工	铅及其无机化合物	47	8

公司职业卫生管理工作较一般，员工配备了个人防护用品，包括口罩、面罩、眼镜、皮手套等用品，但无使用更换记录。定期对作业工人进行职业卫生知识培训。工作场所职业病危害因素测定结果表明，生产工艺中对各个危害因素的控制并不理想，除酸雾、甲醛、氯气外其他各危害因素均存在不同程度的超标情况。

（1）请根据以上信息拟定本次职业健康检查技术服务委托协议书。

（2）该职业健康检查机构与公司签订委托协议书后，随即按照双方达成的协议开始实施职业健康检查工作。公司需向该机构提供哪些职业健康检查相关信息材料？请模拟出这些材料的内容。

（3）根据双方达成的委托协议，请模拟制订出职业健康检查工作方案并试述职业健康检查实施过程中纯音听阈测试、肺通气功能检查及高千伏胸片（或 DR 胸片）检查实施的质量要求有哪些？

（4）职业健康检查工作依照双方达成之协议及现场工作方案顺利完成后，请模拟完成 10 份职业健康检查个体结论报告，其报告需包括 4 名疑似职业病（噪声、苯、铅及其无机化合物、三氯乙烯)及 4 名职业禁忌证(噪声、苯、铅及其无机化合物)人员个体结论报告。上述报告完成后请依照职业健康检查管理办法之要求模拟完成疑似职业病与职业禁忌证的告知、通知、报告等工作。

(5)职业健康检查工作全部完成后,需编写该委托企业本次职业健康检查的群体报告,请结合上述信息模拟完成职业健康检查总结报告,并完成网络直报等工作。

》学习目标要求:掌握　　难易程度:中

案例五　某化工涂料生产企业

某化工涂料生产企业根据国家相关法律法规的规定,制订了公司的年度职业健康监护计划后,向所在地某职业健康检查机构提出了年度职业健康检查申请,并提供了相关材料,包括:该公司的概况,工作场所职业病危害因素种类和接触人数、环境监测的浓度或强度资料,产生职业病危害因素的生产技术、工艺和材料,职业病危害防护设施、应急救援设施,及其他有关资料。

工厂企业基本情况:公司坐落于改革开放的前沿城市广州市,公司总投资 3×××万美元,占地面积 7××××m^2,厂房面积 2×××m^2,有 5 个主要的生产车间,车间平均面积约为 800~1 000 m^2,各种涂料年产能 2 400 万 L。公司产品广泛应用于集装箱、船舶、彩钢、汽车、工业、建筑、化工等行业。公司共有员工总人数为 480 人(女员工 80 人),其中生产工人为 430 人(女工 38 人)。

该企业工艺流程见图 5-5。

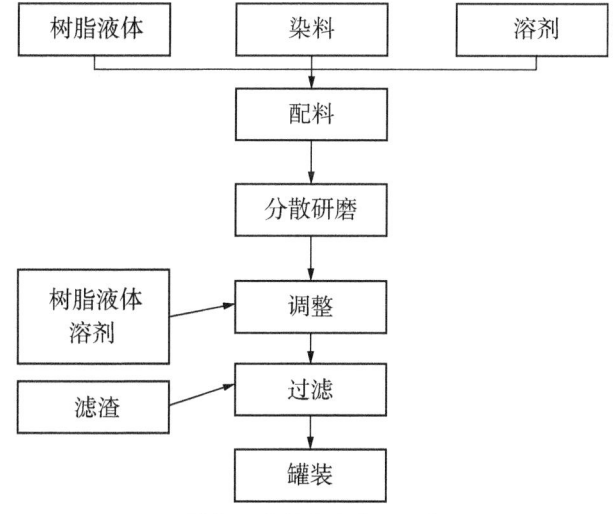

图 5-5　某化工涂料生产企业生产工艺流程

该企业原辅材料使用情况见表 5-7。

表5-7 某化工涂料生产企业主要原辅材料

车间	原辅料名称	单位	日用量	全年用量
涂料生产	苯、甲苯	吨	×××	×××
涂料生产	二甲苯	吨	×××	×××
涂料生产	固化剂	吨	×××	×××
涂料生产	滑石粉	吨	×××	×××
涂料生产	锌粉	吨	×××	×××
涂料生产	炭黑粉	吨	×××	×××
涂料生产	碳酸钙	吨	×××	×××
涂料生产	铅化合物	吨	×××	×××
涂料生产	聚酯树脂	吨	×××	×××

生产流程中产生的主要职业病危害因素有：噪声，配料、分散研磨工序流程中存在；酸雾、苯、甲苯、二甲苯、甲醇、甲醛、氰化物、TDI、丙烯酰胺，在调整、过滤、罐装等工序流程中存在；炭黑粉尘、锌粉、铅及其无机化合物等，在配料预混等工序中存在（表5-8）。此外，压力容器作业在罐装工序、设备保全岗位有电工作业特殊作业工种。

表5-8 某化工涂料生产企业主要职业病危害因素

部门	工种	危害因素	接触人数	每日接触时间/h
配料	投料工	噪声、炭黑粉尘、锌粉、铅及其无机化合物	60	8
研磨	搅拌工	噪声、炭黑粉尘、锌粉、铅及其无机化合物	80	8
调整	调整	酸雾、苯、甲苯、二甲苯、甲醇、甲醛、氰化物、TDI、丙烯酰胺	120	8
过滤	过滤	酸雾、苯、甲苯、二甲苯、甲醇、甲醛、氰化物、TDI、丙烯酰胺	120	8
罐装	包装工	酸雾、苯、甲苯、二甲苯、甲醇、甲醛、氰化物、TDI、丙烯酰胺	80	8
保全	设备保全	电工作业	20	8

公司职业卫生管理工作较为一般，员工配备了个人防护用品，包括口罩、面罩、眼镜、皮手套等用品，但无使用更换记录。有定期对作业工人进行职业卫生知识培训。工作场所职业病危害因素测定结果表明，生产工艺中对各个危害因素的控制并不理想，除酸雾、甲醛、氰化物外其他各危害因素均存在不同程度的超标情况。

（1）请根据以上信息拟定本次职业健康检查委托协议书。

（2）该职业健康检查机构与公司签订委托协议书后，随即按照双方达成的协议开始实施职业健康检查工作。公司需向该机构提供哪些职业健康检查相关信息材料？请模拟出这些材料的内容。

（3）根据双方达成的委托协议，请模拟制订出职业健康检查工作方案并试述职业健康检查实施过程中纯音听阈测试、肺通气功能检查及高千伏胸片（或DR胸片）检查实施的质量要求有哪些？

（4）职业健康检查工作依照双方达成之协议及现场工作方案顺利完成后，请模拟完成10份职业健康检查个体结论报告，其报告需包括4名疑似职业病（噪声、苯、TDI、铅及无机其化合物）及4名职业禁忌证（噪声、苯、TDI、铅及其无机化合物）人员个体结论报告。上述报告完成后请依照职业健康检查管理办法之要求模拟完成疑似职业病与职业禁忌证的告知、通知、报告等工作。

（5）职业健康检查工作全部完成后，需编写该委托企业本次职业健康检查的群体报告，请结合上述信息模拟完成职业健康检查总结报告，并完成网络直报等工作。

> 学习目标要求：掌握　　难易程度：中

案例六　某汽车零部件制造企业

某汽车零部件制造企业根据国家相关法律法规的规定，制订了公司的年度职业健康监护计划后，向某职业健康检查机构提出了2015年度职业健康检查申请，并提供了相关材料，包括：该公司的概况，工作场所职业病危害因素种类和接触人数、环境监测的浓度或强度资料，产生职业病危害因素的生产技术、工艺和材料，职业病危害防护设施、应急救援设施，及其他有关资料详见下文。

工厂企业基本情况：该厂成立于2011年9月29日，位于×××市，占地面积×××万m^2，建筑面积×××万m^2，现有员工500余人，（女员工人数50人），其中管理及文职人员50人。引进国内外先进的成套注塑设备、表面处理设备和组装生产线，研发、生产和销售汽车电子制品、模具及相关零部件产品。公司建立了较为完善的职业卫生管理制度，职业卫生档案健全，并设有专员负责职业卫生工作。各车间岗位员工工作制度是两班制，每班8小时，每周休2天，均配备相应的职业卫生防护措施及个人防护用品。

该企业的主要生产工艺流程图见图5-6。

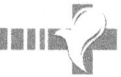

流程	原材料 →	注塑成型 →	表面处理 →	组装成品 →	物流送货 →	客户
重要设备	（PP、PM、PC、BMC）	注塑机 吊车	涂装设备 镀膜机	点灯机 气密机	叉车、货运车辆	
有毒有害因素	噪声	噪声、粉尘	噪声、有机气体	噪声	噪声	

图 5-6 某汽车零部件制造企业生产工艺流程

各车间主要原辅材料及年消耗量见表 5-9。

表 5-9 某汽车零部件制造企业主要原辅材料

车间	原辅料名称	单位	日用量	全年用量
成形车间	X1 塑料	吨	×××	×××
BMC 车间	X5 塑料	吨	×××	×××
表处车间	X1 涂料	吨	×××	×××
表处车间	X2 涂料	吨	×××	×××
表处车间	X3 涂料	吨	×××	×××
表处车间	正己烷	吨	×××	×××
表处车间	AFC-100A2-C50	吨	×××	×××

该企业生产流程中产生的主要职业病危害因素详见表 5-10。

表 5-10 某汽车零部件制造企业主要职业病危害因素

职业病危害因素	主要车间（部门）	接触人数	每日接触时间/h	防护措施
BMC 材料树脂粉尘	永和表处科、永和成形科	50	8	口罩
噪声	成形技术科、组装技术科、设备保全科、模具生产科等	300	8	耳塞
工业甲苯、二甲苯	表处技术科、永和表处科	80	8	防护口罩、手套等
正己烷	表处技术科	70	8	防护口罩、手套等
合计		500		

提交资料中显示，该公司职业卫生管理工作较完善，对作业场所进行了职业病危害预评价与控制效果评价，公司对作业场所职业病危害因素进行定期检测，也为员工配备

了完备的个人防护用品，包括防尘口罩、防毒面罩、耳塞、皮手套等用品，并制订相关制度来监督他们在工作过程中使用个人防护用品，尽可能减少职业有害因素对劳动者健康的损害。此外，也按要求对接触职业病危害及特殊作业工种的员工进行了上岗前、在岗期间、离岗时的职业健康检查，并且定期开展员工的职业卫生培训。工作场所职业病危害因素监测结果表明，除噪声因素外，生产工艺中对其他危害因素的控制较为理想，但也存在不同程度的超标情况。

（1）请根据以上信息拟定本次职业健康检查技术服务委托协议书。

（2）该职业健康检查机构与公司签订委托协议书后，随即按照双方达成的协议开始实施职业健康检查工作。公司需向该机构提供哪些职业健康检查相关信息材料？请模拟出这些材料的内容。

（3）根据双方达成的委托协议，请模拟制订出职业健康检查工作方案并试述职业健康检查实施过程中纯音听阈测试、肺通气功能检查及高千伏胸片（或DR胸片）检查实施的质量要求有哪些？

（4）职业健康检查工作依照双方达成之协议及现场工作方案顺利完成后，请模拟完成10份职业健康检查个体结论报告，其报告需包括4名疑似职业病（噪声、苯、正己烷）及4名职业禁忌证（噪声、苯、粉尘、正己烷）人员个体结论报告。上述报告完成后请依照职业健康检查管理办法之要求模拟完成疑似职业病与职业禁忌证的告知、通知、报告等工作。

（5）职业健康检查工作全部完成后，需编写该委托企业本次职业健康检查的群体报告，请结合上述信息模拟完成职业健康检查总结报告，并完成网络直报等工作。

> 学习目标要求：掌握　　难易程度：中

案例七　某木质家具制造企业

某木质家具制造企业根据国家相关法律法规的规定，制订了公司的年度职业健康监护计划后，向某职业健康检查机构提出了2015年度职业健康检查申请，并提供了相关材料，包括：该公司的概况，工作场所职业病危害因素种类和接触人数、环境监测的浓度或强度资料，产生职业病危害因素的生产技术、工艺和材料，职业病危害防护设施、应急救援设施，及其他有关资料。

工厂企业基本情况：该厂成立于2005年，位于×××市，是国内综合型的现代整体家居一体化服务供应商，产品主要有厨房橱柜、卫生间橱柜等。现有员工500余人（女员工人数200人），其中管理及文职人员50人。公司建立了较为完善的职业卫生管理制度，职业卫生档案健全，并设有专员负责职业卫生工作。各车间岗位员工工作制度是两班制，每班8小时，每周休2天，均配备相应的职业卫生防护措施及个人防护用品。

该企业的主要生产工艺流程见图5-7。

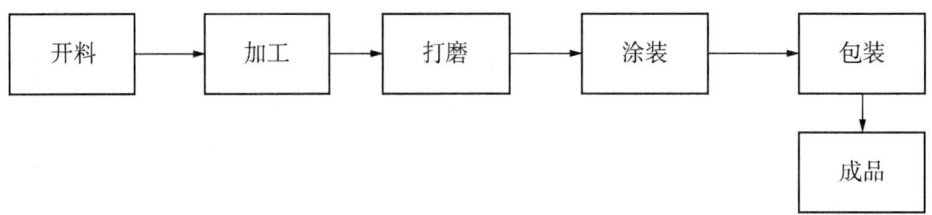

图 5-7　某木质家具制造企业生产工艺流程

各车间主要原辅材料及年消耗量见表 5-11。

表 5-11　某木质家具制造企业主要原辅材料

车间	原辅料名称	单位	日用量	全年用量
开料车间	木材	吨	×××	×××
加工车间	木材	吨	×××	×××
打磨车间	木材、砂布	吨	×××	×××
涂装车间	油漆	吨	×××	×××
包装车间	胶黏剂	吨	×××	×××
成品车间	包装材料	吨	×××	×××

工作场所职业病危害因素分布情况见表 5-12。

表 5-12　某木质家具制造企业主要职业病危害因素

车间	职业病危害因素	接触人数	每日接触时间/h	防护措施
开料车间	噪声、振动	100	8	×××
加工车间	噪声、振动	100	8	×××
打磨车间	噪声、木粉尘	80	8	×××
涂装车间	苯、二甲苯	20	8	×××
包装车间	1,2-二氯乙烷、正己烷	110	8	×××
成品车间	正己烷	90	8	×××
合计		500		

提交资料中显示，该公司职业卫生管理工作较完善，对作业场所进行了职业病危害预评价与控制效果评价，公司对作业场所职业病危害因素进行定期检测，也为员工配备了完备的个人防护用品，包括防尘口罩、防毒面罩、耳塞、皮手套等用品，并制订相关制度来监督他们在工作过程中使用个人防护用品，尽可能减少职业有害意因素对劳动者健康的损害。此外，也按要求对接触职业病危害的员工进行了上岗前、在岗期间、离岗时的职业健康检查，并且定期对员工开展职业卫生培训。工作场所职业病危害因素监测结果表明，除噪声因素外，生产工艺中对其他危害因素的控制较为理想，但也存在不同程度的超标情况。

（1）请根据以上信息拟定本次职业健康检查技术服务委托协议书。

（2）该职业健康检查机构与公司签订委托协议书后，随即按照双方达成的协议开始实施职业健康检查工作。公司需向该机构提供哪些职业健康检查相关信息材料？请模拟出这些材料的内容。

（3）根据双方达成的委托协议，请模拟制订出职业健康检查工作方案并试述职业健康检查实施过程中纯音听阈测试、肺通气功能检查及高千伏胸片（或DR胸片）检查实施的质量要求有哪些？

（4）职业健康检查工作依照双方达成之协议及现场工作方案顺利完成后，请模拟完成10份职业健康检查个体结论报告，其报告需包括4名疑似职业病（噪声、苯、木尘、1，2-二氯乙烷）及4名职业禁忌证（噪声、苯、木尘、正己烷）人员个体结论报告。上述报告完成后请依照职业健康检查管理办法之要求模拟完成疑似职业病与职业禁忌证的告知、通知、报告等工作。

（5）职业健康检查工作全部完成后，需编写该委托企业本次职业健康检查的群体报告，请结合上述信息模拟完成职业健康检查总结报告，并完成网络直报等工作。

▶ 学习目标要求：掌握　　难易程度：中

案例八　某陶瓷制品厂

某陶瓷制品厂根据国家相关法律法规的规定，制订了公司的年度职业健康监护计划后，向某职业健康检查机构提出了2015年度职业健康检查申请，并提供了相关材料，包括：该公司的概况，工作场所职业病危害因素种类和接触人数、环境监测的浓度或强度资料，产生职业病危害因素的生产技术、工艺和材料，职业病危害防护设施、应急救援设施，及其他有关资料。

工厂企业基本情况：该厂成立于2005年，位于×××市，占地面积×××万 m^2，是一家主要生产厨卫产品的中型民营企业，主要生产陶瓷台面及陶瓷厕具。现有员工500余人（女员工人数100人），其中管理及文职人员50人。公司建立了较为完善的职业卫生管理制度，职业卫生档案健全，并设有专员负责职业卫生工作。各车间岗位员工工作制度是两班制，每班8小时，每周休2天，均配备相应的职业卫生防护措施及个人防护用品。

该企业的主要生产工艺流程见图5-8。

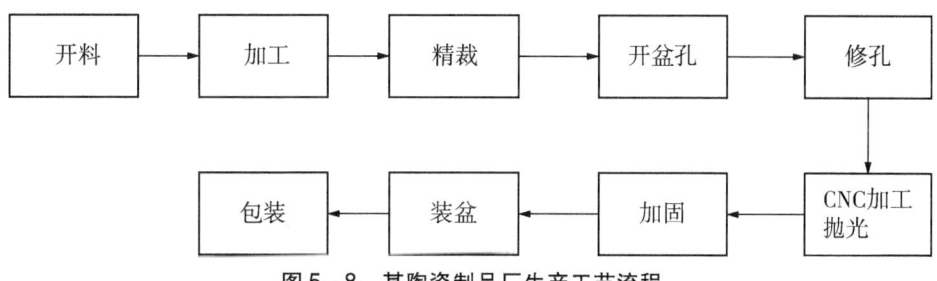

图5-8　某陶瓷制品厂生产工艺流程

各车间主要原辅材料及年消耗量见表5-13。

表5-13 某陶瓷制品厂主要原辅材料

车间	原辅料名称	单位	日用量	全年用量
开料、精裁、开孔岗位	石材、土	吨	8	×××
砂磨、铣边、水磨、抛光岗位	石材、砂轮、砂布	吨	8	×××
加固岗位	胶粘剂、硅酮密封胶	吨	8	×××
装盆	泡沫	吨	8	×××
包装	包装盒	吨	8	×××

工作场所职业病危害因素分布情况见表5-14。

表5-14 某陶瓷制品厂主要职业病危害因素

车间	职业病危害因素	接触人数	每日接触时间/h	防护措施
开料、精裁、开孔岗位	矽尘、其他粉尘、噪声	100	8	×××
砂磨、铣边、水磨、抛光岗位	矽尘、其他粉尘、噪声、手传振动	100	8	×××
加固岗位	苯、二甲苯、丙酮	100	8	×××
装盆	其他粉尘	100	8	×××
包装	高温	100	8	×××
合计		500		

提交资料中显示，该公司职业卫生管理工作较完善，对作业场所进行了职业病危害预评价与控制效果评价，公司对作业场所职业病危害因素进行定期检测，也为员工配备了完备的个人防护用品，包括防尘口罩、防毒面罩、耳塞、皮手套等用品，并制订相关制度来监督他们在工作过程中使用个人防护用品，尽可能减少职业有害意因素对劳动者健康的损害。此外，也按要求对接触职业病危害及特殊作业工种的员工进行了上岗前、在岗期间、离岗时的职业健康检查，并且定期对他们进行职业卫生培训。工作场所职业病危害因素监测结果表明，除噪声因素外，生产工艺中对其他危害因素的控制较为理想，但也存在不同程度的超标情况。

（1）请根据以上信息拟定本次职业健康检查技术服务委托协议书。

（2）该职业健康检查机构与公司签订委托协议书后，随即按照双方达成的协议开始实施职业健康检查工作。公司需向该机构提供哪些职业健康检查相关信息材料？请模拟出这些材料的内容。

（3）根据双方达成的委托协议，请模拟制订出职业健康检查工作方案并试述职业健康检查实施过程中纯音听阈测试、肺通气功能检查及高千伏胸片（或DR胸片）检查实施的质量要求有哪些？

（4）职业健康检查工作依照双方达成之协议及现场工作方案顺利完成后，请模拟完成10份职业健康检查个体结论报告，其报告需包括4名疑似职业病（噪声、苯、粉尘、振动）及4名职业禁忌证（噪声、苯、粉尘、高温）人员个体结论报告。上述报告完成后请依照职业健康检查管理办法之要求模拟完成疑似职业病与职业禁忌证的告知、通知、报告等工作。

（5）职业健康检查工作全部完成后，需编写该委托企业本次职业健康检查的群体报告，请结合上述信息模拟完成职业健康检查总结报告，并完成网络直报等工作。

》》学习目标要求：掌握　难易程度：中

案例九　某制鞋厂

某制鞋厂根据国家相关法律法规的规定，制订了公司的年度职业健康监护计划后，向某职业健康检查机构提出了2015年度职业健康检查申请，并提供了相关材料，包括：该公司的概况，工作场所职业病危害因素种类和接触人数、环境监测的浓度或强度资料，产生职业病危害因素的生产技术、工艺和材料，职业病危害防护设施、应急救援设施，及其他有关资料。

工厂企业基本情况：该厂成立于2002年，位于×××市，后分别于2006年、2012年建二厂、三厂于××，占地面积×××万 m^2，是一家主要生产鞋制品的大型台企，主要代工欧美各种名牌运动休闲品牌，也代工国内名牌皮鞋和休闲品牌，年生产达1 000万双以上。现有员工1 000余人（女员工人数400人），其中管理及文职人员100人。公司建立了较为完善的职业卫生管理制度，职业卫生档案健全，并设有专员负责职业卫生工作。各车间岗位员工工作制度是两班制，每班8小时，每周休2天，均配备相应的职业卫生防护措施及个人防护用品。

该企业的主要生产工艺流程见图5-9。

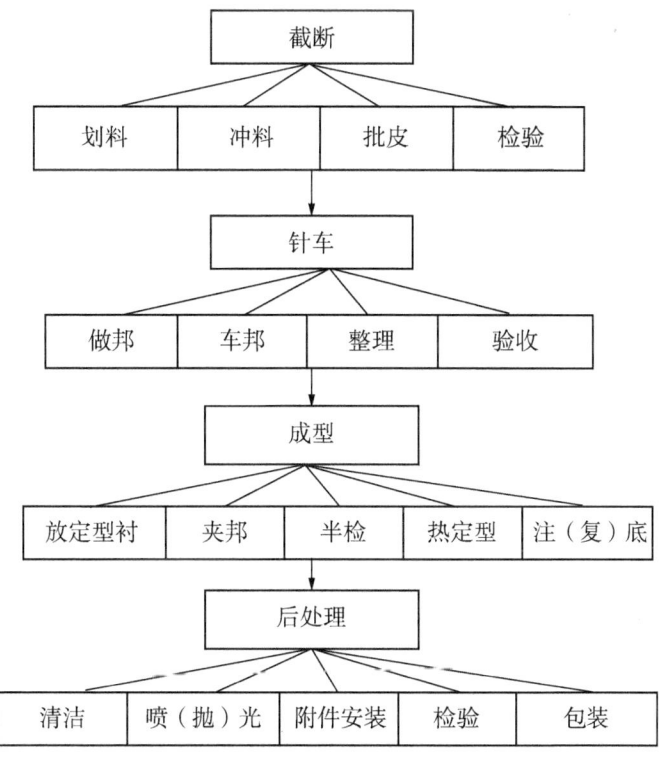

图5-9　某制鞋厂生产工艺流程

各车间主要原辅材料及年消耗量见表5-15。

表5-15 某制鞋厂主要原辅材料

车间	原辅料名称	单位	日用量	全年用量
截断	布料、皮革、化纤、塑料等	吨	8	×××
针车	纸板、布料、化纤	吨	8	×××
成型	塑料、胶水	吨	8	×××
后处理	黏合剂、清洁剂	吨	8	×××

工作场所职业病危害因素分布情况见表5-16。

表5-16 某制鞋厂工作场所职业病危害因素接触一览

车间	职业病危害因素	接触人数	每日接触时间/h	防护措施
截断	噪声、皮革粉尘、其他粉尘	200	8	×××
针车	噪声	200	8	×××
成型	苯、甲苯、二甲苯、三氯乙烯	400	8	×××
后处理	苯、正己烷、1,2-二氯乙烷	200	8	×××
合计		1 000		

提交资料中显示，该公司职业卫生管理工作较完善，对作业场所进行了职业病危害预评价与控制效果评价，公司对作业场所职业病危害因素进行定期检测，也为员工配备了完备的个人防护用品，包括防尘口罩、防毒面罩、耳塞、皮手套等用品，并制订相关制度来监督他们在工作过程中使用个人防护用品，尽可能减少职业有害因素对劳动者健康的损害。此外，也按要求对接触职业病危害的员工进行了上岗前、在岗期间、离岗时的职业健康检查，并且定期开展员工的职业卫生培训。工作场所职业病危害因素监测结果表明，除噪声因素外，生产工艺中对其他危害因素的控制较为理想，但也存在不同程度的超标情况。

（1）请根据以上信息拟定本次职业健康检查技术服务委托协议书。

（2）该职业健康检查机构与公司签订委托协议书后，随即按照双方达成的协议开始实施职业健康检查工作。公司需向该机构提供哪些职业健康检查相关信息材料？请模拟出这些材料的内容。

（3）根据双方达成的委托协议，请模拟制订出职业健康检查工作方案并试述职业健康检查实施过程中纯音听阈测试、肺通气功能检查及高千伏胸片（或DR胸片）检查实施的质量要求有哪些？

（4）职业健康检查工作依照双方达成之协议及现场工作方案顺利完成后，请模拟完成10份职业健康检查个体结论报告，其报告需包括4名疑似职业病（噪声、苯、皮革粉尘、三氯乙烯）及4名职业禁忌证（噪声、苯、皮革粉尘、1,2-二氯乙烷）人员个体结论报告。上述报告完成后请依照职业健康检查管理办法之要求模拟完成疑似职业病与职业禁忌证的告知、通知、报告等工作。

（5）职业健康检查工作全部完成后，需编写该委托企业本次职业健康检查的群体报告，请结合上述信息模拟完成职业健康检查总结报告，并完成网络直报等工作。

» 学习目标要求：掌握　难易程度：中

案例十　某印刷制品厂

某印刷制品厂根据国家相关法律法规的规定，制订了公司的年度职业健康监护计划后，向某职业健康检查机构提出了 2015 年度职业健康检查申请，并提供了相关材料，包括：该公司的概况，工作场所职业病危害因素种类和接触人数、环境监测的浓度或强度资料，产生职业病危害因素的生产技术、工艺和材料，职业病危害防护设施、应急救援设施，及其他有关资料。

工厂企业基本情况：该厂成立于 2008 年，2014 年改革工艺后搬迁至×××市，占地面积×××万 m^2，是一家主要生产印刷制品的企业，主要产品为广告、画报、图书、报纸、杂志、包装、礼品盒、档案袋等印刷品。现有员工 500 余人（女员工人数 300 人），其中管理及文职人员 50 人。公司建立了较为完善的职业卫生管理制度，职业卫生档案健全，并设有专员负责职业卫生工作。各车间岗位员工工作制度是两班制，每班 8 小时，每周休 2 天，均配备相应的职业卫生防护措施及个人防护用品。

该企业的主要生产工艺流程见图 5-10。

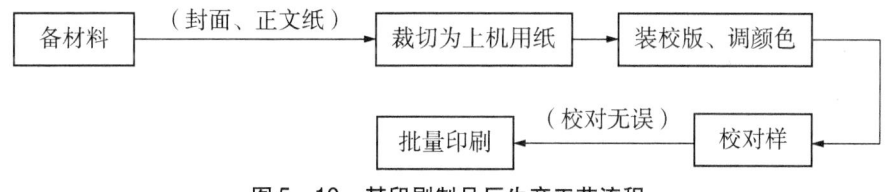

图 5-10　某印刷制品厂生产工艺流程

各车间主要原辅材料及年消耗量见表 5-17。

表 5-17　某印刷制品厂主要原辅材料

车间	原辅料名称	单位	日用量	全年用量
备料	涂料、纸尘	吨	8	×××
裁切	纸尘	吨	8	×××
调色	颜料	吨	8	×××
印刷	涂料、油墨	吨	8	×××

工作场所职业病危害因素分布情况见表 5-18。

表5-18 某印刷制品厂主要职业危害因素

车间	职业病危害因素	接触人数	每日接触时间/h	防护措施
备料	粉尘	100	8	×××
裁切	噪声	100	8	×××
调色	二甲苯、正己烷	100	8	×××
印刷	高温、油墨粉尘	200	8	×××
合计		500		

提交资料中显示，该公司职业卫生管理工作较完善，对作业场所进行了职业病危害预评价与控制效果评价，公司对作业场所职业病危害因素进行定期检测，也为员工配备了完备的个人防护用品，包括防尘口罩、防毒面罩、耳塞、皮手套等用品，并制订相关制度来监督他们在工作过程中使用个人防护用品，尽可能减少职业有害因素对劳动者健康的损害。此外，也按要求对接触职业病危害及特殊作业工种的员工进行了上岗前、在岗期间、离岗时的职业健康检查，并且定期开展职业卫生培训。工作场所职业病危害因素监测结果表明，除噪声因素外，生产工艺中对其他危害因素的控制较为理想，但也存在不同程度的超标情况。

（1）请根据以上信息拟定本次职业健康检查技术服务委托协议书。

（2）该职业健康检查机构与公司签订委托协议书后，随即按照双方达成的协议开始实施职业健康检查工作。公司需向该机构提供哪些职业健康检查相关信息材料？请模拟出这些材料的内容。

（3）根据双方达成的委托协议，请模拟制订出职业健康检查工作方案并试述职业健康检查实施过程中纯音听阈测试、肺通气功能检查及高千伏胸片（或DR胸片）检查实施的质量要求有哪些？

（4）职业健康检查工作依照双方达成之协议及现场工作方案顺利完成后，请模拟完成10份职业健康检查个体结论报告，其报告需包括4名疑似职业病（噪声、苯、粉尘、正己烷）及4名职业禁忌证（噪声、苯、粉尘、高温）人员个体结论报告。上述报告完成后请依照职业健康检查管理办法之要求模拟完成疑似职业病与职业禁忌证的告知、通知、报告等工作。

（5）职业健康检查工作全部完成后，需编写该委托企业本次职业健康检查的群体报告，请结合上述信息模拟完成职业健康检查总结报告，并完成网络直报等工作。

▶ 学习目标要求：掌握　　难易程度：中

案例十一　某中型食品生产企业

某食品生产企业根据国家相关法律法规的规定，制订了公司的年度职业健康监护计划后，向某职业健康检查机构提出了年度职业健康检查申请，并提供了相关材料，包括：该公司的概况，工作场所职业病危害因素种类和接触人数、环境监测的浓度或强度资料，产生职业病危害因素的生产技术、工艺和材料，职业病危害防护设施、应急救援设施，及其他有关资料。

工厂企业基本情况：该食品加工企业成立于×××年××月××日，地处在××市××路×××号。注册资本×千万元。公司占地面积2××万 m^2，建筑面积达××万 m^2。目前共有员工400余人（女员工人数300人），管理及文职人员60人，其中大专及其以上学历者达3×%，平均年龄为3×岁。

公司有2条生产线，共6个主要的生产部门，从原材料进厂至产品下线，整个生产工艺流程中自动化程度较高，生产线封闭程度也较高，整个生产流程主要以现代化的流水线作业方式为主，半自动机械辅助作业岗位占了大多数。

该企业的主要生产工艺流程见图5-11。

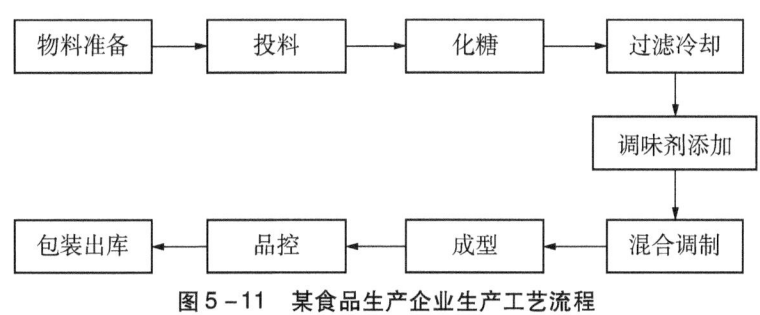

图5-11 某食品生产企业生产工艺流程

公司提供了最近一年生产中所使用到的原辅料情况见表5-19，各合成类化学品的原材料成分也另附了MSDS。

表5-19 某食品生产企业主要原辅材料及年消耗量

车间	原辅料名称	单位	日用量	全年用量
物料车间	白砂糖粉	吨	×××	×××
物料车间	食用色素	吨	×××	×××
物料车间	增稠剂	桶	×××	×××
调味车间	食用添加剂	吨	×××	×××
调味车间	食用香精	吨	×××	×××
包装车间	包装纸板	千张	×××	×××
包装车间	全水性糊口胶	桶	×××	×××

该企业提交了职业健康检查机构要求的部门、工种、接触职业病危害因素等相关职业史资料，其生产流程中产生的主要职业病危害因素种类涉及糖末粉尘、纸屑粉尘、噪声、高温等，特殊作业工种包括电工作业、压力容器作业及职业机动车驾驶作业，因自动化程度较高，公司配备一个小型的机械装配维修部门，该部门员工存在接触电焊烟尘、氮氧化物、紫外辐射和锰及其无机化合物，因地处南方地区，部分露天搬运工种夏季也存在高温作业（表5-20）。

表 5-20 某食品生产企业主要职业病危害因素

车间	工段或岗位	主要危害因素	接触人数	每日接触时间/h	防护情况
物料	投料	有机粉尘、噪声、高温	110	8	防尘口罩、耳塞
调味	投料	有机粉尘、噪声	50	8	防尘口罩、耳塞
包装出库	包装切割、打胶、捆绑机	纸屑粉尘、噪声、职业机动车驾驶	60	8	防尘口罩、耳塞
运行维护	检查	电工作业、压力容器作业、电焊烟尘、紫外辐射、氮氧化物、锰及其无机化合物	40	8	防尘口罩、耳塞、护目镜
物流	叉车与搬运	职业机动车驾驶作业、高温	30	10	
合计			300		

提交资料中显示，该公司职业卫生管理工作较完善，对作业场所进行了职业病危害预评价与控制效果评价，公司对作业场所职业病危害因素进行定期检测，也为员工配备了完备的个人防护用品，包括防尘口罩、耳塞、耳罩、护目眼镜等用品，并制订相关制度来监督他们在工作过程中使用个人防护用品，尽可能减少职业有害意因素对劳动者健康的损害。此外，也按要求对接触职业病危害及特殊作业工种的员工进行了上岗前、在岗期间、离岗时的职业健康检查，并且定期开展职业卫生培训。工作场所职业病危害因素监测结果表明，除噪声因素外，生产工艺中对其他危害因素的控制较为理想，不存在严重超标情况。

（1）请根据以上信息拟定本次职业健康检查技术服务委托协议书。

（2）该职业健康检查机构与公司签订委托协议书后，随即按照双方达成的协议开始实施职业健康检查工作。公司需向该机构提供哪些职业健康检查相关信息材料？请模拟出这些材料的内容。

（3）根据双方达成的委托协议，请模拟制订出职业健康检查工作方案并试述职业健康检查实施过程中纯音听阈测试、肺通气功能检查及高千伏胸片（或 DR 胸片）检查实施的质量要求有哪些？

（4）职业健康检查工作依照双方达成之协议及现场工作方案顺利完成后，请模拟完成 10 份职业健康检查个体结论报告，其报告需包括 2 名疑似职业病及 4 名职业禁忌证（有机粉尘、噪声、高温、职业机动车驾驶作业）人员个体结论报告。上述报告完成后请依照职业健康检查管理办法之要求模拟完成疑似职业病与职业禁忌证的告知、通知、报告等工作。

（5）职业健康检查工作全部完成后，需编写该委托企业本次职业健康检查的群体报告，请结合上述信息模拟完成职业健康检查总结报告，并完成网络直报等工作。

>> 学习目标要求：掌握　　难易程度：中

案例十二　某中型金属制品生产企业

某金属制品生产企业根据国家相关法律法规的规定，制订了公司的年度职业健康监护计划后，向某职业健康检查机构提出了年度职业健康检查申请，并提供了相关材料，包括：该公司的概况，工作场所职业病危害因素种类和接触人数、环境监测的浓度或强度资料，产生职业病危害因素的生产技术、工艺和材料，职业病危害防护设施、应急救援设施，及其他有关资料。

工厂企业基本情况：该金属制品生产企业成立于×××年××月××日，地处在××市××路×××号。注册资本×千万元。公司占地面积3××万 m^2，建筑面积达××万 m^2。目前共有员工500余人（女员工人数100人），管理及文职人员50人，其中大专及其以上学历者达2×%，平均年龄为3×岁。

公司有3条生产线，共5个主要的生产部门，从原材料进厂至产品下线，整个生产工艺流程中自动化程度一般，生产线均为开放式，整个生产流程主要以流水化机械作业方式为主，人工操作占比不大。

该企业的主要生产工艺流程见图5-12。

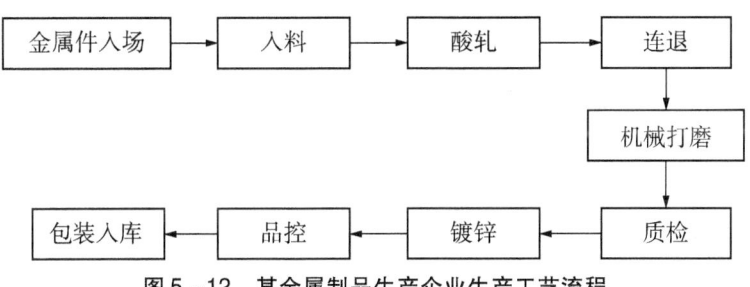

图5-12　某金属制品生产企业生产工艺流程

公司提供了最近一年生产中所使用到的原辅料情况见表5-21。各合成类化学品的原材料成分也另附了MSDS。

表5-21　某金属制品生产企业主要原辅材料及年消耗量

车间	原辅料名称	单位	日用量	全年用量
入料车间	钢锭	吨	×××	×××
酸轧车间	盐酸	吨	×××	×××
酸轧车间	工业碱	吨	×××	×××
连退车间	工业碱	吨	×××	×××
镀锌车间	盐酸	吨	×××	×××
镀锌车间	工业碱	吨	×××	×××
镀锌车间	总烃	吨	×××	×××

该企业提交了职业健康检查机构要求的部门、工种、接触职业病危害因素等相关职业史资料,其生产流程中产生的主要职业病危害因素种类涉及金属粉尘、酸雾与酸酐、噪声、高温等,特殊作业工种包括电工作业及职业机动车驾驶作业,因自动化程度较高,公司配备的生产流水线设备保全部门,该部门员工存在接触电焊烟尘、氮氧化物、紫外辐射和锰及其无机化合物,因地处南方地区,部分露天搬运工种夏季也存在高温作业(表5-22)。

表5-22 某金属制品生产企业主要职业病危害因素

车间	工段或岗位	主要危害因素或特殊工种	接触人数	每日接触时间/h	防护情况
入料	入料	职业机动车驾驶、噪声、高温	130	8	耳塞
酸轧	设备操作	酸雾及酸酐、金属粉尘、噪声	60	8	防尘口罩、防毒面罩、耳塞
连退	设备操作	酸雾及酸酐、噪声	30	8	防毒面罩、耳塞
镀锌	设备操作、打磨、现场管理	酸雾及酸酐、金属粉尘、噪声	80	8	防尘口罩、防毒面罩、耳塞、护目镜
保全与搬运	设备保全、产品装车	噪声、电焊烟尘、氮氧化物、紫外辐射、锰及其无机化合物、职业机动车驾驶作业、高温	20	30	防尘口罩、耳塞、护目镜
合计			350		

提交资料中显示,该公司职业卫生管理工作较完善,对作业场所进行了职业病危害预评价与控制效果评价,公司对作业场所职业病危害因素进行定期检测,也为员工配备了完备的个人防护用品,包括防尘口罩、防毒面罩、耳塞、耳罩、护目眼镜等用品,并制订相关制度来监督他们在工作过程中使用个人防护用品,尽可能减少职业有害意因素对劳动者健康的损害。此外,也按要求对接触职业病危害及特殊作业工种的员工进行了上岗前、在岗期间、离岗时的职业健康检查,并且在员工中定期开展职业卫生培训。工作场所职业病危害因素监测结果表明,除噪声因素外,生产工艺中对其他危害因素的控制较为理想,不存在严重超标情况。

(1)请根据以上信息拟定本次职业健康检查技术服务委托协议书。

(2)该职业健康检查机构与公司签订委托协议书后,随即按照双方达成的协议开始实施职业健康检查工作。公司需向该机构提供哪些职业健康检查相关信息材料?请模拟出这些材料的内容。

(3) 根据双方达成的委托协议，请模拟制订出职业健康检查工作方案并试述职业健康检查实施过程中纯音听阈测试、肺通气功能检查及高千伏胸片（或 DR 胸片）检查实施的质量要求有哪些？

(4) 职业健康检查工作依照双方达成之协议及现场工作方案顺利完成后，请模拟完成 10 份职业健康检查个体结论报告，其报告需包括 2 名疑似职业病及 4 名职业禁忌证（噪声、酸雾酸酐、高温、职业机动车驾驶作业）人员个体结论报告。上述报告完成后请依照职业健康检查管理办法之要求模拟完成疑似职业病与职业禁忌证的告知、通知、报告等工作。

(5) 职业健康检查工作全部完成后，需编写该委托企业本次职业健康检查的群体报告，请结合上述信息模拟完成职业健康检查总结报告，并完成网络直报等工作。

≫ 学习目标要求：掌握　难易程度：中

案例十三　某大型整车生产企业

某整车生产企业根据国家相关法律法规的规定，制订了公司的年度职业健康监护计划后，向某职业健康检查机构提出了年度职业健康检查申请，并提供了相关材料，包括：该公司的概况，工作场所职业病危害因素种类和接触人数、环境监测的浓度或强度资料，产生职业病危害因素的生产技术、工艺和材料，职业病危害防护设施、应急救援设施，及其他有关资料。

工厂企业基本情况：该整车生产企业成立于×××年××月××日，地处在××市××路×××号。注册资本××千万元。公司占地面积 $8 \times \times$ 万 m^2，建筑面积达××万 m^2。目前共有员工 490 余人（女员工人数 60 人），管理及文职人员 60 人，其中大专及其以上学历者达 $3 \times \%$，平均年龄为 $3 \times$ 岁。公司有 1 条生产线，共 5 个主要的生产部门，从原材料进厂至产品下线，整个生产工艺流程中自动化程度较高，除涂装车间外其他生产线均为开放式，整个生产流程主要以流水化机械作业方式为主，人工操作占比也较高。

该企业的主要生产工艺流程见图 5-13。

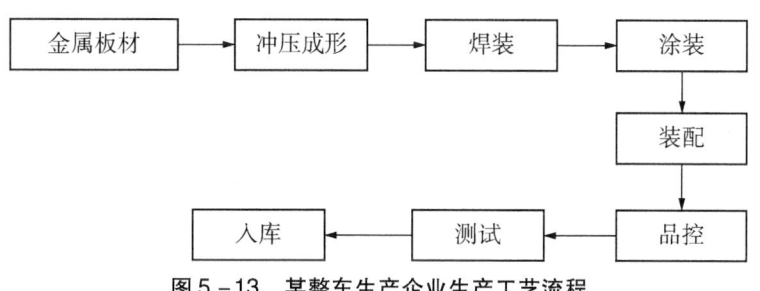

图 5-13　某整车生产企业生产工艺流程

公司提供了最近一年生产中所使用到的原辅料情况如表 5-23，各合成类化学品的原材料成分也另附了 MSDS。

表 5-23 某整车生产企业主要原辅材料及年消耗量

车间	原辅料名称	单位	日用量	全年用量
冲压成形	机油、润滑油	吨	×××	×××
冲压成形	钢板	吨	×××	×××
焊装	电极头	个	×××	×××
焊装	CO_2 焊丝	吨	×××	×××
焊装、涂装	砂轮	个	×××	×××
总装	密封胶	支	×××	×××
涂装	油漆	桶	×××	×××
测试	汽油	桶	×××	×××

该企业提交了职业健康检查机构要求的部门、工种、接触职业病危害因素等相关职业史资料，其生产流程中产生的主要职业病危害因素种类涉及金属粉尘、砂轮磨尘、甲苯、二甲苯、TDI、汽油、噪声、高温等，特殊作业工种包括电工作业及职业机动车驾驶作业，因自动化程度较高，公司配备的生产流水线设备保全部门，该部门员工存在接触电焊烟尘、氮氧化物、紫外辐射和锰及其无机化合物，因地处南方地区，部分露天搬运工种夏季也存在高温作业（表 5-24）。

表 5-24 某整车生产企业主要职业病危害因素

车间	工段或岗位	主要危害因素	接触人数	每日接触时间/h	防护情况
冲压	设备操作	噪声	80	8	防尘口罩
冲压	模修	电焊烟尘、噪声	50	8	防尘口罩、耳塞
焊装	焊接	电焊烟尘、噪声	60	8	防尘口罩、耳塞
焊装	打磨、检查	噪声	30	8	耳塞
涂装	喷漆	甲苯、二甲苯、高温	60	8	防毒面具
涂装	检查、涂胶	砂轮磨尘、TDI	50	8	防毒面具
总装	螺栓拧紧	噪声	70	8	耳塞
品控	检查	汽油、职业机动车驾驶作业	40	8	防毒面具
保全与物流	检修	电焊烟尘、锰及其无机化合物、紫外辐射、氮氧化物、电工作业	50		
合计			490		

提交资料中显示，该公司职业卫生管理工作较完善，对作业场所进行了职业病危害预评价与控制效果评价，公司对作业场所职业病危害因素进行定期检测，也为员工配备

了完备的个人防护用品，包括防尘口罩、防毒面罩、耳塞、耳罩、护目眼镜等用品，并制订相关制度来监督他们在工作过程中使用个人防护用品，尽可能减少职业有害意因素对劳动者健康的损害。此外，也按要求对接触职业病危害及特殊作业工种的员工进行了上岗前、在岗期间、离岗时的职业健康检查，并且定期对其开展职业卫生培训。工作场所职业病危害因素监测结果表明，除噪声与砂轮磨尘因素外，生产工艺中对其他危害因素的控制较为理想，不存在严重超标情况。

（1）请根据以上信息拟定本次职业健康检查技术服务委托协议书。

（2）该职业健康检查机构与公司签订委托协议书后，随即按照双方达成的协议开始实施职业健康检查工作。公司需向该机构提供哪些职业健康检查相关信息材料？请模拟出这些材料的内容。

（3）根据双方达成的委托协议，请模拟制订出职业健康检查工作方案并试述职业健康检查实施过程中纯音听阈测试、肺通气功能检查及高千伏胸片（或 DR 胸片）检查实施的质量要求有哪些？

（4）职业健康检查工作依照双方达成之协议及现场工作方案顺利完成后，请模拟完成 10 份职业健康检查个体结论报告，其报告需包括 3 名疑似职业病及 4 名职业禁忌证（噪声、苯、粉尘、高温、职业机动车驾驶作业）人员个体结论报告。上述报告完成后请依照职业健康检查管理办法之要求模拟完成疑似职业病与职业禁忌证的告知、通知、报告等工作。

（5）职业健康检查工作全部完成后，需编写该委托企业本次职业健康检查的群体报告，请结合上述信息模拟完成职业健康检查总结报告，并完成网络直报等工作。

» 学习目标要求：掌握　　难易程度：中

案例十四　某中型成衣生产企业

某成衣生产企业根据国家相关法律法规的规定，制订了公司的年度职业健康监护计划后，向某职业健康检查机构提出了年度职业健康检查申请，并提供了相关材料，包括：该公司的概况，工作场所职业病危害因素种类和接触人数、环境监测的浓度或强度资料，产生职业病危害因素的生产技术、工艺和材料，职业病危害防护设施、应急救援设施，及其他有关资料。

工厂企业基本情况：该食品加工企业成立于×××年××月××日，地处在××市××路×××号。注册资本×千万元。公司占地面积 3××万 m^2，建筑面积达××万 m^2。目前共有员工 400 余人（女员工人数 300 人），管理及文职人员 30 人，其中大专及其以上学历者达 3×%，平均年龄为 2×岁。公司有 8 条生产线，共 7 个主要的生产部门，从原材料进厂至产品下线，整个生产工艺流程中自动化程度较低，主要以人工操作机械以流水线作业方式进行，属劳动密集型企业。

该企业的主要生产工艺流程见图 5-14。

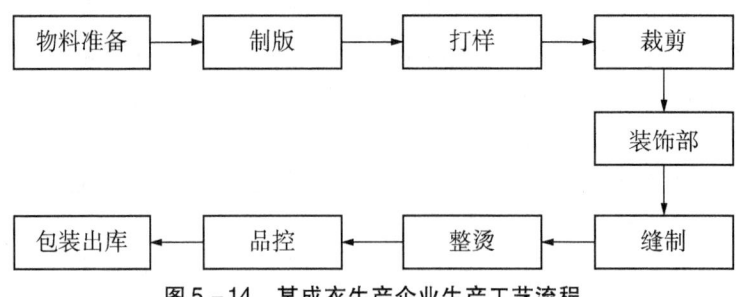

图 5-14 某成衣生产企业生产工艺流程

公司提供了最近一年生产中所使用到的原辅料情况如表 5-25,各合成类化学品的原材料成分也另附了 MSDS。

表 5-25 某成衣生产企业各车间主要原辅材料及年消耗量

车间	原辅料名称	单位	日用量	全年用量
物料准备	布匹	米	×××	×××
物料准备	印花	个	×××	×××
物料准备	缝纫机油	桶	×××	×××
包装出库	包装袋	个	×××	×××
物料准备	包装纸板	吨	×××	×××

该企业提交了职业健康检查机构要求的部门、工种、接触职业病危害因素等相关职业史资料,其生产流程中产生的主要职业病危害因素种类涉及棉尘、纸屑粉尘、噪声、微波等,特殊作业工种有电工作业,公司个别部门配有设备检修员,工作中存在接触电焊烟尘、氮氧化物、紫外辐射和锰及其无机化合物,因地处南方地区,部分露天搬运工种夏季也存在高温作业(表 5-26)。

表 5-26 某成衣生产企业主要职业病危害因素

车间	工段或岗位	主要危害因素	接触人数	每日接触时间/h	防护情况
裁剪	操作工	棉尘、噪声	110	8	防尘口罩、耳塞
装饰	设备操作	微波、噪声	50	8	防尘口罩、耳塞
缝纫	设备操作	噪声	170	8	耳塞
整烫	检查	高温、噪声	30	8	耳塞
包装及检修	搬运、设备维修	纸屑粉尘、高温、电工作业、电焊烟尘、紫外辐射、锰及其无机化合物	30 10		防尘口罩、护目镜
合计			400		

提交资料中显示，该公司职业卫生管理工作不完善，未对作业场所进行职业病危害预评价与控制效果评价，公司对作业场所职业病危害因素仅做过一次检测，为员工配备了个人防护用品，包括防尘口罩、耳塞、耳罩、护目眼镜等用品，但并无相关制度来监督他们在工作过程中使用个人防护用品。此外，公司基本按要求对接触职业病危害及特殊作业工种的员工进行了上岗前、在岗期间、离岗时的职业健康检查，并无员工职业卫生培训的记录。工作场所职业病危害因素监测结果表明，噪声、棉尘因素超标显著，生产工艺中其他危害因素超标情况不多。

（1）请根据以上信息拟定本次职业健康检查技术服务委托协议书。

（2）该职业健康检查机构与公司签订委托协议书后，随即按照双方达成的协议开始实施职业健康检查工作。公司需向该机构提供哪些职业健康检查相关信息材料？请模拟出这些材料的内容。

（3）根据双方达成的委托协议，请模拟制订出职业健康检查工作方案并试述职业健康检查实施过程中纯音听阈测试、肺通气功能检查及高千伏胸片（或 DR 胸片）检查实施的质量要求有哪些？

（4）职业健康检查工作依照双方达成之协议及现场工作方案顺利完成后，请模拟完成 10 份职业健康检查个体结论报告，其报告需包括 2 名疑似职业病（噪声、棉尘）及 4 名职业禁忌证（噪声、高温、棉尘）人员个体结论报告。上述报告完成后请依照职业健康检查管理办法之要求模拟完成疑似职业病与职业禁忌证的告知、通知、报告等工作。

（5）职业健康检查工作全部完成后，需编写该委托企业本次职业健康检查的群体报告，请结合上述信息模拟完成职业健康检查总结报告，并完成网络直报等工作。

> 学习目标要求：掌握　　难易程度：中

案例十五　某中型建筑材料生产企业

某建筑材料生产企业根据国家相关法律法规的规定，制订了公司的年度职业健康监护计划后，向某职业健康检查机构提出了年度职业健康检查申请，并提供了相关材料，包括：该公司的概况，工作场所职业病危害因素种类和接触人数、环境监测的浓度或强度资料，产生职业病危害因素的生产技术、工艺和材料，职业病危害防护设施、应急救援设施，及其他有关资料。

工厂企业基本情况：该整车生产企业成立于×××年××月××日，地处在××市××路×××号。注册资本××千万元。公司占地面积 6××万 m²，建筑面积达××万 m²。目前共有员工 450 余人（女员工人数 30 人），管理及文职人员 30 人，其中大专及其以上学历者达 3×%，平均年龄为 4×岁。公司有 2 条生产线，共 6 个主要的生产部门，从原材料的开采、运输到进厂粉碎加工、包装入仓，整个生产过程中自动化程度较高，产生粉尘较大的工艺流程施行了部分封闭，并在工作场所内设置了通风除尘装置，整个生产流程中流水化机械作业方式占比较高，人员多在控制室中进行监控操作。

该企业的主要生产工艺流程见图5-15。

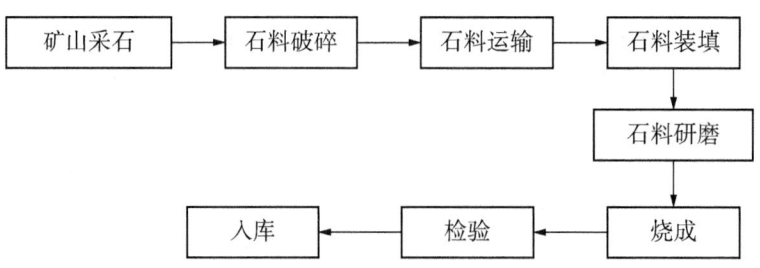

图5-15 某建筑材料生产企业生产工艺流程

公司提供了最近一年生产中所使用到的原辅料情况如表5-27，各合成类化学品的原材料成分也另附了MSDS。

表5-27 某建筑材料生产企业主要原辅材料及年消耗量

车间	原辅料名称	单位	日用量	全年用量
矿山采石	石料	吨	×××	×××
机修	电极头	个	×××	×××
机修	CO_2焊丝	吨	×××	×××
热发电	氨水	桶	×××	×××
热发电	盐酸	桶	×××	×××

该企业提交了职业健康检查机构要求的部门、工种、接触职业病危害因素等相关职业史资料，其生产流程中产生的主要职业病危害因素种类涉及水泥粉尘、噪声、高温等，各部门控制室视频作业较普遍，其他特殊作业工种还包括电工作业及职业机动车驾驶作业，因生产线多采用自动化程度较高的机械设备，公司配备了机修部门，该部门员工存在接触电焊烟尘、氮氧化物、紫外辐射和锰及其无机化合物，因地处南方地区，露天搬运工种夏季也存在高温作业（详见表5-28）。

表5-28 某建筑材料生产企业主要职业病危害因素

车间	工段或岗位	主要危害因素	接触人数	每日接触时间/h	防护情况
采石	设备操作	噪声、高温、石料粉尘	70	8	防尘口罩、耳塞
破碎	设备操作	石料粉尘、噪声	70	8	防尘口罩、耳塞
石料研磨	填料、设备操作	石料粉尘、噪声	60	8	防尘口罩、耳塞
烧成	设备操作	水泥粉尘、噪声	60	8	防尘口罩、耳塞
包装入库	包装	水泥粉尘、高温、职业机动车驾驶作业	40	8	防尘口罩

续表 5-28

车间	工段或岗位	主要危害因素	接触人数	每日接触时间/h	防护情况
机修、发电	检修、发电	电焊烟尘、锰及其无机化合物、紫外辐射、氮氧化物、电工作业、盐酸	50		防尘口罩、防毒面罩、护目镜
合计			450		

提交资料中显示，该公司职业卫生管理工作较完善，对作业场所进行了职业病危害预评价与控制效果评价，公司对作业场所职业病危害因素进行定期检测，也为员工配备了的个人防护用品，包括防尘口罩、防毒面罩、耳塞、耳罩、护目眼镜等用品，并制订相关制度来监督他们在工作过程中使用个人防护用品，尽可能减少职业有害因素对劳动者健康的损害。此外，也按要求对接触职业病危害及特殊作业工种的员工进行了上岗前、在岗期间、离岗时的职业健康检查，并且定期对其开展职业卫生培训。工作场所职业病危害因素监测结果表明，噪声与水泥粉尘超标仍较严重，生产工艺中对其他危害因素的控制较为一般，噪声职业危害问题突出，有多个严重超标的检测点。

（1）请根据以上信息拟定本次职业健康检查技术服务委托协议书。

（2）该职业健康检查机构与公司签订委托协议书后，随即按照双方达成的协议开始实施职业健康检查工作。公司需向该机构提供哪些职业健康检查相关信息材料？请模拟出这些材料的内容。

（3）根据双方达成的委托协议，请模拟制订出职业健康检查工作方案并试述职业健康检查实施过程中纯音听阈测试、肺通气功能检查及高千伏胸片（或DR胸片）检查实施的质量要求有哪些？

（4）职业健康检查工作依照双方达成之协议及现场工作方案顺利完成后，请模拟完成10份职业健康检查个体结论报告，其报告需包括4名疑似职业病及4名职业禁忌证（噪声、粉尘、高温、职业机动车驾驶作业）人员个体结论报告。上述报告完成后请依照职业健康检查管理办法之要求模拟完成疑似职业病与职业禁忌证的告知、通知、报告等工作。

（5）职业健康检查工作全部完成后，需编写该委托企业本次职业健康检查的群体报告，请结合上述信息模拟完成职业健康检查总结报告，并完成网络直报等工作。

》 学习目标要求：掌握　　难易程度：中

案例十六　某家电生产企业

某家电生产企业根据国家相关法律法规的规定，制订了公司的年度职业健康监护计划后，向某职业健康检查机构提出了年度职业健康检查申请，并提供了相关材料，包括：该公司的概况，工作场所职业病危害因素种类和接触人数、环境监测的浓度或强度资料，产生职业病危害因素的生产技术、工艺和材料，职业病危害防护设施、应急救援设施，及其他有关资料。

工厂企业基本情况：该家电生产企业成立于×××年××月××日，地处在××市××路×××号。注册资本××千万元。公司占地面积3××万 m^2，建筑面积达××万 m^2。目前共有员工510余人（女员工人数300人），管理及文职人员50人，其中大专及其以上学历者达3×％，平均年龄为2×岁。公司有4条生产线，共5个主要的生产部门，从原材料进厂至产品下线，整个生产工艺流程中自动化程度较高，除涂装车间外其他生产线均为开放式，整个生产流程主要以流水化机械作业与人工操作相结合的方式进行。

该企业的主要生产工艺流程见图5-16。

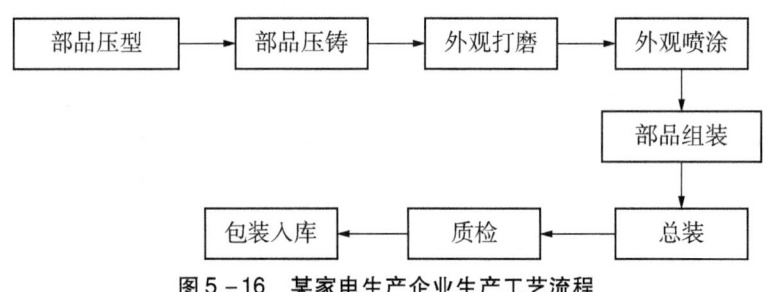

图5-16 某家电生产企业生产工艺流程

公司提供了最近一年生产中所使用到的原辅料情况如表5-29，各合成类化学品的原材料成分也另附了MSDS。

表5-29 某家电生产企业各车间主要原辅材料及年消耗量

车间	原辅料名称	单位	日用量	全年用量
部品压型	钢板	吨	×××	×××
部品组装	焊锡膏	吨	×××	×××
部品组装	焊锡丝	吨	×××	×××
外观打磨	砂纸	张	×××	×××
总装	密封胶	支	×××	×××
外观喷涂	无苯油漆	桶	×××	×××
质检	清洗剂（含三氯乙烯）	桶	×××	×××

该企业提交了职业健康检查机构要求的部门、工种、接触职业病危害因素等相关职业史资料，其生产流程中产生的主要职业病危害因素种类涉及金属粉尘、砂轮磨尘、电焊烟尘、铅及其无机化合物、三氯乙烯、噪声、高温等，特殊作业工种包括电工作业及职业机动车驾驶作业，公司配备的生产流水线设备保全部门，该部门员工存在接触电焊烟尘、氮氧化物、紫外辐射和锰及其无机化合物，因地处南方地区，部分车间工种夏季也存在高温作业（表5-30）。

表 5-30　主要职业病危害分布情况

车间	工段或岗位	主要危害因素	接触人数	每日接触时间/h	防护情况
部品压型、部品压铸	设备操作	噪声、高温、金属粉尘	80	8	防尘口罩、耳塞
外观打磨	打磨岗位	打磨粉尘、噪声、高温	70	8	防尘口罩、耳塞
外观喷涂	喷漆	甲苯、二甲苯、高温	70	8	防毒面具
部品组装	点焊	铅及其无机化合物	110	8	防毒口罩
总装	打螺丝、涂胶	噪声、TDI	80	8	防毒口罩、耳塞
品控	检查	三氯乙烯	70	8	防毒面具
保全	检修	电焊烟尘、锰及其无机化合物、紫外辐射、氮氧化物、电工作业	30		护目镜
合计			510		

提交资料中显示，该公司职业卫生管理工作较完善，对作业场所进行了职业病危害预评价与控制效果评价，公司对作业场所职业病危害因素进行定期检测，也为员工配备了完备的个人防护用品，包括防尘口罩、防毒口罩与面罩、耳塞、耳罩、护目眼镜等用品，并制订相关制度来监督他们在工作过程中使用个人防护用品，尽可能减少职业有害因素对劳动者健康的损害。此外，也按要求对接触职业病危害及特殊作业工种的员工进行了上岗前、在岗期间、离岗时的职业健康检查，并且定期对其开展职业卫生培训。工作场所职业病危害因素监测结果表明，除噪声外，生产工艺中对其他危害因素的控制较为理想，不存在严重超标情况。

（1）请根据以上信息拟定本次职业健康检查技术服务委托协议书。

（2）该职业健康检查机构与公司签订委托协议书后，随即按照双方达成的协议开始实施职业健康检查工作。公司需向该机构提供哪些职业健康检查相关信息材料？请模拟出这些材料的内容。

（3）根据双方达成的委托协议，请模拟制订出职业健康检查工作方案并试述职业健康检查实施过程中纯音听阈测试、肺通气功能检查及高千伏胸片（或 DR 胸片）检查实施的质量要求有哪些？

（4）职业健康检查工作依照双方达成之协议及现场工作方案顺利完成后，请模拟完成 10 份职业健康检查个体结论报告，其报告需包括 3 名疑似职业病及 4 名职业禁忌证（噪声、铅、苯、粉尘、高温、电工作业）人员个体结论报告。上述报告完成后请依照职业健康检查管理办法之要求模拟完成疑似职业病与职业禁忌证的告知、通知、报告等工作。

（5）职业健康检查工作全部完成后，需编写该委托企业本次职业健康检查的群体报告,请结合上述信息模拟完成职业健康检查总结报告,并完成网络直报等工作。

≫ 学习目标要求:掌握　难易程度:中

案例十七　某纸品生产企业

某纸品生产企业根据国家相关法律法规的规定,制订了公司的年度职业健康监护计划后,向某职业健康检查机构提出了年度职业健康检查申请,并提供了相关材料,包括:该公司的概况,工作场所职业病危害因素种类和接触人数、环境监测的浓度或强度资料,产生职业病危害因素的生产技术、工艺和材料,职业病危害防护设施、应急救援设施,及其他有关资料。

工厂企业基本情况:该纸品生产企业成立于×××年××月××日,地处在××市××路×××号。注册资本××千万元。公司占地面积3××万 m^2,建筑面积达××万 m^2。目前共有员工470余人(女员工人数100人),管理及文职人员60人,其中大专及其以上学历人数达3×%,平均年龄为2×岁。公司有3条生产线,共5个主要的生产部门,从原材料进厂至产品下线,整个生产工艺流程中自动化程度较高,生产线均为开放式结合局部抽排控制职业病危害因素,整个生产流程主要以流水化机械作业与人工操作相结合的方式进行。

该企业的主要生产工艺流程见图5-17。

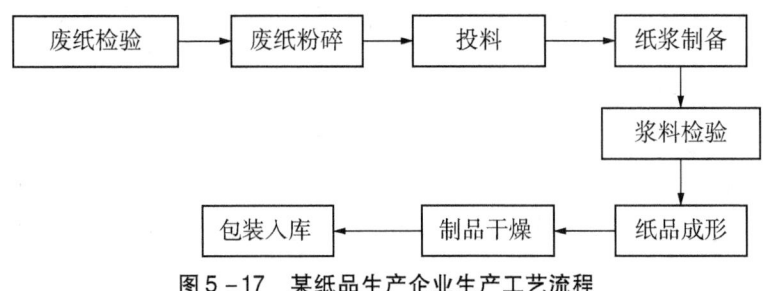

图5-17　某纸品生产企业生产工艺流程

公司提供了最近一年生产中所使用到的原辅料情况如表5-31,各合成类化学品的原材料成分也另附了MSDS。

表5-31　某纸品生产企业主要原辅材料及年消耗量

车间	原辅料名称	单位	日用量	全年用量
废纸检验	废纸	吨	×××	×××
废纸检验	盐酸	吨	×××	×××
废纸检验	重铬酸钾	吨	×××	×××
废纸检验	汞及其无机化合物	桶	×××	×××
废纸检验	氟化钠	桶	×××	×××
废纸检验	脱墨剂	桶	×××	×××
热电环保	氨水	桶	×××	×××

该企业提交了职业健康检查机构要求的部门、工种、接触职业病危害因素等相关职业史资料,其生产流程中产生的主要职业病危害因素种类涉及纸屑粉尘、酸雾与酸酐、汞及其无机化合物、氟及其无机化合物、铬及其无机化合物、苯、噪声等,特殊作业工种包括电工作业及职业机动车驾驶作业,公司配备的生产流水线设备维修部门,该部门员工存在接触电焊烟尘、氮氧化物、紫外辐射和锰及其无机化合物,因地处南方地区,部分车间工种夏季也存在高温作业(表5-32)。

表5-32 某纸品生产企业主要职业病危害因素

车间	工段或岗位	主要危害因素	接触人数	每日接触时间/h	防护情况
废纸检验	设备操作	酸雾与酸酐、汞及其无机化合物、铬及其无机化合物、氟及其无机化合物、油墨(含苯)	30	8	防毒面具、耳塞
废纸粉碎	设备操作	纸尘、噪声、高温	100	8	防尘口罩、耳塞
纸浆制备	设备操作	噪声、高温	110	8	防尘口罩、耳塞
纸品成形、干燥	设备操作	噪声、高温	120	8	耳塞
包装入库	打包机操作、叉车驾驶	噪声、纸尘、职业机动车驾驶作业	80	8	防尘口罩、耳塞
设备维修	检修	电焊烟尘、锰及其无机化合物、紫外辐射、氮氧化物、电工作业	30		防毒面具、护目镜
合计			470		

提交资料中显示,该公司职业卫生管理工作较完善,对作业场所进行了职业病危害预评价与控制效果评价,公司对作业场所职业病危害因素进行定期检测,也为员工配备了完备的个人防护用品,包括防尘口罩、防毒口罩与面罩、耳塞、耳罩、护目眼镜等用品,并制订相关制度来监督他们在工作过程中使用个人防护用品,尽可能减少职业有害因素对劳动者健康的损害。此外,也按要求对接触职业病危害及特殊作业工种的员工进行了上岗前、在岗期间、离岗时的职业健康检查,并且定期对其开展职业卫生培训。工作场所职业病危害因素监测结果表明,噪声是其突出的职业卫生问题,超标点数较多,生产工艺中对其他危害因素的控制较为理想,不存在严重超标情况。

(1)请根据以上信息拟定本次职业健康检查技术服务委托协议书。
(2)该职业健康检查机构与公司签订委托协议书后,随即按照双方达成的协议开始实施职业健康检查工作。公司需向该机构提供哪些职业健康检查相关信息材料？请模拟出这些材料的内容。

（3）根据双方达成的委托协议，请模拟制订出职业健康检查工作方案并试述职业健康检查实施过程中纯音听阈测试、肺通气功能检查及高千伏胸片（或DR胸片）检查实施的质量要求有哪些？

（4）职业健康检查工作依照双方达成之协议及现场工作方案顺利完成后，请模拟完成10份职业健康检查个体结论报告，其报告需包括3名疑似职业病及4名职业禁忌证（噪声、粉尘、苯、高温）人员个体结论报告。上述报告完成后请依照职业健康检查管理办法之要求模拟完成疑似职业病与职业禁忌证的告知、通知、报告等工作。

（5）职业健康检查工作全部完成后，需编写该委托企业本次职业健康检查的群体报告，请结合上述信息模拟完成职业健康检查总结报告，并完成网络直报等工作。

》 学习目标要求：掌握　　难易程度：中

案例十八　某电力生产企业

某电力生产企业根据国家相关法律法规的规定，制订了公司的年度职业健康监护计划后，向某职业健康检查机构提出了年度职业健康检查申请，并提供了相关材料，包括：该公司的概况，工作场所职业病危害因素种类和接触人数、环境监测的浓度或强度资料，产生职业病危害因素的生产技术、工艺和材料，职业病危害防护设施、应急救援设施，及其他有关资料。

工厂企业基本情况：该电力生产企业成立于×××年××月××日，地处在××市××路×××号。注册资本××千万元。公司占地面积 $4××$ 万 m^2，建筑面积达 $××$ 万 m^2。目前共有员工370余人（女员工人数18人），管理及文职人员20人，其中大专及其以上学历者达 $3×\%$，平均年龄为 $4×$ 岁。公司有4个热电机组，共4个主要的生产部门，从发电原料进厂至发电机组运转发电，因该企业建厂时间较早，虽经历工艺改造，整个生产工艺流程中自动化程度较高，但工作场所仍无法实现完全封闭，整个生产流程设置了较多的封闭操作室供操作人员使用。

该企业的主要生产工艺流程见图5-18。

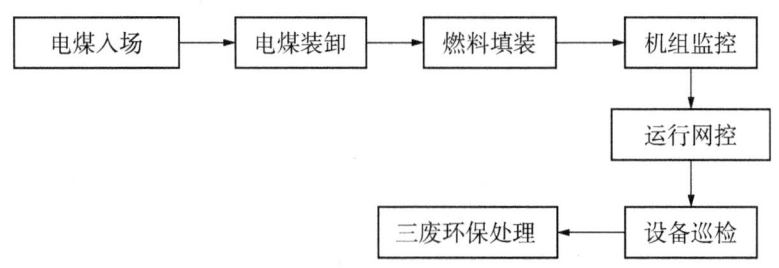

图5-18　某电力生产企业生产工艺流程

公司提供了最近一年生产中所使用到的原辅料情况如表5-33，各合成类化学品的原材料成分也另附了MSDS。

表 5-33 某电力生产企业主要原辅材料及年消耗量

车间	原辅料名称	单位	日用量	全年用量
电煤装卸	燃煤	吨	×××	×××
环保中心	盐酸	桶	×××	×××
环保中心	硫酸	桶	×××	×××
环保中心	二氧化硫	桶	×××	×××
环保中心	二氧化氮	桶	×××	×××
环保中心	氨水	桶	×××	×××
检修中心	焊条	支	×××	×××

该企业提交了职业健康检查机构要求的部门、工种、接触职业病危害因素等相关职业史资料，其生产流程中产生的主要职业病危害因素种类涉及煤炭粉尘、酸雾与酸酐、二氧化硫、二氧化氮、噪声等，特殊作业工种包括电工作业及职业机动车驾驶作业，公司配备检修中心，该部门员工存在接触电焊烟尘、氮氧化物、紫外辐射和锰及其无机化合物，因地处南方地区，部分车间工种夏季也存在高温作业（表 5-34）。

表 5-34 某电力生产企业主要职业病危害因素

车间	工段或岗位	主要危害因素	接触人数	每日接触时间/h	防护情况
电煤装卸、燃料填装	设备操作	煤炭粉尘、噪声、高温、职业机动车驾驶	30	8	防尘口罩、耳塞
运行巡检	设备操作	噪声、高温	150	8	耳塞
三废处理	设备操作	酸雾与酸酐、二氧化硫、氮氧化物、高温	100	8	防毒面罩、耳塞
检修中心	检修	电焊烟尘、锰及其无机化合物、紫外辐射、氮氧化物、电工作业	90		防毒面罩、护目镜
合计			370		

提交资料中显示，该公司职业卫生管理工作较完善，对作业场所进行了职业病危害预评价与控制效果评价，公司对作业场所职业病危害因素进行定期检测，也为员工配备了完备的个人防护用品，包括防尘口罩、防毒面罩、耳塞、耳罩、护目眼镜等用品，并制订相关制度来监督他们在工作过程中使用个人防护用品，尽可能减少职业有害因素对劳动者健康的损害。此外，也按要求对接触职业病危害及特殊作业工种的员工进行了上岗前、在岗期间、离岗时的职业健康检查，并且定期对其开展职业卫生培训。工作场所职业病危害因素监测结果表明，噪声是其突出的职业卫生问题，超标点数较多，生产工

艺中对其他危害因素的控制较为理想，较少存在超标情况。

（1）请根据以上信息拟定本次职业健康检查技术服务委托协议书。

（2）该职业健康检查机构与公司签订委托协议书后，随即按照双方达成的协议开始实施职业健康检查工作。公司需向该机构提供哪些职业健康检查相关信息材料？请模拟出这些材料的内容。

（3）根据双方达成的委托协议，请模拟制订出职业健康检查工作方案并试述职业健康检查实施过程中纯音听阈测试、肺通气功能检查及高千伏胸片（或 DR 胸片）检查实施的质量要求有哪些？

（4）职业健康检查工作依照双方达成之协议及现场工作方案顺利完成后，请模拟完成 10 份职业健康检查个体结论报告，其报告需包括 3 名疑似职业病及 4 名职业禁忌证（噪声、粉尘、氮氧化物、高温、职业机动车驾驶作业）人员个体结论报告。上述报告完成后请依照职业健康检查管理办法之要求模拟完成疑似职业病与职业禁忌证的告知、通知、报告等工作。

（5）职业健康检查工作全部完成后，需编写该委托企业本次职业健康检查的群体报告，请结合上述信息模拟完成职业健康检查总结报告，并完成网络直报等工作。

》 学习目标要求：掌握　　难易程度：中

案例十九　某码头运输企业

某码头运输企业根据国家相关法律法规的规定，制订了公司的年度职业健康监护计划后，向某职业健康检查机构提出了年度职业健康检查申请，并提供了相关材料，包括：该公司的概况，工作场所职业病危害因素种类和接触人数、环境监测的浓度或强度资料，产生职业病危害因素的生产技术、工艺和材料，职业病危害防护设施、应急救援设施，及其他有关资料。

工厂企业基本情况：该码头运输企业成立于×××年××月××日，地处在××市××路×××号。注册资本××千万元。公司占地面积 6××万 m^2，建筑面积达××万 m^2。目前共有员工 350 余人（女员工人数 19 人），管理及文职人员 23 人，其中大专及其以上学历者达 3×%，平均年龄为 4×岁。公司有 4 组大型装卸吊车，共 4 个主要的生产部门，码头主要用于装卸与堆放燃煤、粮食两大类物品，码头及堆场主要工作为装卸货物，整个生产流程均为露天作为为主。

该企业的主要生产工艺流程见图 5-19。

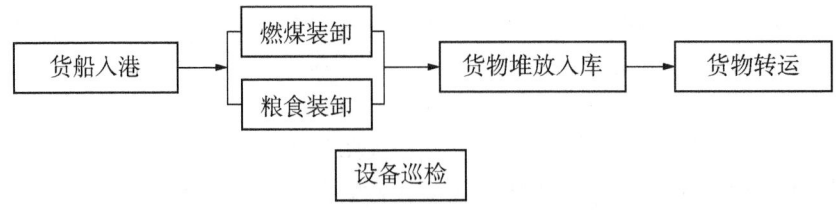

图 5-19　某码头运输企业生产工艺流程

公司提供了最近一年生产中所使用到的原辅料情况如表 5-35，各合成类化学品的原材料成分也另附了 MSDS。

表 5-35　某码头运输企业主要原辅材料及年消耗量

车间	原辅料名称	单位	日用量	全年用量
装卸	燃煤	吨	×××	×××
装卸	粮食	吨	×××	×××
检修中心	焊条	支	×××	×××

该企业提交了职业健康检查机构要求的部门、工种、接触职业病危害因素等相关职业史资料，其生产流程中产生的主要职业病危害因素种类涉及煤炭粉尘、有机粉尘、高温、噪声等，特殊作业工种包括高处作业、电工作业及职业机动车驾驶作业，设备巡检部门员工还存在接触电焊烟尘、氮氧化物、紫外辐射和锰及其无机化合物，因地处南方地区，大部分部门工种夏季均存在高温作业（表 5-36）。

表 5-36　某码头运输企业主要职业病危害因素

车间	工段或岗位	主要危害因素	接触人数	每日接触时间/h	防护情况
装卸	设备操作	煤炭粉尘、有机粉尘、噪声、高温、高处作业	120	8	防尘口罩、耳塞
堆放入库	设备操作	煤炭粉尘、有机粉尘、噪声、高温	120	8	防尘口罩、耳塞
转运	司机	煤炭粉尘、有机粉尘、噪声、高温、职业机动车驾驶作业	80	8	防尘口罩、耳塞
检修中心	检修	电焊烟尘、锰及其无机化合物、紫外辐射、氮氧化物、电工作业	30		防毒面罩、护目镜
合计			350		

提交资料中显示，该公司职业卫生管理工作较完善，对作业场所进行了职业病危害预评价与控制效果评价，公司对作业场所职业病危害因素进行定期检测，也为员工配备了完备的个人防护用品，包括防尘口罩、防毒面罩、耳塞、耳罩、护目眼镜等用品，并制订相关制度来监督他们在工作过程中使用个人防护用品，尽可能减少职业有害因素对劳动者健康的损害。此外，也按要求对接触职业病危害及特殊作业工种的员工进行了上岗前、在岗期间、离岗时的职业健康检查，并且定期开展职业卫生培训。工作场所职业病危害因素监测结果表明，噪声和粮食粉尘均是其突出的职业卫生问题，均存在超标

点，露天作业高温问题也较为严重。

（1）请根据以上信息拟定本次职业健康检查技术服务委托协议书。

（2）该职业健康检查机构与公司签订委托协议书后，随即按照双方达成的协议开始实施职业健康检查工作。公司需向该机构提供哪些职业健康检查相关信息材料？请模拟出这些材料的内容。

（3）根据双方达成的委托协议，请模拟制订出职业健康检查工作方案并试述职业健康检查实施过程中纯音听阈测试、肺通气功能检查及高千伏胸片（或 DR 胸片）检查实施的质量要求有哪些？

（4）职业健康检查工作依照双方达成之协议及现场工作方案顺利完成后，请模拟完成 10 份职业健康检查个体结论报告，其报告需包括 3 名疑似职业病及 4 名职业禁忌证（噪声、粉尘、高温、职业机动车驾驶作业、高处作业）人员个体结论报告。上述报告完成后请依照职业健康检查管理办法之要求模拟完成疑似职业病与职业禁忌证的告知、通知、报告等工作。

（5）职业健康检查工作全部完成后，需编写该委托企业本次职业健康检查的群体报告，请结合上述信息模拟完成职业健康检查总结报告，并完成网络直报等工作。

▶ 学习目标要求：掌握　　难易程度：中

案例二十　某发动机生产企业

某发动机生产企业根据国家相关法律法规的规定，制订了公司的年度职业健康监护计划后，向某职业健康检查机构提出了年度职业健康检查申请，并提供了相关材料，包括：该公司的概况，工作场所职业病危害因素种类和接触人数、环境监测的浓度或强度资料，产生职业病危害因素的生产技术、工艺和材料，职业病危害防护设施、应急救援设施，及其他有关资料。

工厂企业基本情况：该发动机生产企业成立于×××年××月××日，地处在××市××路×××号。注册资本××千万元。公司占地面积 7××万 m^2，建筑面积达 ××万 m^2。目前共有员工 590 余人（女员工人数 50 人），管理及文职人员 90 人，其中大专及其以上学历者达 3×%，平均年龄为 3×岁。公司有 2 条生产线，共 5 个主要的生产部门，从原材料进厂至产品下线，整个生产工艺流程中自动化程度中等，整个生产流程主要以流水化机械作业及机械辅助人工作业方式为主。

该企业的主要生产工艺流程见图 5-20。

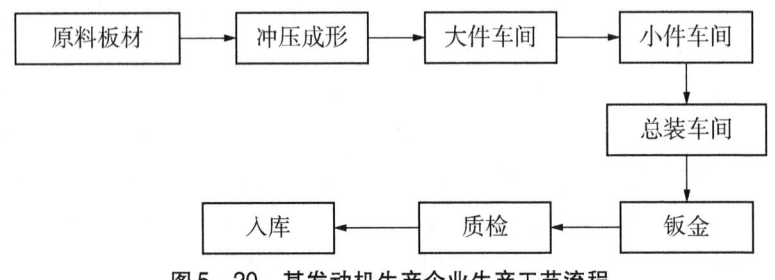

图 5-20　某发动机生产企业生产工艺流程

公司提供了最近一年生产中所使用到的原辅料情况如表5-37，各合成类化学品的原材料成分也另附了 MSDS。

表5-37　某发动机生产企业主要原辅材料及年消耗量

车间	原辅料名称	单位	日用量	全年用量
冲压成形	机油、润滑油	吨	×××	×××
冲压成形	钢板	吨	×××	×××
总装	电极头	个	×××	×××
总装	CO_2 焊丝	吨	×××	×××
大件车间	砂轮	个	×××	×××
小件车间	砂轮	个	×××	×××
总装	油漆（含苯）	桶	×××	×××
测试	柴油	桶	×××	×××

该企业提交了职业健康检查机构要求的部门、工种、接触职业病危害因素等相关职业史资料，其生产流程中产生的主要职业病危害因素种类涉及金属粉尘、砂轮磨尘、电焊烟尘、氮氧化物、紫外辐射、锰及其无机化合物、苯、柴油、噪声等，特殊作业工种包括电工作业及职业机动车驾驶作业，公司配备的生产流水线设备维保部门，该部门员工存在接触电焊烟尘、氮氧化物、紫外辐射和锰及其无机化合物，因地处南方地区，部分室外工种及接触室内热源的工种夏季也存在高温作业。详见表5-38。

表5-38　主要职业病危害分布情况

车间	工段或岗位	主要危害因素	接触人数	每日接触时间/h	防护情况
冲压	设备操作	噪声、金属粉尘、高温	80	8	防尘口罩、耳塞
大件车间	设备操作	金属粉尘、砂轮磨尘、噪声	160	8	防尘口罩、耳塞
小件车间	设备操作	金属粉尘、砂轮磨尘、噪声	110	8	防尘口罩、耳塞
总装	焊接、防锈喷涂	噪声、甲苯、二甲苯、电焊烟尘、锰及其无机化合物、紫外辐射	150	8	耳塞、防毒面具
钣金	检查	金属粉尘、噪声	40	8	防尘口罩、耳塞

续表 5-38

车间	工段或岗位	主要危害因素	接触人数	每日接触时间/h	防护情况
维保与物流	检修、司机	电焊烟尘、锰及其无机化合物、紫外辐射、氮氧化物、电工作业	50		防毒面具、护目镜
	合计		590		

提交资料中显示，该公司职业卫生管理工作较完善，对作业场所进行了职业病危害预评价与控制效果评价，公司对作业场所职业病危害因素进行定期检测，也为员工配备了完备的个人防护用品，包括防尘口罩、防毒面罩、耳塞、耳罩、护目眼镜等用品，并制订相关制度来监督他们在工作过程中使用个人防护用品，尽可能减少职业有害意因素对劳动者健康的损害。此外，也按要求对接触职业病危害及特殊作业工种的员工进行了上岗前、在岗期间、离岗时的职业健康检查，并且定期开展职业卫生培训。工作场所职业病危害因素监测结果表明，噪声与粉尘总尘均有超标检测点，且噪声还存在严重超标情况，防锈喷涂岗位苯有检出但未超出限值要求。

（1）请根据以上信息拟定本次职业健康检查技术服务委托协议书。

（2）该职业健康检查机构与公司签订委托协议书后，随即按照双方达成的协议开始实施职业健康检查工作。公司需向该机构提供哪些职业健康检查相关信息材料？请模拟出这些材料的内容。

（3）根据双方达成的委托协议，请模拟制订出职业健康检查工作方案并试述职业健康检查实施过程中纯音听阈测试、肺通气功能检查及高千伏胸片（或 DR 胸片）检查实施的质量要求有哪些？

（4）职业健康检查工作依照双方达成之协议及现场工作方案顺利完成后，请模拟完成 10 份职业健康检查个体结论报告，其报告需包括 4 名疑似职业病及 4 名职业禁忌证（噪声、粉尘、高温、苯）人员个体结论报告。上述报告完成后请依照职业健康检查管理办法之要求模拟完成疑似职业病与职业禁忌证的告知、通知、报告等工作。

（5）职业健康检查工作全部完成后，需编写该委托企业本次职业健康检查的群体报告，请结合上述信息模拟完成职业健康检查总结报告，并完成网络直报等工作。

》 学习目标要求：掌握 难易程度：中

第六章　职业卫生流行病学

第一节　流行病学基本知识

一、单项选择题（每题包括题干及五个答案，其中只有一个正确答案）

1. 流行病学的研究对象是（　　）。
    A. 疾病　　　　　　　　　　B. 病人
    C. 人群　　　　　　　　　　D. 健康人
    E. 亚临床型病人

▶ 学习目标要求：掌握　　难易程度：易

2. 流行病学与临床医学的区别在于（　　）。
    A. 在群体水平上研究疾病现象　　B. 研究疾病的病因学
    C. 提供诊断依据　　　　　　　　D. 不涉及药物治疗
    E. 不研究疾病预后

▶ 学习目标要求：掌握　　难易程度：易

3. 流行病学研究的主要用途是（　　）。
    A. 进行统计学检验
    B. 探讨病因与影响流行的因素及确定预防方法
    C. 研究疾病发生概率
    D. 研究疾病的死亡情况
    E. 研究疾病的临床表现

▶ 学习目标要求：掌握　　难易程度：易

4. 流行病学的主要研究方法是（　　）。
    A. 实验室方法　　　　　　　　　　B. 临床诊治方法
    C. 现场调查与现场实验观察研究方法　D. 临床诊治与统计学方法
    E. 统计学方法

▶ 学习目标要求：掌握　　难易程度：易

5. 关于流行病学研究方法的叙述，下列哪项是错误的？（　　）。
    A. 人群现场是流行病学主要的实验室
    B. 理论流行病学研究又称数理流行病学研究
    C. 分析性研究可人为控制研究条件
    D. 流行病学研究可应用于疾病的诊断及预后评价

E. 病例对照研究可提供病因线索

▶ 学习目标要求：掌握　　难易程度：中

6. 病因研究时，假设建立使用的主要推理方法为（　　）。
   A. 提出和验证假设的方法　　　　B. Mill 准则或逻辑推理方法
   C. 科学实验四法　　　　　　　　D. 一般演绎法
   E. 循证医学的方法

▶ 学习目标要求：掌握　　难易程度：易

7. 描述一个人群中某种疾病的频率指标，最常用的三个指标为（　　）。
   A. 发病率、死亡率、病死率　　　B. 发病率、死亡率、患病率
   C. 发病率、死亡率、感染率　　　D. 发病率、患病率、生存率
   E. 死亡率、患病率、续发率

▶ 学习目标要求：掌握　　难易程度：易

8. 某地高速公路交警统计，发生车祸的司机65％都是酒后驾车。因此，认为酒后驾车是高速公路发生车祸的主要原因，该结论（　　）。
   A. 正确
   B. 不正确，因为比较不是在率的基础上
   C. 不正确，因为没有比较组
   D. 不正确，因为没有进行显著性检验
   E. 不正确，因为患病率代替了发病率

▶ 学习目标要求：掌握　　难易程度：中

9. 体力劳动者和脑力劳动者脑卒中发病率的差别可以用（　　）方法判断。
   A. 直观两组人群发病率
   B. 对两组发病率进行显著性检验
   C. 对两个率按年龄、性别等有关因素标化后再进行标准化率的显著性检验
   D. 这两个率无法比较
   E. 男女分别比较

▶ 学习目标要求：掌握　　难易程度：中

10. 某种新疗法可延长寿命，但不能治愈疾病，可能会出现（　　）。
    A. 该病发病率将增加　　　　　B. 该病发病率将减少
    C. 该病患病率将增加　　　　　D. 该病患病率将减少
    E. 该病发病率和患病率都减少

▶ 学习目标要求：掌握　　难易程度：中

11. 对于一种危害严重的疾病，采取针对病因的措施后，评价其预防效果的指标是（　　）。
    A. 死亡率　　B. 发病率　　C. 患病率　　D. 病死率　　E. 死亡率

>> 学习目标要求：掌握　　难易程度：易

12. 为了正确反映慢性疾病各年龄死亡趋势，可用（　　）。
    A. 横断面分析　　　　　　　　B. 交叉分析
    C. 年龄死亡相关分析　　　　　D. 出生队列分析
    E. 抽样调查

>> 学习目标要求：掌握　　难易程度：易

13. 研究疾病的地区分布按哪一种划分方法能较完善地收集到人口学的资料？（　　）
    A. 按行政区域划分地区　　　　B. 按城乡划分地区
    C. 按风俗习惯划分地区　　　　D. 按自然地理条件划分地区
    E. 按经济条件划分地区

>> 学习目标要求：掌握　　难易程度：易

14. 流行病学中的偏倚是指（　　）。
    A. 抽样误差　　B. 系统误差　　C. 随机误差　　D. 逻辑误差　　E. 数据误差

>> 学习目标要求：掌握　　难易程度：易

15. 欲了解某病在某地区的危害状况，进行现况调查时宜选用（　　）。
    A. 普查　　　　　　　　　　　B. 抽样调查
    C. 典型病例调查　　　　　　　D. 住院病例调查
    E. 个案调查

>> 学习目标要求：掌握　　难易程度：易

16. 根据现况调查资料可计算出（　　）。
    A. 发病率　　B. 患病率　　C. 死亡率　　D. 治愈率　　E. 病死率

>> 学习目标要求：掌握　　难易程度：易

17. 抽样调查的特点不包括（　　）。
    A. 以样本人群结果来推论总体人群特征
    B. 不适应于患病率低的疾病
    C. 设计、实施、资料分析均较复杂
    D. 特别适用于个体间变异程度大的材料
    E. 正确性高

>> 学习目标要求：掌握　　难易程度：易

18. 关于现况调查的叙述，下列哪项是错误的？（　　）。
    A. 抽样调查是一种常规的现况调查方法
    B. 整群抽样适用于大规模调查
    C. 单纯随机抽样所得样本代表性好
    D. 普查不适用于发病率很低的疾病
    E. 抽样调查比普查覆盖面大

>> 学习目标要求：掌握　　难易程度：易

19. 关于现况调查的叙述，下列哪项是错误的？（　　）。
    A. 是一种观察法
    B. 可分为普查和抽样调查
    C. 又称为横断面调查
    D. 是一种分析流行病学研究
    E. 现患调查进行时，疾病与研究变量可以同时存在

>> 学习目标要求：掌握　　难易程度：中

20. 队列研究最大的优点是（　　）。
    A. 对较多的人进行较长时间的随访
    B. 发生偏倚的机会多
    C. 较直接地验证病因与疾病的因果关系
    D. 控制混杂因子的作用易实现
    E. 研究的结果常能代表全人群

>> 学习目标要求：掌握　　难易程度：中

21. 下列哪项论述不正确？（　　）
    A. 队列研究不易发生偏倚
    B. 队列研究可直接计算发病率
    C. 病例对照研究的优点是材料易于收集
    D. 队列研究常用于探索罕见疾病的各种因素
    E. 病例对照研究可在较短时间内获得结果

>> 学习目标要求：掌握　　难易程度：中

22. 对某病进行前瞻性研究时，最初选择的队列应由下列哪些人员组成？（　　）
    A. 发现患该病的人　　　　　　　B. 未患该病的人
    C. 具有欲研究因素的人　　　　　D. 不具有欲研究因素的人
    E. 具有该病家族史的人

>> 学习目标要求：掌握　　难易程度：易

23. 假如某因素与某病关系的病例对照研究结果的 OR 值为 0.3（$P<0.01$），最可能的解释是（　　）。
    A. 该因素与该病无关联
    B. 该因素可能是该病的保护因素
    C. 该因素可能是该病的致病因素
    D. 该因素可能是该病的致病因素，但作用不大
    E. 该因素不是该病的致病因素

>> 学习目标要求：掌握　　难易程度：中

24. 疾病监测的目的不包括（　　）。

A. 描述疾病分布 B. 预测疾病流行
C. 验证病因假设 D. 制订预防措施
E. 评价预防效果

> 学习目标要求：掌握　　难易程度：易

25. 突发公共卫生事件应急措施应遵循的原则是（　　）。
   A. 预防为主，常备不懈，国际合作，上下联动，分级负责，反应迅速
   B. 建立队伍，依靠科技，加强监测，各方合作，群众参与，措施果断
   C. 统一领导，分级负责，反应及时，措施果断，依靠科学，加强合作
   D. 加强领导，注重措施，保障供给，协调关系，发动群众，讲究实效
   E. 统一指挥，分工明确，各界参与，防治结合，信息通畅，行动快速

> 学习目标要求：掌握　　难易程度：易

二、多项选择题（每题包括题干及五个答案，其中有两个或两个以上的正确答案）

1. 关于流行病学的叙述，下列正确的是（　　）。
   A. 以人群为研究对象
   B. 只研究传染病的控制和预防疾病的对策与措施
   C. 只研究传染病
   D. 流行病学主要研究疾病的分布及病因
   E. 只研究非病人

> 学习目标要求：掌握　　难易程度：易

2. 流行病学的主要用途是（　　）。
   A. 探讨病因及流行因素
   B. 评价预防措施的效果
   C. 描述疾病与健康状况的分布特点
   D. 评价某疗法的疗效
   E. 促进有关学科的发展

> 学习目标要求：掌握　　难易程度：易

3. 流行病学的研究方法有（　　）。
   A. 描述流行病学 B. 分析流行病学
   C. 理论流行病学 D. 实验流行病学
   E. 基础性研究

> 学习目标要求：掌握　　难易程度：易

4. 关于流行病学及其与其他学科的关系，下列正确的是（　　）。
   A. 流行病学从群体水平研究疾病
   B. 临床医学主要对具体病人进行诊断和治疗
   C. 流行病学主要研究疾病在人群中的发生、发展和疾病与健康状况的分布规律
   D. 我国的流行病学不是一门方法学

E. 基础医学从人群水平研究疾病

❯❯ 学习目标要求：掌握　　难易程度：中

5. 流行病学研究方法之间的关系是（　　）。
   A. 描述性研究是流行病学各种研究方法的基础
   B. 现况调查一般不能验证假设，但可以为分析性研究和实验研究提供假设依据
   C. 从研究方法本身对于病因的论证强度来看，实验性研究高于队列研究，队列研究高于病例对照研究，病例对照研究高于一般的描述性研究
   D. 实施队列研究之前，最好先有描述性研究和病例对照研究的阳性结果
   E. 生态学研究比一般的描述性研究论证能力强

❯❯ 学习目标要求：掌握　　难易程度：难

6. 病因是指（　　）。
   A. 致病因素的总和　　　　　　　B. 使疾病发生危险性升高的那些因素
   C. 危险因素　　　　　　　　　　D. 外围的远因
   E. 使疾病发生的外因

❯❯ 学习目标要求：掌握　　难易程度：易

7. 疾病患病率升高的原因有（　　）。
   A. 诊断技术灵敏度的提高　　　　B. 就诊机会减少
   C. 病死率的下降　　　　　　　　D. 治愈率的提高
   E. 疾病病程的延长

❯❯ 学习目标要求：掌握　　难易程度：难

8. 描述流行病学方法包括（　　）。
   A. 生态学研究　　　　　　　　　B. 实验研究
   C. 横断面调查　　　　　　　　　D. 病例对照研究
   E. 队列研究

❯❯ 学习目标要求：掌握　　难易程度：易

9. 分析流行病学方法包括（　　）。
   A. 生态学研究　　　　　　　　　B. 病例对照研究
   C. 横断面研究　　　　　　　　　D. 队列研究
   E. 病例报告

❯❯ 学习目标要求：掌握　　难易程度：易

10. 实验流行病学方法包括（　　）。
    A. 现患研究　　　　　　　　　　B. 临床试验
    C. 病例对照研究　　　　　　　　D. 现场干预试验
    E. 病例报告

❯❯ 学习目标要求：掌握　　难易程度：易

11. 发病率可用来（　　）。

A. 描述疾病的分布   B. 探讨发病的因素
C. 评价预防措施的效果   D. 提出病因假设
E. 研究死亡的严重程度

> 学习目标要求：掌握   难易程度：中

12. 在描述研究的基础上，建立病因假说的逻辑推理法包括（   ）。
    A. 求同法   B. 类推法   C. 求异法   D. 共变法   E. 排除法

> 学习目标要求：掌握   难易程度：易

13. 研究疾病分布的意义是（   ）。
    A. 获得与病因假设有关的资料
    B. 判断疾病的传染性
    C. 获得与流行因素有关的资料
    D. 掌握疾病流行规律和特点
    E. 可为分析流行病学研究提供基础信息

> 学习目标要求：掌握   难易程度：中

14. 现况调查的目的和用途是（   ）。
    A. 描述疾病的分布特点   B. 早期发现病人
    C. 直接验证病因假设   D. 评价疾病的防治效果
    E. 治疗病人

> 学习目标要求：掌握   难易程度：易

15. 关于现况调查的叙述，下列正确的是（   ）。
    A. 整群抽样调查对于总体是抽查
    B. 普查结果绝对比抽查可靠
    C. 当样本量接近总体时宜用普查
    D. 抽样调查的基本原则是抽样必须随机化，样本足够大
    E. 抽查比普查更容易设计

> 学习目标要求：掌握   难易程度：中

16. 暴发调查的总结报告的主要内容包括（   ）。
    A. 暴发的经过   B. 调查过程及主要表现
    C. 采取的措施及效果   D. 经验教训及结论
    E. 调查人员的健康状况

> 学习目标要求：掌握   难易程度：中

17. 为控制选择偏倚，可以将研究对象随机分配到各处理组中。这种随机化的方法可以用于下列哪些研究？（   ）
    A. 队列研究   B. 病例对照研究
    C. 现况研究   D. 临床试验研究
    E. 现场试验研究

❯ 学习目标要求：掌握　　难易程度：难

18. 控制混杂偏倚可以采取下列哪些措施？（　　）
    A. 多因素分析方法
    B. 在选择好研究组之后，根据研究组各个个体的特征来选择对照组
    C. 在设计阶段，可采用限制研究对象的特征的方法
    D. 资料分析阶段控制混杂因素采用分层分析的方法
    E. 尽量收集客观指标的资料

❯ 学习目标要求：掌握　　难易程度：难

19. 下列哪种偏倚属于选择偏倚？（　　）
    A. 就诊机会偏倚　　　　　　　　B. 回忆偏倚
    C. 检出征候偏倚　　　　　　　　D. 暴露怀疑偏倚
    E. 奈曼偏倚

❯ 学习目标要求：掌握　　难易程度：中

20. 奈曼偏倚可能发生在哪类研究中？（　　）
    A. 队列研究　　　　　　　　　　B. 病例对照研究
    C. 现况研究　　　　　　　　　　D. 实验研究
    E. 理论研究

❯ 学习目标要求：熟悉　　难易程度：中

21. 控制选择偏倚的方法有（　　）。
    A. 尽量选择新发病例
    B. 严格掌握研究对象的纳入标准和排除标准
    C. 尽量收集客观指标的资料
    D. 设法提高应答率，降低失访率
    E. 研究者应充分了解该项研究工作中各种可能的选择偏倚来源，并在研究设计过程中尽量避免

❯ 学习目标要求：掌握　　难易程度：难

22. 控制信息偏倚的方法有（　　）。
    A. 尽量收集客观指标的资料　　　B. 严格的质量控制措施
    C. 随机化的原则分配研究对象　　D. 提高应答率，降低失访率
    E. 尽量采用"盲法"收集资料

❯ 学习目标要求：掌握　　难易程度：难

23. 用筛检来开展二级预防的疾病，应具备的条件包括（　　）。
    A. 发病率或死亡率高　　　　　　B. 病死率或复发率高
    C. 具备亚临床期的检测方法　　　D. 发现的病人能够得到治疗
    E. 具备有效的治疗方法

▶ 学习目标要求：熟悉　　难易程度：中

24. 在随机对照试验中，常见的偏倚和影响结果的因素有（　　）。
    A. 选择性偏倚　　　　　　　　　B. 测量偏倚
    C. 干扰和沾染　　　　　　　　　D. 依从性
    E. 混杂偏倚

▶ 学习目标要求：掌握　　难易程度：易

25. 关于随机对照试验和非随机对照试验叙述正确的是（　　）。
    A. 随机对照试验必须随机分组并设对照
    B. 非随机对照试验不一定随机分组也不一定设对照
    C. 随机对照试验比非随机对照试验省时省力
    D. 非随机对照试验所得结果不如随机对照试验的结果可靠
    E. 随机对照试验正因为设立了严格的对照，所以结果才可靠

▶ 学习目标要求：掌握　　难易程度：中

三、判断题

1. 统计学检验的 P 值越小，则暴露与疾病的关联强度越大。（　　）

▶ 学习目标要求：掌握　　难易程度：易

2. 一种疾病有家庭聚集性一定是遗传因素在起作用。（　　）

▶ 学习目标要求：掌握　　难易程度：中

3. 队列研究适用于发病率很低的疾病。（　　）

▶ 学习目标要求：掌握　　难易程度：易

4. 移民流行病学可以对三间分布进行综合描述。（　　）

▶ 学习目标要求：掌握　　难易程度：易

5. 理论流行病学可以定量地表达病因、宿主和环境之间构成的疾病流行病规律。（　　）

▶ 学习目标要求：掌握　　难易程度：易

6. 病例对照研究中，首选新病例作为病例组。（　　）

▶ 学习目标要求：掌握　　难易程度：易

7. 由于 C 因素的存在而使 A 与 B 间有联系，则 C 因素为混杂因素。（　　）

▶ 学习目标要求：掌握　　难易程度：易

8. 危险因子是指那些与疾病的发生有正联系但其本身又不是充分病因的因子，有时亦称为病因。（　　）

▶ 学习目标要求：熟悉　　难易程度：中

9. 病例对照研究可以研究多种暴露与一种疾病的关系，而队列研究可以研究多种疾病与一种暴露的联系。（　　）

▶ 学习目标要求：掌握　　难易程度：易

10. 预计现患率越高，抽样调查时样本含量越少。（　　）

▶ 学习目标要求：掌握　　难易程度：中

11. 多种对照的优点是预防选择性偏倚。（　　）

▶ 学习目标要求：掌握　　难易程度：难

12. 疾病筛检的目的是为了进行疾病的二级预防。（　　）

▶ 学习目标要求：掌握　　难易程度：中

13. 实验性研究是按照研究对象是否暴露于某因素分组的。（　　）

▶ 学习目标要求：掌握　　难易程度：易

14. 罹患率与发病率本质上是一致的。（　　）

▶ 学习目标要求：掌握　　难易程度：中

15. 病例对照研究中用比值比来表示疾病与暴露有无关联。（　　）

▶ 学习目标要求：掌握　　难易程度：易

16. 流行病学中的"暴露"一词是指研究对象曾经接触过某些危险因素。（　　）

▶ 学习目标要求：掌握　　难易程度：易

17. 分层抽样时层内变异应当大于间变异。（　　）

▶ 学习目标要求：掌握　　难易程度：中

18. 通过普查，可基本搞清疾病的病因。（　　）

▶ 学习目标要求：掌握　　难易程度：易

19. 某因素与疾病之间相关表明两者有因果关系的存在。（　　）

▶ 学习目标要求：掌握　　难易程度：易

20. 患病率的下降主要由于该病发病率的降低，与该病的病程长短无关。（　　）

▶ 学习目标要求：掌握　　难易程度：难

21. 入院偏倚属于选择偏倚。（　　）

▶ 学习目标要求：掌握　　难易程度：易

22. 在病例对照研究中，所研究疾病的患病率是决定样本大小的重要因素。（　　）

▶ 学习目标要求：掌握　　难易程度：中

23. 病例对照研究中用比值比来表示疾病与暴露有无关联。（　　）

▶ 学习目标要求：掌握　　难易程度：中

24. 信息偏倚一般发生在研究的设计阶段。（　　）

▶ 学习目标要求：掌握　　难易程度：易

25. 因果联系存在时一定有统计学联系的存在。（　　）

▶ 学习目标要求：掌握　　难易程度：易

四、填空题

1. 研究职业与疾病的关系时应考虑的因素有_____、_____、_____和精神紧张强度。

▶ 学习目标要求：掌握　　难易程度：易

2. 对于一种危害严重的疾病，采取针对病因的措施后，在评价其预防效果时，采用_____这一疾病频率测量指标最为合适。

▶ 学习目标要求：掌握　　难易程度：易

3. 某区在进行糖尿病调查时，首先将全区的社区按经济条件好、较好、差三类，然后各随机抽取 1/10 的人做调查，此种抽样方法属于_____。

▶ 学习目标要求：掌握　　难易程度：易

4. 常见偏倚的种类有_____、_____、_____。

▶ 学习目标要求：掌握　　难易程度：易

5. 决定队列研究所需样本量大小的四个因素分别为_____、_____、_____、_____。

▶ 学习目标要求：掌握　　难易程度：易

6. 队列研究依据研究对象进入队列时间及终止观察时间的不同可分为三类，即_____、_____、_____。

▶ 学习目标要求：掌握　　难易程度：易

7. 以医院为基础的病理对照研究，最容易出现的偏倚为_____。

▶ 学习目标要求：掌握　　难易程度：易

8. 在病例对照研究中，为了增加研究的效率常用 1：M 匹配，但 M 的取值一般不超过_____。

▶ 学习目标要求：掌握　　难易程度：易

9. 现场试验的三项原则为_____、_____、_____。

▶ 学习目标要求：掌握　　难易程度：易

10. 分析流行病学方法主要包括_____、_____。

▶ 学习目标要求：掌握　　难易程度：易

11. 疾病因素模型将因素分为_____和_____两个层次。

▶ 学习目标要求：掌握　　难易程度：易

12. 在疾病的三级预防中，预防接种属于_____级预防。

▶ 学习目标要求：掌握　　难易程度：中

13. 从流行病学基本方法上看，疾病监测本身属于_____研究。

14. 用双盲法进行临床试验可以减少的偏倚是_____。
   ▶ 学习目标要求：掌握　　难易程度：易

15. 病因的生态学模型主要包括_____、_____。
   ▶ 学习目标要求：掌握　　难易程度：易

五、名词解释

1. 流行
   ▶ 学习目标要求：掌握　　难易程度：易

2. 发病率
   ▶ 学习目标要求：掌握　　难易程度：易

3. 队列研究
   ▶ 学习目标要求：掌握　　难易程度：易

4. 偏倚
   ▶ 学习目标要求：掌握　　难易程度：易

5. 暴露
   ▶ 学习目标要求：掌握　　难易程度：易

6. 类实验
   ▶ 学习目标要求：熟悉　　难易程度：中

7. 匹配过度
   ▶ 学习目标要求：掌握　　难易程度：中

8. 危险因素
   ▶ 学习目标要求：掌握　　难易程度：易

9. 二级预防
   ▶ 学习目标要求：掌握　　难易程度：易

10. 哨点监测

» 学习目标要求：掌握　　难易程度：易

六、简答题

1. 影响患病率升高或降低的因素有哪些？

   » 学习目标要求：掌握　　难易程度：易

2. 简述现况研究的特点。

   » 学习目标要求：掌握　　难易程度：易

3. 简述队列研究常见的偏倚及其防止策略。

   » 学习目标要求：掌握　　难易程度：难

4. 简述队列研究与实验性研究的主要异同点。

   » 学习目标要求：掌握　　难易程度：中

5. 简述因果关联推断的标准。

   » 学习目标要求：掌握　　难易程度：易

6. 请解释疾病三级预防的基本概念。

   » 学习目标要求：掌握　　难易程度：易

第二节　流行病学方法在职业卫生中的应用

一、单项选择题（每题包括题干及五个答案，其中只有一个正确答案）

1. 职业病危害事故的调查处理原则是（　　）。
   A. 迅速、有效、科学、公正　　　B. 高效、合理、科学、公正
   C. 及时、有效、科学、公正　　　D. 迅速、合理、科学、公正
   E. 迅速、有效、科学、公开

   » 学习目标要求：熟悉　　难易程度：易

2. 发生职业病危害事故时，用人单位应当立即向所在地（　　）和有关部门报告。
   A. 市级安全生产监督管理部门　　B. 市级卫生计生行政部门
   C. 县级卫生计生行政部门　　　　D. 县级人民政府
   E. 市级人民政府

> 学习目标要求：掌握　　难易程度：易

3. 职业病危害事故处理工作应当按照有关规定在（　　）内结案，特殊情况不得超过180日。

  A. 30日　　　B. 60日　　　C. 90日　　　D. 100日　　　E. 120日

> 学习目标要求：掌握　　难易程度：易

4. 职业病危害事故报告的内容应当包括（　　）。

  A. 事故发生的地点、时间、发病情况、死亡人数
  B. 事故发生的地点、时间、可能发生原因、已采取措施和发展趋势
  C. 事故发生的地点、时间、发病情况、可能发生原因
  D. 事故发生的地点、时间、发病情况、死亡人数、可能发生原因
  E. 事故发生的地点、时间、发病情况、死亡人数、可能发生原因、已采取措施和发展趋势

> 学习目标要求：掌握　　难易程度：中

5. 发生职业病危害事故时，不属于用人单位应当根据情况立即采取的紧急措施是（　　）。

  A. 停止导致职业病危害事故的作业，控制事故现场，防止事态扩大，把事故危害降到最低限度
  B. 疏通应急撤离通道，撤离作业人员，组织泄险
  C. 保护事故现场，保留导致职业病危害事故的材料、设备和工具等
  D. 对事故情况保密，拒绝接受调查及提供有关情况和资料
  E. 对遭受或者可能遭受急性职业病危害的劳动者，及时组织救治、进行健康检查和医学观察

> 学习目标要求：熟悉　　难易程度：中

二、多项选择题（每题包括题干及五个答案，其中有两个或两个以上的正确答案）

1. 按一次职业病危害事故所造成的危害严重程度，职业病危害事故分为（　　）。

  A. 一般事故　　　　　　　　B. 较重大事故
  C. 重大事故　　　　　　　　D. 特大事故
  E. 特别重大事故

> 学习目标要求：掌握　　难易程度：中

2. 职业病危害事故调查处理的主要内容包括（　　）。

  A. 依法采取临时控制和应急救援措施，及时组织抢救急性职业病病人
  B. 按照规定进行事故报告
  C. 组织事故调查
  D. 依法对事故责任人进行查处
  E. 结案存档

» 学习目标要求：掌握　难易程度：中

3. 县级卫生计生行政部门接到职业病危害事故报告后，应当实施紧急报告，下列做法正确的是（　　）。

   A. 特大和重大事故，应当立即向上级人民政府、省级卫生计生行政部门和卫生部报告
   B. 特大和重大事故，应当立即向同级人民政府、省级卫生计生行政部门和卫生部报告
   C. 特大和重大事故，应当立即向同级人民政府、市级卫生计生行政部门和卫生部报告
   D. 一般事故，应当于12小时内向同级人民政府和上级卫生计生行政部门报告
   E. 一般事故，应当于6小时内向同级人民政府和上级卫生计生行政部门报告

» 学习目标要求：掌握　难易程度：中

4. 卫生计生行政部门接到职业病危害事故报告后，根据情况可以采取下列哪些措施？（　　）

   A. 责令暂停导致职业病危害事故的作业
   B. 组织控制职业病危害事故现场
   C. 封存造成职业病危害事故的材料、设备和工具等
   D. 紧急情况下不用严格按规定及时报告职业病危害事故
   E. 组织医疗卫生机构救治遭受或者可能遭受急性职业病危害的劳动者

» 学习目标要求：掌握　难易程度：中

5. 职业病危害事故调查组的职责是（　　）。

   A. 进行现场勘验和调查取证，查明职业病危害事故发生的经过、原因、人员伤亡情况和危害程度
   B. 分析事故责任
   C. 提出对事故责任人的处罚意见
   D. 提出防范事故再次发生所应采取的改进措施的意见
   E. 形成职业病事故调查处理报告

» 学习目标要求：掌握　难易程度：中

三、判断题

1. 安全生产监督管理部门根据事故调查组提出的事故处理意见，决定和实施对发生事故的用人单位的行政处罚，并责令用人单位及其主管部门负责落实有关改进措施建议。（　　）

» 学习目标要求：熟悉　难易程度：易

2. 接收遭受急性职业病危害劳动者的首诊医疗卫生机构，应当及时向所在地县级人民政府报告。（　　）

> 学习目标要求：熟悉　　难易程度：易

3. 职业病危害事故调查组进行现场调查取证时，有权向用人单位、有关单位和有关人员了解有关情况，任何单位和个人不得拒绝、隐瞒或提供虚假证据或资料，不得阻碍、干涉事故调查组的现场调查和取证工作。（　　）

> 学习目标要求：熟悉　　难易程度：易

4. 职业病危害重大事故是指发生急性职业病 10 人以上 50 人以下或者死亡 5 人以下的，或者发生职业性炭疽 5 人以下的事故。（　　）

> 学习目标要求：熟悉　　难易程度：易

5. 职业病危害事故处理工作应当按照有关规定在 60 日内结案，特殊情况不得超过 90 日。事故处理结案后，应当公布处理结果。（　　）

> 学习目标要求：熟悉　　难易程度：易

四、填空题

1. 职业卫生调查是在工、矿、企业等职业场所进行的调查，通过听取_____、观察_____和查看有关资料（如定期监测、健康检查资料）等方法获取职业性有害因素信息。

> 学习目标要求：掌握　　难易程度：易

2. 根据调查目的不同，职业卫生调查可分为职业卫生_____、_____和_____三大类。

> 学习目标要求：掌握　　难易程度：易

3. 职业卫生专题调查的目的在于探究职业性_____对_____健康的影响。

> 学习目标要求：掌握　　难易程度：中

4. _____是对急性职业中毒事故发生的原因和引起中毒的有害物质以及事故所致人员损伤情况等进行的现场调查，目的在于尽快有效的抢救病人，预防事故的再次发生。

> 学习目标要求：掌握　　难易程度：中

5. 职业卫生事故调查内容主要包括：职业卫生基本情况、_____、检测生产环境中各种可疑有害因素的浓度或强度。根据调查资料，结合病人临床表现特征，做出综合判断。

> 学习目标要求：掌握　　难易程度：中

五、名词解释

1. 健康工人效应

> 学习目标要求：掌握　　难易程度：中

2. 职业流行病学

> 学习目标要求：掌握　　难易程度：中

六、简答题

1. 为了确定从事染料生产是否对膀胱癌的发生有无影响，在膀胱癌患者中实施了一项病例对照研究。将159名膀胱癌的住院病例与3 180名对照进行比较，结果是21名病例和273名对照从事过染料生产。请计算从事染料生产的相对危险度，并简述应考虑哪些潜在的混杂因素。

> 学习目标要求：掌握　　难易程度：难

2. 简述职业卫生事故调查的目的和主要内容。

> 学习目标要求：掌握　　难易程度：中

3. 简述职业卫生专题调查的三个阶段的主要任务。

> 学习目标要求：掌握　　难易程度：中

4. 简述职业卫生基本情况调查的内容包括哪些。

> 学习目标要求：掌握　　难易程度：中

第七章 职业健康监护质量管理

第一节 质量管理手册

一、单项选择题（每题包括题干及五个答案，其中只有一个正确答案）

1. 质量管理体系文件中的质量管理手册是属于（　　）文件。
   A. 法规性　　B. 支持性　　C. 证实性　　D. 记录性　　E. 强制性
   ▶ 学习目标要求：掌握　　难易程度：中

2. 职业健康监护内审员在审核过程中应该保持客观心态，以保证审核发现和结论仅建立在审核证据的基础上。这体现了下列哪条审核原则？（　　）
   A. 道德行为　　B. 系统性　　C. 专业性　　D. 独立性　　E. 原则性
   ▶ 学习目标要求：掌握　　难易程度：中

3. 职业健康检查机构应建立和保持程序来控制构成其管理体系的所有文件，下列不属于文件控制的是（　　）。
   A. 文件批准　　B. 文件发布　　C. 文件变更　　D. 文件回收　　E. 文件接收
   ▶ 学习目标要求：掌握　　难易程度：中

4. 职业健康检查机构管理评审是（　　）职责。
   A. 管理者代表　　　　　　　　B. 质量负责人
   C. 最高管理者　　　　　　　　D. 质量管理部门
   E. 各级管理者
   ▶ 学习目标要求：掌握　　难易程度：中

5. 下列哪项不是必须包括在职业健康监护审核报告中的内容？（　　）
   A. 审核区域　　　　　　　　　B. 关于内容保密的声明
   C. 审核日期　　　　　　　　　D. 明确审核组长
   E. 确定的不符合项
   ▶ 学习目标要求：熟悉　　难易程度：中

6. 系统地识别和管理组织内所使用的过程，特别是这些过程之间的相互作用，称为（　　）。
   A. 管理的系统方法　　　　　　B. 过程方法
   C. 系统论　　　　　　　　　　D. 基于事实的决策方法
   E. 方法论

» 学习目标要求：了解　难易程度：难

7. 体系文件分"受控"和"非受控"两种，受控文件的发放一般要经过编制、（　　）、批准、编号、盖受控章等过程。

A. 核对　　B. 审核　　C. 复审　　D. 鉴定　　E. 审查

» 学习目标要求：熟悉　难易程度：中

8. 过程方法中常提到"PDCA 循环"，其中"C"指的是（　　）。

A. 计划　　B. 实施　　C. 研究/检查　　D. 校正　　E. 跟进

» 学习目标要求：了解　难易程度：中

9. 质量管理体系文件中的第二层文件是指（　　）。

A. 质量方针　　　　　　　B. 质量手册
C. 程序文件　　　　　　　D. 作业指导书
E. 质量记录

» 学习目标要求：掌握　难易程度：易

10. 质量管理体系文件中哪个文件包含了"回答如何做"的内容？（　　）

A. 技术规范　　　　　　　B. 程序文件
C. 作业指导书　　　　　　D. 信息的记录
E. 质量手册

» 学习目标要求：掌握　难易程度：中

11. 对职业健康检查工作实施有效的质量管理，必须建立符合要求的质量管理体系，并实现质量管理体系的（　　）。

A. 具体化　　B. 文件化　　C. 规范化　　D. 信息化　　E. 有效化

» 学习目标要求：掌握　难易程度：中

12. 《职业健康检查工作的实施细则》是属于第几层次的质量管理体系文件的内容？（　　）

A. 第一层　　B. 第二层　　C. 第三层　　D. 第四层　　E. 第五层

» 学习目标要求：掌握　难易程度：易

13. 职业健康检查委托协议的评审程序是（　　）。

A. 受理委托——拟定初稿——初稿校核——负责人签发
B. 受理委托——初稿校核——拟定初稿——负责人签发
C. 拟定初稿——受理委托——初稿校核——负责人签发
D. 拟定初稿——受理委托——初稿校核——负责人签发
E. 初稿校核——拟定初稿——受理委托——负责人签发

» 学习目标要求：熟悉　难易程度：中

14. 职业健康检查所使用的仪器设备应该有专属的状态标识，合格应该贴（　　）标签。

A. 绿色　　　B. 黄色　　　C. 蓝色　　　D. 红色　　　E. 白色

 ▶ 学习目标要求：熟悉　　难易程度：中

15. 职业健康检查的设施和环境条件是影响职业健康检查工作质量的重要因素之一。对设施和环境的条件应该定期（　　）。

A. 检查　　　B. 核查　　　C. 审查　　　D. 监控　　　E. 监视

 ▶ 学习目标要求：熟悉　　难易程度：中

16. 在对某工厂的工人进行职业健康检查的过程中，护士在送血过程中不小心将张某的血样摔烂，后续电联该名工人已重新采集血样。这属于质量管理中的（　　）。

A. 预防措施　　B. 持续改进　　C. 纠正措施　　D. 外部审核　　E. 内部审核

 ▶ 学习目标要求：掌握　　难易程度：中

17. 职业健康检查机构质量负责人按照预定的时间表和程序定期组织对质量管理体系所涉及的所有要素进行审查的活动，以证实实验室运行持续符合质量体系和国际标准的要求。这种活动属于（　　）。

A. 预防措施　　B. 管理评审　　C. 纠正措施　　D. 外部审核　　E. 内部审核

 ▶ 学习目标要求：掌握　　难易程度：中

18. 职业健康检查机构最高管理者按照预定的时间表和程序定期进行管理评审，以确保质量体系的持续适用和有效，并进行必要的改动或改进，下列哪项不是评审信息输入？（　　）

A. 政策和程序的实用性　　　　　B. 管理和监督人员的报告
C. 近期内审结果　　　　　　　　D. 纠正和预防措施
E. 质量计划

 ▶ 学习目标要求：掌握　　难易程度：中

19. 职业健康检查工作的质量控制是质量管理体系的重要内容，下列哪项不是影响职业健康检查的工作质量的因素？（　　）

A. 医护人员专业技术能力　　　　B. 职业健康检查仪器设备
C. 职业健康检查的环境条件　　　D. 质量年度总结
E. 纠正和预防措施

 ▶ 学习目标要求：掌握　　难易程度：易

20. 管理体系文件包括（　　）。

A. 质量手册　　B. 程序文件　　C. 作业指导书　　D. 质量记录　　E. 以上都是

 ▶ 学习目标要求：掌握　　难易程度：易

21. 在为工人进行职业健康检查时选用的职业健康检查方法应优先选择（　　）。

A. 国际通用标准　　　　　　　　B. 欧洲标准
C. 国家标准　　　　　　　　　　D. 行业标准
E. 地方标准

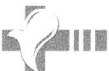

❯ 学习目标要求：掌握　难易程度：中

22. 质量手册的支持性文件是（　　）。
    A. 质量方针　　　　　　　　　B. 质量目标
    C. 质量管理体系程序文件　　　D. 质量记录
    E. 作业指导书

❯ 学习目标要求：掌握　难易程度：难

23. 下列说法正确的是（　　）。
    A. 对某一组织而言，质量管理体系不是唯一的
    B. 文件控制的主要目的是为了解决文件的可追溯性
    C. 记录控制的主要目的是为了解决记录的有效性
    D. 记录通常需要控制其版本
    E. 记录的目的是为了留下过程证据

❯ 学习目标要求：熟悉　难易程度：中

24. 职业健康检查机构"管理职责"指的是对（　　）的职责。
    A. 管理者　　　　　　　　　　B. 最高管理者
    C. 最高管理层　　　　　　　　D. 管理者代表
    E. 监督员

❯ 学习目标要求：了解　难易程度：中

25. 质量方针应由组织最高管理者正式发布，则下列说法不正确的是（　　）。
    A. 质量方针是近期具体的目标
    B. 质量方针与组织的宗旨相适应
    C. 质量方针不是文件，但形成文件就要按文件控制程序严格控制
    D. 质量方针需提供制定和评审质量目标的框架
    E. 质量方针应与质量目标一致

❯ 学习目标要求：掌握　难易程度：难

26. 下列哪项不属于管理体系文件中的外部文件？（　　）
    A. 与职业健康监护有关的国家法律法规
    B. 与职业健康监护有关的标准规范
    C. 与职业健康监护有关的图
    D. 单位内部的技术规范
    E. 上级部门文件

❯ 学习目标要求：了解　难易程度：难

27. （　　）是客户对职业健康检查机构提供的职业健康检查服务或数据、结果的异议。
    A. 投诉　　B. 申诉　　C. 上诉　　D. 报怨　　E. 举报

> 学习目标要求：了解　　难易程度：难

28. 通常程序文件中描述实施管理体系要素所涉及的质量活动可以归纳为 5 个"W"，下列哪项不属于 5 个"W"？（　　）

　　A. 为什么做　　　　　　　　B. 什么时间做
　　C. 什么地点做　　　　　　　D. 谁来做
　　E. 怎样做

> 学习目标要求：熟悉　　难易程度：难

29. 职业健康检查机构质量管理体系是以（　　）为管理对象建立或形成的体系。
　　A. 医技人员　B. 质量　　C. 质量方针　D. 质量目标　E. 管理体系

> 学习目标要求：掌握　　难易程度：难

30. 职业健康检查机构质量手册应该覆盖机构所需要的管理体系标准中所有（　　）要素。
　　A. 适宜的　　B. 全面的　　C. 充分的　　D. 适用的　　E. 有效的

> 学习目标要求：熟悉　　难易程度：难

二、多项选择题（每题包括题干及五个答案，其中有两个或两个以上的正确答案）

1. 下列哪些属于内部审核始终应该坚持的（　　）原则。
　　A. 客观性　　B. 权威性　　C. 独立性　　D. 多样性　　E. 系统性

> 学习目标要求：熟悉　　难易程度：难

2. 职业健康监护授权签字人和结果解释人至少应该满足下列哪些条件？（　　）
　　A. 熟悉 CNAS 认可、CMA 认定要求的相关内容
　　B. 熟悉相应的职业健康监护工作管理程序
　　C. 具备相关专业硕士（含硕士）以上学历
　　D. 具有相关专业中级（含中级）以上职称
　　E. 具备从事本专业领域技术工作 3 年以上经历

> 学习目标要求：掌握　　难易程度：中

3. 判断职业健康检查设备是否需要期间核查应考虑（　　）因素。
　　A. 设备维护情况　　　　　　B. 设备使用频率
　　C. 设备校准周期　　　　　　D. 设备使用范围的变化
　　E. 设备操作人员的变化

> 学习目标要求：了解　　难易程度：难

4. 管理评审应该包括下列哪些内容？（　　）
　　A. 前次管理评审中发现的问题　　B. 质量方针、质量目标的适宜性
　　C. 预防措施和纠正措施的分析　　D. 最高管理者的指导思想
　　E. 质量监督员的报告

> 学习目标要求：熟悉　　难易程度：难

5. 对职业健康检查机构进行质量管理体系审核时，按照不符合严重程度分类可分

为（　　）。
    A. 潜在不符合　　　　　　　　B. 轻微不符合
    C. 一般不符合　　　　　　　　D. 严重不符合
    E. 效果性不符合

▶ 学习目标要求：了解　　难易程度：中

6. 管理体系内审员应具备下列哪些资格条件？（　　）
    A. 道德修养　B. 交流能力　C. 合作能力　D. 判断能力　E. 应变能力

▶ 学习目标要求：熟悉　　难易程度：易

7. 管理评审的目的在于评价质量管理体系的（　　）。
    A. 适宜性　B. 有效性　C. 创新性　D. 充分性　E. 持续性

▶ 学习目标要求：熟悉　　难易程度：中

8. 职业健康检查机构外部审核通常指（　　）。
    A. 第一方审核　　　　　　　　B. 第二方审核
    C. 第三方审核　　　　　　　　D. 体系审核
    E. 过程审核

▶ 学习目标要求：了解　　难易程度：难

9. 质量管理工作是指领导和控制进行与职业健康检查工作质量有关的相互协调的活动，它是各级管理者所进行的活动。它可分为（　　）。
    A. 质量控制　B. 质量方针　C. 质量改进　D. 质量审核　E. 质量策划

▶ 学习目标要求：掌握　　难易程度：难

10. 下列描述正确的是（　　）。
    A. 质量方针为质量目标的建立提供了框架
    B. 质量目标应与质量方针和持续改进的承诺相一致
    C. 质量方针不能变更
    D. 质量目标不一定包括满足服务要求所需的内容，但应是可测量的
    E. 质量目标是质量方面所追求的目的

▶ 学习目标要求：掌握　　难易程度：易

11. 职业健康检查机构的质量手册的发放范围是（　　）。
    A. 最高管理者　　　　　　　　B. 上级领导
    C. 技术负责人　　　　　　　　D. 质量负责人
    E. 职业健康监护科主任

▶ 学习目标要求：熟悉　　难易程度：易

12. 职业健康检查机构的质量手册编制依据是（　　）。
    A.《职业健康检查管理办法》
    B.《职业健康监护技术规范》
    C.《职业卫生技术服务机构管理办法》

D. 《职业健康检查机构资质审定条件》

E. 机构实际情况

> 学习目标要求：掌握　　难易程度：中

13. 为了保证职业健康检查服务质量，职业健康检查机构对合格供应商评估要综合考虑（　　）。

A. 供应商的资质　　　　　　　　B. 供应商的信誉

C. 供应商提供的产品质量　　　　D. 供应商的售后服务

E. 职业健康检查部门的验收反馈

> 学习目标要求：掌握　　难易程度：易

14. 为不断提高职业健康监护水平，应该建立来自委托方的投诉受理程序，可通过以下哪些途径收集？（　　）。

A. 设立意见收集箱　　　　　　　B. 设立投诉热线电话

C. 上级领导部门监督意见　　　　D. 接收投诉信件

E. 设立网上意见反馈平台

> 学习目标要求：掌握　　难易程度：中

15. 为了保证各项职业健康检查工作符合相关国家标准规范，可通过下列哪些方式对不符合工作进行识别？（　　）

A. 日常质量监督　　　　　　　　B. 委托方投诉

C. 仪器校准　　　　　　　　　　D. 报告书核查

E. 开展调查

> 学习目标要求：熟悉　　难易程度：中

16. 为了有效实施质量方针和质量目标，可通过对（　　）进行分析，以持续改进职业健康检查机构的质量管理体系。

A. 纠正措施的有效性评价　　　　B. 客户满意度调查

C. 上级领导部门监督意见　　　　D. 职业健康检查报告

E. 内部审核

> 学习目标要求：熟悉　　难易程度：中

17. 当出现不符合工作时，应由（　　）对不符合工作进行严重性的评价，并对其可接受性做出决定。

A. 最高管理者　　　　　　　　　B. 内审员

C. 质量监督员　　　　　　　　　D. 质量负责人

E. 上级领导

> 学习目标要求：掌握　　难易程度：中

18. 为了体现质量管理体系的有效性以及体系文件的执行情况，职业健康检查机构应该制订和维持记录的管理程序，下列属于质量记录的是（　　）。

A. 纠正措施记录　　　　　　　　B. 报告书

C. 检查结果单 D. 人员培训考核记录
E. 实验室原始记录

> 学习目标要求：熟悉　　难易程度：中

19. 质量记录应该满足下列哪些管理要求？（　　）
    A. 各种质量记录格式、编号严格按照程序文件的具体规定执行
    B. 质量记录应在质量活动结束后及时收集，并进行分类编目存档
    C. 内部质量记录在经领导同意后允许外单位人员借阅
    D. 质量记录应该包括记录人、使用部门、审批人等信息
    E. 质量记录编号须符合随机性原则

> 学习目标要求：熟悉　　难易程度：中

20. 职业健康检查机构质量监督员应该满足下列哪些条件？（　　）
    A. 应具备中级以上职称
    B. 从事本专业技术工作 3 年以上
    C. 接受过职业健康检查培训并取得合格证书
    D. 熟悉职业健康监护工作项目和程序
    E. 熟悉职业健康监护有关标准和职业健康检查方法

> 学习目标要求：了解　　难易程度：难

21. 为了保证职业健康检查工作质量，检查过程所涉及的（　　）仪器操作，使用者必须经过专门培训考核合格后授权使用。
    A. 纯音听阈测试 B. 肺功能测定
    C. 血压测量 D. 心电图测量
    E. 身高体重测量

> 学习目标要求：熟悉　　难易程度：易

22. 职业健康检查机构应建立设备的档案制度，其中运行中档案资料应该包括（　　）。
    A. 购置申请表 B. 购置合同
    C. 验收记录 D. 使用记录
    E. 期间核查记录

> 学习目标要求：熟悉　　难易程度：中

23. 职业健康检查所涉及的仪器设备属于（　　），应该立即停用。
    A. 降级使用的技术设备 B. 检定不合格的设备
    C. 性能无法确定的设备 D. 无法检定，经校准合格的设备
    E. 超出检定周期的设备

> 学习目标要求：熟悉　　难易程度：难

24. 职业健康检查质量管理中关于文件控制的要求以下说法正确的是（　　）。
    A. 文件发布前应由编写人审核后发布、、确保文件是适宜的

B. 文件不可频繁更新，以确保文件的执行力度及效率

C. 文件修订后应有修订状态的标识，以防止使用已被替代的文件

D. 作废文件应进行适当的标识，以防误用

E. 外来文件不属于文件控制的范畴，不需要对外来文件进行控制管理

▶ 学习目标要求：熟悉　　难易程度：难

25. 职业健康检查机构的最高管理者在质量管理体系中应该承担下列哪些主要职责？（　　）

A. 确定并确保机构的质量方针和质量目标的实施

B. 负责编制质量手册

C. 主持职业健康监护质量管理体系内部审核

D. 确保职业健康检查机构结构和职责权限，提高医技人员的质量意识

E. 定期检查职业健康检查工作

▶ 学习目标要求：了解　　难易程度：难

三、判断题

1. 职业健康检查部门应根据相关的规范、方法和程序有关要求，对可能影响职业健康检查结果质量的环境条件进行监控并记录。（　　）

▶ 学习目标要求：熟悉　　难易程度：中

2. 审核检查表在审核前可预先提供给受审方准备，指使其改变现状。（　　）

▶ 学习目标要求：熟悉　　难易程度：中

3. 凡作为管理体系组成部分发给机构人员的所有文件，在发布之前应由授权人员审查并批准使用。（　　）

▶ 学习目标要求：熟悉　　难易程度：中

4. 内部质量管理体系审核的结果应该提交管理评审。（　　）

▶ 学习目标要求：掌握　　难易程度：中

5. 组织应对所有采购物资的供应商进行评价选择，确保采购产品的质量符合规定要求。（　　）

▶ 学习目标要求：掌握　　难易程度：中

6. 对于少数使用频率低、价格贵重的仪器设备。可采用租用形式进行职业健康检查工作。（　　）

▶ 学习目标要求：熟悉　　难易程度：中

7. 职业健康检查工作任务委托必须通过书面订单进行，不能接受口头订单。（　　）

▶ 学习目标要求：熟悉　　难易程度：中

8. 质量管理体系文件的内容一经确定不可修改，以此保证执行有效。（　　）

» 学习目标要求：掌握　　难易程度：中

9. 所有的与质量管理体系有关的政策、制度、计划、程序及技术指导文件均应制订成文件，且满足相应的职业健康检查工作质量要求。（　　）

» 学习目标要求：熟悉　　难易程度：中

10. 为了提供更优质的服务，职业健康检查机构在与委托方签订协议时，应以委托方的具体要求来选择职业健康检查方法。（　　）

» 学习目标要求：熟悉　　难易程度：中

四、填空题

1. 职业健康检查复查报告内容包括复查者个人信息、职业史、复查综述、_____、_____。

» 学习目标要求：熟悉　　难易程度：中

2. 内部质量审核计划由_____负责组织实施。

» 学习目标要求：掌握　　难易程度：中

3. 对于职业健康检查结果有影响的设备应送至_____进行检定/校准。

» 学习目标要求：掌握　　难易程度：中

4. 当内部审核发现的问题对职业健康检查结果的准确性产生影响时，应该及时采取_____。

» 学习目标要求：掌握　　难易程度：中

5. 职业健康检查机构由于工作量原因需要将工作分包时，应该将分包安排以_____形式通知客户，并得到客户准许。

» 学习目标要求：掌握　　难易程度：易

6. 职业健康检查机构制订的质量管理体系文件应该有_____标识。

» 学习目标要求：掌握　　难易程度：易

7. 修改技术记录时必须采用_____法，不允许涂改。

» 学习目标要求：掌握　　难易程度：中

8. 管理评审报告由_____负责批准发放。

» 学习目标要求：熟悉　　难易程度：中

9. 职业健康检查报告发放前须由_____负责批准报告并签名确认。

» 学习目标要求：熟悉　　难易程度：中

10. 在发放新版质量管理手册的同时对所有旧版本的质量手册统一进行_____处理。

» 学习目标要求：熟悉　　难易程度：中

五、名词解释

1. 质量管理手册

> 学习目标要求：掌握　　难易程度：中

2. 质量管理
   > 学习目标要求：熟悉　　难易程度：中

3. 质量方针
   > 学习目标要求：熟悉　　难易程度：中

4. 内部审核
   > 学习目标要求：熟悉　　难易程度：中

5. 质量目标
   > 学习目标要求：熟悉　　难易程度：中

6. 文件控制
   > 学习目标要求：熟悉　　难易程度：中

六、简答题

1. 简述质量管理体系的概念及作用。
   > 学习目标要求：熟悉　　难易程度：中

2. 简述建立质量管理体系的意义。
   > 学习目标要求：熟悉　　难易程度：中

3. 简述质量管理体系文件的构成、作用及相互之间的关系。
   > 学习目标要求：熟悉　　难易程度：中

4. 简述建立质量管理体系的步骤。
   > 学习目标要求：熟悉　　难易程度：中

5. 建设职业健康监护质量管理体系需要遵循哪些质量管理原则？
   > 学习目标要求：熟悉　　难易程度：中

6. 职业健康监护的质量目标与质量方针有什么联系？
   > 学习目标要求：熟悉　　难易程度：中

第二节 程 序 文 件

一、单项选择题（每题包括题干及五个答案，其中只有两个正确答案）

1. 职业健康监护程序文件和有关的管理制度由（　　）审核，经最高管理者批准后发布执行。
   A. 职业健康监护科室负责人　　　B. 质量负责人
   C. 编写者　　　　　　　　　　　D. 质量监督员
   E. 最高管理者
   ▶ 学习目标要求：了解　　难易程度：易

2. 职业健康监护技术类文件由（　　）审核，由最高管理者批准。
   A. 职业健康监护科室负责人　　　B. 质量负责人
   C. 编写者　　　　　　　　　　　D. 质量监督员
   E. 最高管理者
   ▶ 学习目标要求：了解　　难易程度：易

3. 质量管理负责人负责将内部使用的文件加（　　）备注，并编制分发号，确认无备注的复印件为无效文件。
   A. "作废"　B. "受控"　C. "非受控"　D. "库存"　E. "受限"
   ▶ 学习目标要求：了解　　难易程度：中

4. 对结果有影响的每台仪器设备（包括其软件）都应贴有（　　）编号，注明报废年限，以防止设备超有效期、超范围使用。
   A. 特殊性　B. 唯一性　C. 多样性　D. 特异性　E. 重复性
   ▶ 学习目标要求：熟悉　　难易程度：易

5. 在质量管理体系运行中，当发现存在潜在的不符合情况时，应及时进行调查分析并根据分析结果制订（　　）。
   A. 控制措施　B. 维护措施　C. 纠正措施　D. 预防措施　E. 管理措施
   ▶ 学习目标要求：熟悉　　难易程度：中

6. 下列属于职业健康监护技术记录的是（　　）。
   A. 内部审核记录　　　　　　　B. 管理评审记录
   C. 报告书（单）　　　　　　　D. 评价采购活动记录
   E. 客户投诉记录
   ▶ 学习目标要求：熟悉　　难易程度：中

7. 下列属于职业健康监护质量记录的是（　　）。
   A. 预防措施记录　　　　　　　B. 各职业健康检查项目操作过程
   C. 各种质量控制的记录　　　　D. 报告书（单）

E. 以上都不是

▶ 学习目标要求：熟悉　　难易程度：难

8. 职业健康监护内部审核的周期通常为_____，每周期至少_____次。（　　）
A. 1年，1次　　B. 1年，2次　　C. 2年，1次　　D. 2年，2次　　E. 3年，1次

▶ 学习目标要求：熟悉　　难易程度：易

9. 职业健康监护管理评审的周期通常为_____，每周期至少_____次。（　　）
A. 1年，1次　　B. 1年，2次　　C. 2年，1次　　D. 2年，2次　　E. 3年，1次

▶ 学习目标要求：熟悉　　难易程度：易

10. 内审员应按编制的检查表认真记录审核内容，发现不符合项时，要取得被审核方负责人（　　）确认。
A. 口头　　　B. 公证　　　C. 邮件　　　D. 签字　　　E. 挂号信

▶ 学习目标要求：熟悉　　难易程度：中

11. 职业健康监护开展新项目时需要（　　）批准，保证项目所需所有资源。
A. 质量负责人　　　　　　　　B. 新项目负责人
C. 最高管理者或其授权人　　　D. 职业健康监护负责人
E. 质量监督员

▶ 学习目标要求：掌握　　难易程度：易

12. 生物样品现场取样时需要做好（　　）。
A. 封样、备份　　　　　　　　B. 标识、备份
C. 备份、记录　　　　　　　　D. 封样、标识
E. 以上都不是

▶ 学习目标要求：掌握　　难易程度：中

13. 生物样品采集记录应保持清晰易辨，如需修改，应采用（　　）。
A. 涂改法　　B. 随意修改　　C. 圈改法　　D. 叉改法　　E. 杠改法

▶ 学习目标要求：掌握　　难易程度：易

14. 生物样品采集记录应保持清晰易辨，如需整页更改应在原错单注明（　　）字样，重新填写记录单。
A. "更改"　　B. "作废"　　C. "重填"　　D. "×"　　E. "/"

▶ 学习目标要求：掌握　　难易程度：中

15. 职业健康监护工作流程正确的是（　　）。
A. 委托书——体检方案——体检——数据录入——报告书
B. 体检方案——委托书——体检——数据录入——报告书
C. 体检——体检方案——委托书——数据录入——报告书
D. 体检——委托书——体检方案——数据录入——报告书
E. 体检方案——体检——委托书——数据录入——报告书

> 学习目标要求：掌握　　难易程度：易

16. 职业健康监护工作人员在其工作业务范围内，同批次体检单位依照 GBZ 188—2014《职业健康监护技术规范》开展健康检查时发现考虑为疑似职业病（　　）以上的异常结果，立即与所在科室负责此项工作的人员联系，按照要求填写日常职业健康监护工作中异常结果分析与报告表格，及时送达所在科室负责人。

  A. 1 人次　　B. 2 人次　　C. 3 人次　　D. 4 人次　　E. 5 人次

> 学习目标要求：掌握　　难易程度：难

17. 职业健康监护工作控制程序适用于对机构职业健康监护（对接触物理、化学、金属、粉尘及放射人员）工作的（　　）。

  A. 体检设备控制环节　　　　　　B. 各体检项目实施方法控制环节
  C. 生物样品的采样和管理关节　　D. 健康监护方法控制环节
  E. 全过程每一个环节

> 学习目标要求：掌握　　难易程度：易

18. （　　）应根据职业健康监护质量监控结果对工作质量进行评价。

  A. 职业健康监护科室负责人　　B. 质量负责人
  C. 编写者　　　　　　　　　　D. 质量监督员
  E. 最高管理者

> 学习目标要求：掌握　　难易程度：中

19. （　　）负责对相应职业健康监护质量监控报告进行审批。

  A. 职业健康监护科室负责人　　B. 质量负责人
  C. 编写者　　　　　　　　　　D. 质量监督员
  E. 最高管理者

> 学习目标要求：掌握　　难易程度：中

20. 对经连续_____运行并通过评审确认有效的质量监控计划，可连续_____不进行有效性评审，直至运行中发现问题、改进机会或缺陷，或_____期满后才重审。（　　）

  A. 1 年，2 年，2 年　　　　B. 2 年，2 年，2 年
  C. 2 年，3 年，3 年　　　　D. 3 年，3 年，3 年
  E. 3 年，4 年，4 年

> 学习目标要求：掌握　　难易程度：中

21. 质量监督员根据职业健康监护质量监控计划，对日常工作中的结果质量进行（　　）监控。

  A. 不定期　　B. 定期　　C. 随机抽查　　D. 针对性　　E. 选择性

> 学习目标要求：掌握　　难易程度：中

22. 如群体评价报告书的内容涉及职业性复查内容，应于评价报告书中附（　　）。

  A. 复查通知书　　　　　　　　B. 职业性复查通知书

C. 禁忌证通知书　　　　　　　　D. 疑似职业病通知书

E. 以上都不是

> 学习目标要求：掌握　　难易程度：中

23. 职业健康群体总结报告书主要包括报告标题、委托单位名称、报告书编号等内容，其中报告书编号应具有（　　）。

A. 特殊性　　B. 多样性　　C. 特异性　　D. 唯一性　　E. 重复性

> 学习目标要求：掌握　　难易程度：中

24. 报告书内容必须包括必要的信息并与相应的原始记录（　　）。

A. 相反　　　　　　　　　　　B. 相似

C. 相近　　　　　　　　　　　D. 一致

E. 以上都不是

> 学习目标要求：掌握　　难易程度：易

25. 发放职业健康检查报告书（单）时限为（　　）个工作日。

A. 20　　B. 30　　C. 40　　D. 50　　E. 60

> 学习目标要求：掌握　　难易程度：中

26. 下列不属于新标准宣贯范围的是（　　）。

A. 新颁布的有关管理标准　　　B. 准备开展的新项目的标准

C. 与原标准的相似的标准　　　D. 原标准改动较大的标准

E. 更新的规范及规程

> 学习目标要求：掌握　　难易程度：中

27. 下列哪类在岗人员应该重新参加相应的职业健康监护内部培训，经考核合格后才能上岗工作？（　　）

A. 长期聘用的岗位　　　　　　B. 临时聘用的岗位

C. 需要更新标准的岗位　　　　D. 外出进修学习后

E. 无特殊要求

> 学习目标要求：掌握　　难易程度：中

28. 以下哪种情况出现时，职业健康检查机构质量负责人应取消相关职业健康检查工作，并报告技术负责人？（　　）

A. 当不符合项情况严重，且暂时无法通过纠正措施恢复正常的检查活动时

B. 当不符合项情况严重，且暂时无法通过预防措施恢复正常的检查活动时

C. 当不符合项情况严重，但可暂时通过预防措施恢复正常的检查活动时

D. 当不符合项情况严重，但可暂时通过纠正措施恢复正常的检查活动时

E. 以上情况均应取消相关检查工作，并报告技术负责人

> 学习目标要求：熟悉　　难易程度：中

29. 职业病危害因素作业工人健康监护信息卡应及时进行（　　）。

A. 登记　　B. 存档　　C. 网络直报　　D. 发放　　E. 销毁

第七章 职业健康监护质量管理

▶ 学习目标要求：熟悉　　难易程度：中

30. 保存于计算机内的职业健康检查结果数据应（　　）控制，资料管理员及其他接触数据的人员对其安全和保密性负责。
    A. 集中　　　　　　　　　　B. 分批
    C. 随意　　　　　　　　　　D. 加密
    E. 以上都不是

▶ 学习目标要求：掌握　　难易程度：中

二、多项选择题（每题包括题干及五个答案，其中有两个或两个以上的正确答案）

1. 文件维护应包括（　　）。
    A. 定期审查文件，必要时进行修订，以保证持续适用和满足使用的要求
    B. 及时地从所有使用和发布处撤除无效或作废的文件，或用其他方法确保防止误用
    C. 出于法律或知识保存目的的而保留的和废文件，应有适当的标记
    D. 除非另有特别指定，文件的变更应由原审查责任人进行审查和批准
    E. 如果职业健康监护的文件控制度允许在文件改版之前对文件进行手写修改，则应确定修改的程序和权限

▶ 学习目标要求：了解　　难易程度：易

2. 当定期评审的文件出现以下（　　）情形时，需要对文件及时进行修改或改版。
    A. 当质量管理体系的组织结构发生变化或职能发生调整，原质量管理体系文件已不适应
    B. 当质量管理体系文件经过一段时间运行，文件内容不合理或与上一层文件有矛盾
    C. 当国家法律、法规和相关标准、规范及规程变更，原文件与之不符或内容缺乏
    D. 当文件内容或格式有较大的改动
    E. 当质量负责人或最高管理者发生变更

▶ 学习目标要求：了解　　难易程度：中

3. 下列哪些职业健康监护的文件资料不得借阅？（　　）
    A. 质量管理体系文件　　　　B. 技术图书
    C. 技术标准　　　　　　　　D. 规范
    E. 规程

▶ 学习目标要求：了解　　难易程度：中

4. 首次采购时，供应商或提供服务机构应提供（　　）资料。
    A. 供应商的信誉、曾经提供供应品或服务的业绩记录、以往客户对其评价、所需服务或供应品的相关资料等
    B. 必要时，可要求其提供样品

C. 消耗材料购买申请表

D. 采取的符合性检查活动的记录

E. 提供服务的组织机构的技术能力、资质、信誉等的证明材料

▶ 学习目标要求：了解　　难易程度：中

5. 仪器设备验收时，应包括下列哪些内容？（　　）

A. 仪器设备出厂合格证书、编号、技术性资料是否齐备

B. 仪器设备的生产日期与使用年限是否符合要求

C. 检查用仪器设备的安装是否合格

D. 检查用仪器设备的标定是否合格

E. 仪器设备的运作的使用是否正常，记录首次验收实验数据

▶ 学习目标要求：熟悉　　难易程度：中

6. 下列设备为准用设备，贴黄色标签的包括（　　）。

A. 经法定计量部门校准、检定合格的仪器设备

B. 没有计量要求只需作功能性使用检查的仪器设备

C. 丧失某个功能，但所用功能正常的、经校准合格的仪器设备

D. 降级使用的仪器设备

E. 出现故障而不能修复的仪器设备

▶ 学习目标要求：熟悉　　难易程度：中

7. 职业健康监护的质量记录应包括（　　）。

A. 内部审核的报告　　　　　　B. 管理评审的报告

C. 纠正措施的记录　　　　　　D. 预防措施的记录

E. 客户的反馈意见

▶ 学习目标要求：熟悉　　难易程度：易

8. 在执行预防措施前，应进行相应的准备工作，为采取预防措施打好基础，其中包括（　　）。

A. 对相关专业技术人员进行针对性培训

B. 进行内部审核

C. 进行管理评审

D. 了解预防措施的必要性

E. 掌握相应的能力

▶ 学习目标要求：熟悉　　难易程度：中

9. 职业健康监护内部审核前的准备工作包括（　　）。

A. 初审质量管理手册、程序文件等质量管理体系文件

B. 制订审核覆盖面、审核对象的规模及复杂程序

C. 发出书面《质量管理体系审核通知书》

D. 制订《管理评审实施计划》

E. 收集纠正和预防措施执行情况汇总分析报告

➤ 学习目标要求：熟悉　　难易程度：中

10. 职业健康监护执行管理层应根据预定的日程和程序，定期地对质量体系进行评审，以确保其持续适用和有效，并进行必要的改动或改进。评审应考虑到（　　）。
   A. 政策和程序的适用　　　　　　　B. 管理和监督人员的报告
   C. 近期内部审核的结果　　　　　　D. 纠正和预防措施
   E. 抱怨

➤ 学习目标要求：熟悉　　难易程度：中

11. 进行内部审核程序时，将收集到的审核证据对照审核准则进行评价的结果，分为符合和不符合，其中不符合分为（　　）。
   A. 时效性　　B. 体系性　　C. 实施性　　D. 效果性　　E. 唯一性

➤ 学习目标要求：熟悉　　难易程度：难

12. 遇到下列哪些影响质量管理体系运行的情况，由最高管理者或技术负责人决定增加管理评审？（　　）
   A. 国家法律、法规改变
   B. 组织结构发生重大变化（包括体制的变化）
   C. 客户有重大投诉
   D. 市场需求出现较大变化
   E. 资质认定或认可的标准变更

➤ 学习目标要求：熟悉　　难易程度：中

13. 下列属于职业健康监护关键岗位人员的是（　　）。
   A. 新进上岗人员　　　　　　　　　B. 操作重要仪器设备的人员
   C. 质量监督员　　　　　　　　　　D. 编写报告书（单）的人员
   E. 审核报告书（单）的人员

➤ 学习目标要求：掌握　　难易程度：易

14. 职业健康监护中开展新项目时，质量负责人的职责包括（　　）。
   A. 负责确定新项目负责人，审核新项目申请，组织新项目的内部评审
   B. 负责新项目的申报，制订新项目的实施计划并组织实施
   C. 负责组织编写相应作业指导书并协助新项目的实施
   D. 负责配合新项目的申请、前期准备、实施与评审，并做相关记录
   E. 负责新项目相关对外联系，并将新项目的所有相关记录整理归档

➤ 学习目标要求：掌握　　难易程度：中

15. 职业健康监护中开展新项目的技术方法选择原则包括（　　）。
   A. 应满足客户需求并适用于健康检查工作
   B. 优先使用以国际、区域或国家、行业标准发布的最新有效的方法
   C. 当缺乏相应的规范、标准时，可选用由客户指定的方法

D. 当缺乏相应的规范、标准时，可选用由著名技术组织或科学书籍（如教科书）和专业期刊

E. 当缺乏相应的规范、标准时，可选用由设备制造商指定方法

> 学习目标要求：掌握　　难易程度：中

16. 生物样品的采集须具有（　　　）。
    A. 完整性　　B. 有效性　　C. 可信性　　D. 多样性　　E. 保密性

> 学习目标要求：掌握　　难易程度：中

17. 下列属于生物样品采集的准备工作的是（　　　）。
    A. 与委托方协助人员等共同校对生物样品采集信息
    B. 备齐所需生物样品的采集设备、消耗性材料及单据封签
    C. 根据实际情况确定好技术人员数量
    D. 做好现场生物样品采集记录
    E. 按规定与相关检测科室做好生物样品交接记录工作

> 学习目标要求：掌握　　难易程度：中

18. 下列属于职业健康监护质量监控计划内容的是（　　　）。
    A. 监控结果的记录方式　　　　　B. 计划评审时间
    C. 结果评审准则　　　　　　　　D. 实施责任人
    E. 监控项目目的

> 学习目标要求：掌握　　难易程度：难

19. 职业健康监护个体职业健康结果报告包括（　　　）。
    A. 健康检查的实施情况
    B. 个人基本情况
    C. 职业史及各项检查的结果
    D. 个体健康的评价
    E. 委托单位职业病危害因素防护措施的建议

> 学习目标要求：掌握　　难易程度：易

20. 职业健康群体总结报告书内容包括（　　　）。
    A. 委托单位职业卫生学概要
    B. 个体健康的评价
    C. 健康检查的实施情况
    D. 委托单位人员职业健康状况的各类分析数据
    E. 委托单位职业病危害因素防护措施的建议

> 学习目标要求：掌握　　难易程度：易

21. 属于报告书（单）管理工作程序的是（　　　）。
    A. 报告书（单）的发放　　　　　B. 报告书（单）的领取
    C. 报告书（单）的更改　　　　　D. 报告书（单）的补发

E. 报告书（单）的销毁

> 学习目标要求：掌握　　难易程度：中

22. 职业健康监护及相关部门确定年度人员培训，培训对象包括（　　）。
    A. 专业技术人员　　　　　　B. 新进人员
    C. 离岗人员　　　　　　　　D. 管理人员
    E. 以上都是

> 学习目标要求：掌握　　难易程度：中

23. 职业健康监护及相关部门确定年度人员培训，培训内容包括（　　）。
    A. 医护人员参加相关操作技能的培训
    B. 报告审核员和编写员参加有关报告编写要求的培训
    C. 新进人员参加有关职业道德、法律法规、专业技术培训
    D. 技术负责人参加质量管理手册及相关质量管理体系文件培训
    E. 管理人员参加最新管理知识培训

> 学习目标要求：掌握　　难易程度：中

24. 影响职业健康监护各类结果正确性和可靠性的主要因素包括（　　）。
    A. 健康检查医技人员　　　　B. 体检设备
    C. 消耗材料　　　　　　　　D. 设施与环境条件
    E. 健康监护方法

> 学习目标要求：掌握　　难易程度：中

25. 职业健康监护人员技术培训档案包括（　　）。
    A. 年度培训考核计划　　　　B. 会议、培训与学习签到记录表
    C. 培训通知　　　　　　　　D. 培训考核证书
    E. 职业健康监护技术人员人事档案

> 学习目标要求：掌握　　难易程度：中

三、判断题

1. 所有的仪器设备、对技术检查质量有影响的消耗材料，只有在经检查或证实符合有关技术方法中规定的标准规范或要求之后才可投入使用；如经检查发现不合格，应要求退货更换或重新从合格供应方中选购。（　　）

> 学习目标要求：了解　　难易程度：中

2. 质量管理体系或技术运作中的不符合工作，仅能通过质量监督员的管理评审途径加以确认。（　　）

> 学习目标要求：熟悉　　难易程度：中

3. 内审组组长主持召开末次会议（参加人员同首次会议），向受审核部门负责人说明本次审核结果，宣读不符合报告，要求审核部门负责人确认签字，并尽快提出预防措施建议及措施预计完成日期。（　　）

> 学习目标要求：熟悉　　难易程度：中

4. 不得以电话、传真或邮寄的形式发放报告书（单）以确保其安全与保密。（　　）

> 学习目标要求：掌握　　难易程度：中

5. 凡开展新检查、检测项目或标准修订对技术提出新要求时，应及时对相关专业技术人员和工作人员进行培训，经考核合格后方可开展工作。（　　）

> 学习目标要求：掌握　　难易程度：易

6. 职业健康监护部门可随意临时聘用人员，无须使用长期雇佣人员，保持人员相对稳定。（　　）

> 学习目标要求：掌握　　难易程度：易

7. 职业健康监护新项目负责人应组织对新项目进行项目实施效果的系统评审，识别存在的问题，并提出必要的改进措施。（　　）

> 学习目标要求：掌握　　难易程度：中

8. 若样品被换或损坏，应及时报健康监护部门负责人，并采取相应纠正措施，不必通知客户，直接重新采集生物样品。（　　）

> 学习目标要求：掌握　　难易程度：中

9. 职业健康监护检查机构应制订并实施《人员培训和考核管理程序》，但不可通过培训和考核的方式，对各部门技术、管理人员进行有效控制。（　　）

> 学习目标要求：掌握　　难易程度：中

10. 报告书编写必须严格按规定格式、专业术语、符号和法定计量单位编写。（　　）

> 学习目标要求：掌握　　难易程度：易

四、填空题

1. 仪器设备标识的分类包括_____、_____、_____。

> 学习目标要求：了解　　难易程度：中

2. 当问题涉及质量管理体系或技术运作的政策、程序，且已证实问题严重或对业务产生危害时，应对相关活动进行_____。

> 学习目标要求：熟悉　　难易程度：易

3. 预防措施程序应包括措施的_____和_____，以确保其有效性。

> 学习目标要求：熟悉　　难易程度：中

4. 内部审核活动的领域、审核发现的情况和因此采取的_____，应予以记录。

> 学习目标要求：熟悉　　难易程度：中

5. 报告书（单）内容应包括必要的信息并符合要求，与相应的_____一致。

6. 职业健康检查评价报告书（单）的审核由_____负责，审核完毕后签名确认。
   ▶ 学习目标要求：掌握　　难易程度：中

7. 质量监督员负责按相关规定对健康监护工作中各技术因素与实施过程_____进行质量监督。
   ▶ 学习目标要求：掌握　　难易程度：中

8. 职业健康监护工作流程_____。
   ▶ 学习目标要求：掌握　　难易程度：中

9. 职业健康监护专业技术人员应按_____进行项目检查，并依照规范给出结果。
   ▶ 学习目标要求：掌握　　难易程度：中

10. 生物样品采集完毕后，采集人员按规定的方式_____、_____和_____。
    ▶ 学习目标要求：掌握　　难易程度：中

五、名词解释

1. 质量控制点
   ▶ 学习目标要求：掌握　　难易程度：难

2. 纠正措施
   ▶ 学习目标要求：熟悉　　难易程度：中

3. 预防措施
   ▶ 学习目标要求：熟悉　　难易程度：中

4. 溯源性
   ▶ 学习目标要求：熟悉　　难易程度：中

5. 程序文件
   ▶ 学习目标要求：掌握　　难易程度：中

6. 不符合项
   ▶ 学习目标要求：掌握　　难易程度：中

7. 内部培训考核
   ▶ 学习目标要求：掌握　　难易程度：中

六、简答题

1. 简述职业健康监护开展新项目的内部评审程序。

   ▶ 学习目标要求：掌握　　难易程度：中

2. 如何做好日常职业健康监护工作的质量控制？

   ▶ 学习目标要求：掌握　　难易程度：难

3. 报告书（单）发放的注意事项有哪些？

   ▶ 学习目标要求：掌握　　难易程度：中

4. 简述网络直报的工作程序。

   ▶ 学习目标要求：熟悉　　难易程度：中

5. 如何评价职业健康监护质量监控计划实施的有效性？

   ▶ 学习目标要求：掌握　　难易程度：中

6. 期间核查程序和溯源程序的目的是什么？

   ▶ 学习目标要求：熟悉　　难易程度：中

7. 职业健康监护部门负责人和质量监督员对相关职业健康检查工作进行监督时，主要从哪些环节对不符合项进行识别？

   ▶ 学习目标要求：熟悉　　难易程度：中

第三节　作业指导书

一、单项选择题（每题包括题干及五个答案，其中只有一个正确答案）

1. 在报告审核过程中发现结果不符合工作常规时，采取纠正措施应该从（　　）开始。

   A. 原因分析　　　　　　　　　　B. 措施的选择
   C. 措施的监控　　　　　　　　　D. 措施的附加审核
   E. 预防

   ▶ 学习目标要求：掌握　　难易程度：中

2. 职业健康检查机构对体检档案管理中，下列哪项不包括？（　　）

   A. 职业健康检查委托协议书

B. 作业场所职业病危害检测资料
C. 接触职业病危害作业员工信息一览表
D. 出具的职业健康检查结果总结报告和告知材料
E. 用人单位管理职业卫生组织组成与职责

> 学习目标要求：熟悉　　难易程度：中

3. 制订噪声作业的工人的体检方案时，在岗期间职业健康检查周期为（　　）。
   A. 1 年 1 次
   B. 2 年 1 次
   C. 应结合作业场所噪声情况定，一般 1 年 1 次
   D. 结合劳动者健康状况定，1 年 2 次
   E. 根据企业经济状况制订

> 学习目标要求：掌握　　难易程度：难

4. 制订粉尘作业劳动者的职业健康检查方案时，体检周期的确定下列哪项是正确的？（　　）
   A. 结合生产性粉尘作业分级确定　　B. 按生产性粉尘的分散度确定
   C. 参照粉尘中游离二氧化硅确定　　D. 参照企业的经济能力确定
   E. 以上都不是

> 学习目标要求：掌握　　难易程度：难

5. 作业指导书在质量管理体系中一般处于哪一层？（　　）
   A. 第一层　　B. 第二层　　C. 第三层　　D. 第四层　　E. 以上都不是

> 学习目标要求：了解　　难易程度：易

6. 根据采石场开凿工人接触的职业病危害因素，下列说法正确的是（　　）。
   A. 一般接触最多矽尘，应做胸部 X 射线片
   B. 接触最多为其他金属矿物，应做尿中相应金属检查
   C. 接触最多的因素为三硝基甲苯
   D. 接触高温、高湿最多
   E. 以上都不是

> 学习目标要求：掌握　　难易程度：易

7. 职业健康检查评价结论为"疑似职业病"是指（　　）。
   A. 职业病患者
   B. 职业病观察对象
   C. 是指检查发现疑似职业病或可能患有职业病，需要提交职业病诊断机构进一步明确诊断者
   D. 与职业因素有关的疾病
   E. 以上都不是

> 学习目标要求：掌握　　难易程度：易

8. 关于职业健康检查个体评价报告中要求"复查"，以下正确的是（　　）。

A. 指一般项目异常的复查
B. 指职业性必检项目异常的复查
C. 职业性选检项目异常的复查
D. 暂不能诊断为疾病的阳性结果
E. 复查不需要通知用人单位

> 学习目标要求：掌握　　难易程度：中

9. 下列关于职业健康检查评价的目的说法有误的是（　　）。
   A. 及早发现职业禁忌证、疑似职业病和职业病，及时调换工种或岗位
   B. 早期发现（职业性）健康损害，以便早期诊断、早期治疗
   C. 了解职业病危害因素暴露与暴露者之间的接触－反应关系，为职业性危害及健康危险度的评估提供依据
   D. 为用人单位改善职业卫生状况、加强职业病危害防护、保护劳动者的身心健康提供科学依据
   E. 为职业病危害预评价提供依据

> 学习目标要求：掌握　　难易程度：中

10. X 射线胸片拍摄的基本操作步骤，下列说法错误的是（　　）。
    A. 被检者站立于平板探测器前，两足稍分开，取后前位
    B. 人体正中矢状面与探测器长轴中线重合，上颌略仰，两肩低于探测器有效尺寸约 20 cm
    C. 双肘屈曲，手背置于臀部，肘部尽量紧贴探测板
    D. 焦点－探测板距 1.8 m
    E. 中心线对第六胸椎垂直射入探测器

> 学习目标要求：掌握　　难易程度：难

11. 粉尘作业的工人职业健康检查规程中，以下正确的是（　　）。
    A. 症状询问重点询问有无喝酒史
    B. 内科常规检查重点为呼吸系统、心血管系统
    C. 胸片检查不作为常规项目
    D. 不必做肺通气功能检查
    E. 非特异性气管激发试验为必做项目

> 学习目标要求：掌握　　难易程度：中

12. 职业健康检查机构的技术服务协议书一般由（　　）签订。
    A. 技术负责人
    B. 本机构最高管理者代表或授权人
    C. 质量负责人
    D. 主检医师
    E. 体检医师

> 学习目标要求：掌握　　难易程度：易

13. 肝脏触诊是内科体格检查的基本操作之一，关于肝脏触诊，下列说法不正确的是（　　）。
    A. 一般以单手触诊为主

B. 检查者将右手四指并拢，掌指关节伸直，与肋缘大致平行地放在右上腹部
C. 肝脏触诊目的是了解肝脏下缘的位置及其质地、表面、边缘和搏动
D. 多取右侧卧位，双下肢屈曲
E. 触诊时注意有无肝脏压痛

> 学习目标要求：掌握　难易程度：难

14. 职业健康检查资料处理工作中，下列正确的是（　　）。
    A. 交接时只核对数量即可，不应检查其完整性与正确性
    B. 现有资料不足，负责评定的医师也可以下结论
    C. 资料信息处理人员按医学格式处理医学数据
    D. 按数据库模式详细录入，数据量大时不必一一核对
    E. 发现漏检的情况不用上报

> 学习目标要求：掌握　难易程度：难

15. 苯作业工人职业健康检查，下列正确的是（　　）。
    A. 体格检查、血常规、尿常规、血清 ALT、心电图、肝脾 B 超为在岗职业健康检查必检项目
    B. 上岗前检查的目标疾病为职业禁忌证
    C. 发现慢性中毒时按 GBZ94 诊断
    D. 在岗期间检查的选检项目只有骨髓穿刺
    E. 在岗期间健康检查周期为 2 年

> 学习目标要求：掌握　难易程度：难

16. 对已经脱离粉尘作业的工人，还应定期作何种处理？（　　）
    A. 体内排尘处理　　　　　　　　B. 服用治疗矽肺病的药物
    C. 脱敏治疗　　　　　　　　　　D. 定期体检，以尽早发现异常
    E. 不需任何处理

> 学习目标要求：掌握　难易程度：易

17. 对企业预防苯中毒措施的建议是（　　）。
    A. 以无毒或低毒的物质代替苯
    B. 改革生产工艺，使工人不接触或少接触苯
    C. 通风排毒
    D. 采取卫生保健措施
    E. 以上都是

> 学习目标要求：掌握　难易程度：易

18. 苯作业工人最不可能出现的体征是（　　）。
    A. 出血或出血倾向　　　　　　　B. 发热及骨、关节疼痛
    C. 甲状腺肿大　　　　　　　　　D. 贫血
    E. 肝脾肿大或触痛

> 学习目标要求：熟悉　　难易程度：易

19. 锰作业工人，若出现锥体外系损害表现或中毒性神经病症状时，下列哪项不是可选检的项目？（　　）

  A. 脑电图　　B. 头颅 CT　　C. 骨髓穿刺　　D. 尿锰　　E. MRI

> 学习目标要求：掌握　　难易程度：难

20. 外出到企业现场体检时，往往使用到车载式医用 X 射线诊断系统，下列说法错误的是（　　）。

  A. 设备应经过检定合格

  B. 选择停放地点应充分考虑周围人员的驻留条件

  C. 候检人员排队应保持足够距离

  D. 必要时设置安全警示标识

  E. 车载医用 X 射线诊断系统辐射不大，可不必防护

> 学习目标要求：掌握　　难易程度：中

21. 关于应急职业健康检查工作细则，下列说法正确的是（　　）。

  A. 时间紧迫，可先口头达成协议，后续再补签协议

  B. 不需要参照 GBZ 188 进行

  C. 项目根据企业指定

  D. 项目由医护人员临时指定

  E. 不需要按照职业健康检查的流程进行

> 学习目标要求：掌握　　难易程度：中

22. 苯对造血系统产生的早期影响主要表现在（　　）。

  A. 白细胞减少，主要是中性粒细胞减少

  B. 血象异常，以淋巴细胞减少为主

  C. 血小板减少，有出血倾向

  D. 淋巴细胞减少，粒细胞胞浆出现中毒颗粒

  E. 全血细胞减少

> 学习目标要求：掌握　　难易程度：中

23. 个体健康评价时，其过程应（　　）。

  A. 综合职业史　　　　　　　　B. 综合既往史

  C. 职业病危害暴露情况　　　　D. 医学生理学检查结果

  E. 以上都是

> 学习目标要求：掌握　　难易程度：中

24. 职业健康检查工作要求主检医师（　　）。

  A. 掌握放射医学相关内容

  B. 具备医师资格即可

  C. 负责总结报告编写工作

D. 具有中级以上职称，熟悉相关诊断标准
E. 以上都不是

▶ 学习目标要求：掌握　　难易程度：难

25. 开展职业健康检查时，工作程序先后为（　　）。
    A. 委托、签订合同、现场调查、制订工作方案、实施方案
    B. 制订工作方案、委托、现场调查、签订合同、实施方案
    C. 签订合同、委托、现场调查、制订工作方案、实施方案
    D. 现场调查、委托、签订合同、制订工作方案、实施方案
    E. 委托、制订工作方案、现场调查、签订合同、实施方案

▶ 学习目标要求：掌握　　难易程度：中

26. 在对接触铅的工人进行在岗期间职业健康检查时，实验室检查必检项目包括（　　）。
    A. 血常规、尿常规、心电图、胸片
    B. 血常规、尿常规、血铅或尿铅、胸片
    C. 血常规、尿常规、心电图、血铅或尿铅
    D. 血常规、尿常规、血铅或尿铅、肺功能
    E. 血常规、尿常规、心电图、肺功能

▶ 学习目标要求：掌握　　难易程度：中

27. 李某为安全员，每天需要到车间巡检，在制订职业健康检查方案时，下列正确的是（　　）。
    A. 李某需要进行职业健康检查　　B. 李某不需要进行职业健康检查
    C. 李某需要按特殊工种体检　　　D. 李某按普通人员体检
    E. 以上都不是

▶ 学习目标要求：掌握　　难易程度：中

28. 肺功能检查操作细则中，下列正确的是（　　）。
    A. 实施检查前应对仪器进行校正
    B. 应选择安静、宽敞的地点进行
    C. 核对并记录受检者个人相关信息
    D. 受检者近3个月内如接受过大腹部或胸部手术，不应进行肺功能检查
    E. 以上都是

▶ 学习目标要求：掌握　　难易程度：易

29. 噪声作业工人职业健康检查，作业流程中不包括（　　）。
    A. 症状询问　　　　　　　　　　B. 耳科常规检查
    C. 噪声聋工人的调离　　　　　　D. 纯音听阈测试
    E. 明确目标疾病及职业禁忌证

▶ 学习目标要求：掌握　　难易程度：难

30. 制订职业健康检查方案时，要考虑职业病危害因素的特性，下列已确定有致癌

作用的物质是（　　）。

  A. 有机磷农药　　　　　　　　B. 一氧化碳

  C. 铬　　　　　　　　　　　　D. 铅

  E. 汞

> 学习目标要求：掌握　　难易程度：难

31. 有下列疾病的人，是粉尘作业职业禁忌证的是（　　）。

  A. 活动性肺结核　　　　　　　B. 支气管喘息

  C. 慢性胃炎　　　　　　　　　D. 严重心脏疾病

  E. 以上都是

> 学习目标要求：掌握　　难易程度：中

32. 进行噪声作业工人的职业健康检查支持性文件，下列不正确的是（　　）。

  A. 包括职业健康监护技术规范　　B. 包括职业性噪声聋诊断标准

  C. 包括纯音听阈测试规范　　　　D. 包括职业健康检查管理办法

  E. 以上都不是

> 学习目标要求：掌握　　难易程度：中

33. 职业健康检查个体结论主要由（　　）评价。

  A. 主检医师　　B. 体检医师　　C. 技术负责人　　D. 质量负责人　　E. 资料员

> 学习目标要求：掌握　　难易程度：易

34. 下列有关职业健康教育和职业健康促进论述正确的是（　　）。

  A. 职业健康教育是指根据不同工作场所人群的职业特点，针对所接触的职业危害因素，通过提供卫生防护知识、技能、服务，以促使职业人群自觉采纳有益于健康的行为和生活方式，自觉主动地采取防护措施，防止各种职业危害因素对健康造成的损害，促进职工健康

  B. 职业健康教育主要的工作手段包括健康传播和健康干预，健康干预包括行为干预和心理干预，最终目的为行为改变，与职业健康教育相比，职业健康促进强调主观参与和客观支持

  C. 职业健康教育和职业健康促进是一个概念

  D. A 和 B

  E. A、B 和 C

> 学习目标要求：了解　　难易程度：易

35. 关于职业健康教育的意见，下列不正确的是（　　）。

  A. 给职工以"知情权"　　　　　　B. 增强自我保健意识和参与意识

  C. 改变不良作业方式　　　　　　D. 降低或减少职业性紧张发生率

  E. 增加企业负担

> 学习目标要求：了解　　难易程度：易

36. 高温作业工人职业健康检查方案制定时，下列不正确的是（　　）。

A. 上岗前检查项目包括症状询问、体格检查、血常规、尿常规、心电图、血清 ALT、血糖
B. 有甲亢病史可做部分选检
C. 健康检查周期为 1 年
D. 不必考虑作业场所现场调查
E. 以上都是

▶ 学习目标要求：掌握　　难易程度：中

37. 从事高温作业的工人在岗体检时发现血压偏高，经过复查后仍为高血压，下列不正确的是（　　）。
A. 调离高温作业岗位
B. 建议心血管专科诊治
C. 建议定期检查身体
D. 高血压控制后，可返回非高温岗位
E. 建议辞职

▶ 学习目标要求：掌握　　难易程度：中

38. 关于复查，下列正确的是（　　）。
A. 通知用人单位安排，不必通知劳动者本人
B. 复查时不需要再核实劳动者相关资料
C. 复查结果未出来前先按疑似职业病上报
D. 用人单位无正当原因超过期限不安排复查的，根据现有结果判定
E. 复查结果直接告诉劳动者或用人单位之一即可

▶ 学习目标要求：掌握　　难易程度：中

39. 下列哪项不属于需要收集与汇总的职业健康检查资料？（　　）
A. 职业健康检查资料
B. 职业健康检查复查资料
C. 用人单位职业卫生现场环境监测资料
D. 企业主要原辅料——危险化学品安全技术说明书（MSDS）
E. 劳动者的诊疗资料

▶ 学习目标要求：掌握　　难易程度：中

40. 职业健康检查总结报告一般不包含下列哪项？（　　）
A. 用人单位的基本情况
B. 项目实施的基本情况
C. 职业健康检查结果的相关表格
D. 职业病防治建议
E. 职业健康检查费用

▶ 学习目标要求：掌握　　难易程度：易

二、多项选择题（每题包括题干及五个答案，其中有两个或两个以上的正确答案）

1. 发现结果有问题或不一致时，应从多个方面进行检查（   ）。
   A. 检查仪器是否正常，必要时进行工作曲线再校、空白再测等
   B. 检查环境条件是否符合检测要求
   C. 检查样品处理是否符合检测要求
   D. 检查所用的实验消耗材料是否符合要求
   E. 检查人员操作是否正确

   ▶ 学习目标要求：掌握　　难易程度：中

2. 生物样品检测结果质量控制的常用方法有（   ）。
   A. 采用统计技术的内部质量控制
   B. 参加能力验证和其他室间比对
   C. 定期时用标准物质进行质量控制
   D. 用相同的或不同的方法进行重复检测
   E. 对保留样品再检测；一个样品不同特征检测结果的相关性分析

   ▶ 学习目标要求：熟悉　　难易程度：难

3. 客户对职业健康检查结果不满时，处置申诉的常用方法有（   ）。
   A. 受理客户申诉，在规定的时间内答复是否受理或如何处置
   B. 对由于体检单位过失引起的申诉要及时调查处理，并通知客户
   C. 有关复检的申诉，规定收到报告15天内提出，其他申诉，任何时间内提出都是欢迎的
   D. 若申诉涉及本单位的质量方针或质量体系系统失效，应及时组织内审、纠正
   E. 以上都不是

   ▶ 学习目标要求：掌握　　难易程度：易

4. 职业健康检查报告的种类包括（   ）。
   A. 总结报告　　　　　　　　　　B. 个人健康管理评估报告
   C. 职业健康监护评价报告　　　　D. 单个医学检查项目结果报告
   E. 个体结论报告

   ▶ 学习目标要求：掌握　　难易程度：易

5. 主检医师需对职业健康检查的个体职业健康检查各项结果综合分析评价及群体评价报告进行审核，主检医师需满足下列哪些任职条件？（   ）
   A. 熟悉工作场所存在的各种职业病危害因素可能造成的健康损害
   B. 具备相关医学专业中级以上技术职称，并已取得相应的职业病诊断医师资格
   C. 掌握有关的职业健康检查工作法律法规、技术规范、标准及职业病诊断标准
   D. 从事职业健康监护工作3年以上
   E. 必须是公共卫生专业医师

   ▶ 学习目标要求：掌握　　难易程度：中

6. 在制订职业健康检查方案时，下列哪些情况必须纳入在岗期间职业健康检查

（　　）。
- A. 接触需要开展强制性健康监护的职业病危害因素的人群
- B. 接触只有急性毒性作用职业病危害的接触人群
- C. 不直接从事接触需要开展职业健康监护的职业病危害因素作业，但工作环境中受到与直接接触人员同样的接触
- D. 原辅材料、生产环境中包含职业病危害因素无论其浓强度大小均需开展
- E. 生产环境中存在职业病危害因素，无论暴露时间长短均需开展

➢ 学习目标要求：掌握　　难易程度：中

7. 在对噪声作业劳动者做评价时应（　　）。
- A. 体检未见异常，可继续从事噪声作业
- B. 发现听力损伤的，应组织两名体检医师讨论，必要时建议到职业病诊断机构进一步明确诊断
- C. 需要安排复查的应通知企业及劳动者本人
- D. 噪声作业职业禁忌证，建议暂调离噪声作业，如能治愈则可返回原岗位
- E. 其他疾病（高血压病），建议专科治疗，可继续从事噪声作业

➢ 学习目标要求：掌握　　难易程度：中

8. 确定上岗前职业健康检查对象时，下列哪些必须列入？（　　）
- A. 新招收的员工（就业或入职）
- B. 调换新的职业病危害作业或增加新的职业病危害作业
- C. 从事特种作业
- D. 工伤事故或长期病休后再上岗者
- E. 高危人群

➢ 学习目标要求：掌握　　难易程度：中

9. 职业健康检查中，留取尿样规范的步骤包括（　　）。
- A. 清洁留样部位，必要时冲洗
- B. 留取随意尿，住院职业病患者可用24 h尿样
- C. 留取的尿样不少于50 mL
- D. 加入的防腐剂不能影响测定分析
- E. 盛装尿样的容器材料没有要求

➢ 学习目标要求：熟悉　　难易程度：中

10. 在职业健康体检完成后有关后续处理的问题，下列哪些要上报相关部门？（　　）
- A. 疑似职业病人
- B. 职业禁忌证人员
- C. 糖尿病或心脑血管病人
- D. 职业健康监护卡
- E. 职业性复查人员

➢ 学习目标要求：掌握　　难易程度：中

11. 制订在岗期间的职业健康检查方案时，健康检查对象的确定根据（　　）。

A. 工作岗位或工作场所中是否存在职业病危害因素
B. 从事接触职业病危害因素工种的时间
C. 是否已达到接触的职业病危害因素种类和浓度（强度）决定的体检周期
D. 劳动者的年龄及工龄长短
E. 以上都是

❥ 学习目标要求：掌握　　难易程度：难

12. 职业健康检查技术服务协议书的评审一般由哪些部门参与？（　　）
A. 体检业务部门　　　　　　　　B. 办公室
C. 质量管理科　　　　　　　　　D. 财务科
E. 以上都是

❥ 学习目标要求：掌握　　难易程度：中

13. 职业史采集技术人员应（　　）。
A. 由医师或护士组成　　　　　B. 经过相关培训
C. 本科以上学历　　　　　　　D. 核实相关内容并注意保护体检者隐私
E. 以上都是

❥ 学习目标要求：掌握　　难易程度：中

14. 血压的测量应注意（　　）。
A. 测量前应让受检者休息 5 min
B. 受检者取合适坐位或仰卧位
C. 血压计与心脏、肱动脉在同一水平上
D. 一般测量 3 次，取第二和第三次读数的平均值
E. 不得采用电子血压计测量

❥ 学习目标要求：掌握　　难易程度：中

15. 关于血样的采集，下列说法正确的是（　　）。
A. 采集途径可有静脉血及毛细血管采血
B. 应根据检测项目确定是否要抗凝
C. 生化指标检测不需要空腹血样
D. 采血过程应严格做好防护
E. 采血过程注意观察体检者的神态，有应急处理措施

❥ 学习目标要求：熟悉　　难易程度：中

16. 肺功能检查结果一般分下列哪几种？（　　）
A. 阻塞性通气功能障碍　　　　B. 限制性通气功能障碍
C. 混合性通气功能障碍　　　　D. 检查不合作，未获得结果
E. 以上都不是

❥ 学习目标要求：掌握　　难易程度：中

17. 铅接触的工人在做职业健康检查时，体检医师应重点关注（　　）。

A. 血液系统 B. 神经系统
C. 消化系统 D. 皮肤
E. 生殖系统

➢ 学习目标要求：掌握　　难易程度：中

18. 长期接触煤尘的工人进行职业健康检查时，内科检查的重点是（　　）。
A. 神经系统 B. 消化系统
C. 呼吸系统 D. 心血管系统
E. 生殖系统

➢ 学习目标要求：掌握　　难易程度：难

19. 某织布厂女工，从事挡车工两年。近 2 个月来，感觉耳鸣，听力下降。在一个早班下班后即参加职业健康检查，发现听阈提高，下面的说法正确的是（　　）。
A. 可能存在听觉适应或听觉疲劳
B. 脱离噪声环境时间不足，结果不可靠
C. 一定存在听力损伤
D. 噪声性耳聋
E. 永久性听阈位移

➢ 学习目标要求：掌握　　难易程度：中

20. 尘肺的 X 射线表现为（　　）。
A. 类圆形小阴影 B. 不规则形小阴影
C. 大阴影 D. 胸膜和肺门改变
E. 以上都不是

➢ 学习目标要求：掌握　　难易程度：中

21. 职业健康检查报告给予预防的建议时，下列哪些属于针对个体预防措施？（　　）
A. 正确选择和使用个人防护用品 B. 遵守安全操作规程
C. 良好的个人卫生习惯 D. 按时接受职业性体检
E. 限制接触时间

➢ 学习目标要求：掌握　　难易程度：中

22. 在确定对某一职业人群进行职业健康监护之前，必须考虑到所要检查的疾病的性质和所要采取的方法。其基本原则是（　　）。
A. 目标疾病有预见性 B. 目标疾病是可干预或可治疗
C. 检查方法的适应性 D. 目标疾病是可预防性
E. 以上均不是

➢ 学习目标要求：掌握　　难易程度：中

23. 职业健康监护方法与内容包括（　　）。
A. 职业健康检查

B. 健康状况评价

C. 建立职业健康监护档案

D. 追踪观察职业病患者及疑似职业病复查

E. 劳动能力鉴定及连续资料的分析评估

▶ 学习目标要求：掌握　难易程度：中

24. 用人单位应按照国务院卫生计生行政部门的规定组织职业性健康检查，开展职业健康检查时须注意（　　）。

A. 检查包括上岗前、在岗期间和离岗时的职业健康检查

B. 职业健康检查费用有用人单位和劳动者各承担50%

C. 检查结果不应如实告知劳动者

D. 不得安排有职业禁忌的劳动者从事其所禁忌的作业

E. 对在职业健康检查中发现有与所从事的职业相关的健康损害的劳动者，应当调离原工作岗位，并妥善安置

▶ 学习目标要求：掌握　难易程度：中

25. 根据职业健康检查结果，对劳动者个体的体检结论可分为（　　）。

A. 目前未见异常　　　　　　B. 复查

C. 疑似职业病　　　　　　　D. 其他疾病或异常

E. 职业禁忌证

▶ 学习目标要求：掌握　难易程度：易

26. 下列关于健康监护论述正确的是（　　）。

A. 通过健康监护评价劳动条件是否符合卫生标准要求

B. 通过各种健康检查和分析掌握职工健康状况

C. 是早期发现健康损害的重要手段

D. 就业前和定期健康检查是健康监护的基本内容之一

E. 目的在于及时发现健康损害，以便采取预防措施

▶ 学习目标要求：掌握　难易程度：中

27. 企业职业卫生管理内容包括（　　）。

A. 明确的职业卫生管理方针和目标　　B. 建立有效的管理机构

C. 完善的规章制度　　　　　　　　　D. 可行的实施方案和措施

E. 严格的评估体系

▶ 学习目标要求：了解　难易程度：中

28. 开展健康促进的原则是（　　）。

A. 实施对象是企业全体员工

B. 实施时要考虑不同参与者的需求、爱好和态度

C. 意识到生活方式、个人行为的影响及不同行为之间的互相影响

D. 不同的项目，其环境也不同

E. 应得到领导、员工的大力支持

➤ 学习目标要求：了解　　难易程度：难

29. 职业健康教育对象可以包括（　　）。

A. 企业领导　　　　　　　　　　B. 企业管理人员
C. 工人　　　　　　　　　　　　D. 基层监管人员
E. 以上均不是

➤ 学习目标要求：了解　　难易程度：中

30. 在岗期间职业健康检查的目的及意义是（　　）。

A. 发现职业禁忌证，根据健康状况合理安排工种（岗位）
B. 发现职业禁忌证，及时调换工种（岗位）
C. 分清职责。避免招收已患职业病的患者入职，避免劳资纠纷，维护双方的合法权益
D. 早期发现健康损害，及时治疗
E. 早期发现、早期诊断、早期治疗职业病

➤ 学习目标要求：掌握　　难易程度：难

三、判断题

1. 为保证职业健康检查的质量，每天体检人次应控制在一定数量内，并确定体检者的具体体检时间段，尽量控制排队时间，以确保体检现场的秩序性和体检工作的流畅性。（　　）

➤ 学习目标要求：掌握　　难易程度：易

2. 职业健康检查等同于职业健康监护。（　　）

➤ 学习目标要求：掌握　　难易程度：易

3. 制订职业健康检查方案时，应充分考虑企业的经济承受能力，经济条件好的企业可多做项目。（　　）

➤ 学习目标要求：掌握　　难易程度：易

4. 对噪声作业人员体检时应考虑到员工较长时间暴露在较强噪声中暂时性听阈位移的发生，故应在受试者脱离噪声环境 24～48 h 后作为测定听力的筛选时间。（　　）

➤ 学习目标要求：掌握　　难易程度：难

5. 由于企业职工的身份证号码不同，所以不必再为每个受检者制订体检编码了。（　　）

➤ 学习目标要求：掌握　　难易程度：中

6. 在做生化和 B 超项目的检查前一天晚餐少食高脂食物，不饮酒，体检当天早晨应空腹。（　　）

➤ 学习目标要求：掌握　　难易程度：易

7. 职业史应按参加工作时间填写，同时记录接触毒物名称，同时接触多种毒物的，

只写最主要一个毒物即可。（   ）

◆ 学习目标要求：掌握   难易程度：中

8. 对血压测量2次以上仍正常的体检者，不需要了解其心血管病的既往史、家族史及服药情况了。（   ）

◆ 学习目标要求：掌握   难易程度：易

9. 在体格检查的过程中，体检医师应根据职业病危害因素对健康损害的靶器官不同对不同的系统给予重点的检查，对阳性结果应给予及时复查。（   ）

◆ 学习目标要求：掌握   难易程度：中

10. 进行职业健康检查的受检者在用人单位无专人负责带队时，应做好身份核实后方可体检，条件允许时应在体检前进行拍照。（   ）

◆ 学习目标要求：掌握   难易程度：易

四、填空题

1. 职业健康检查机构和企业双方应根据_____和_____的有关规定，制订具体体检方案并将计划细化落实。

◆ 学习目标要求：掌握   难易程度：易

2. 在开展职业健康检查前，应对被检查企业的_____有充分的了解，掌握用人单位的职业卫生学的资料，否则应进行必要的调查。

◆ 学习目标要求：掌握   难易程度：中

3. 依照《职业健康检查项目及周期》的规定，在确定受检者的危害因素及体检项目，制订职业健康检查方案时，应先选择_____，再考虑_____。

◆ 学习目标要求：掌握   难易程度：易

4. 采集生物样品时，应充分考虑毒物在体内的_____及_____不同，从而确定其采集样品类型及时间。

◆ 学习目标要求：熟悉   难易程度：难

5. 开展职业健康检查前，所有参与体检的医护人员应充分了解用人单位的危害因素状况，根据_____和_____准备好仪器设备和体检必需物品。

◆ 学习目标要求：掌握   难易程度：中

6. 体检报告书经过审核人审核后，由_____签发。

◆ 学习目标要求：掌握   难易程度：中

7. 个体健康评定时，综合个人_____、_____、_____和_____，参照《职业健康监护技术规范》的要求，对劳动者的职业健康状况进行结论评定。

◆ 学习目标要求：掌握   难易程度：中

8. 通气功能障碍分型可分为_____、_____和_____三种。

➤ 学习目标要求：熟悉　　难易程度：难

9. 纯音听阈测试时，两耳分别给以纯音信号，先测_____，若双耳听力相同，则一般先测试_____。

➤ 学习目标要求：熟悉　　难易程度：易

10. 职业健康检查时，当发现与目标疾病相关的单项或多项指标异常时需要进行_____。

➤ 学习目标要求：掌握　　难易程度：易

五、名词解释

1. 作业指导书

➤ 学习目标要求：了解　　难易程度：中

2. 质量记录

➤ 学习目标要求：掌握　　难易程度：易

3. 复查

➤ 学习目标要求：掌握　　难易程度：中

4. 噪声敏感者

➤ 学习目标要求：熟悉　　难易程度：中

5. 室间质量评价

➤ 学习目标要求：熟悉　　难易程度：难

6. 室内质控

➤ 学习目标要求：熟悉　　难易程度：难

7. 个体健康评价

➤ 学习目标要求：掌握　　难易程度：易

六、简答题

1. 职业史采集应注意的问题有哪些？

➤ 学习目标要求：掌握　　难易程度：中等

2. 李某体检时发现白细胞总数偏低，他可以马上到家具厂应聘油漆工吗？为什么？

>> 学习目标要求：掌握　　难易程度：中等

3. 简述纯音听阈检查的基本要求及注意事项。
>> 学习目标要求：熟悉　　难易程度：中等

4. 现场开展职业健康检查时应注意哪些事项？
>> 学习目标要求：掌握　　难易程度：易

5. 体检工作完成后主检医师的工作有哪些？
>> 学习目标要求：掌握　　难易程度：难

6. 使用仪器进行职业健康检查前应注意哪些问题？
>> 学习目标要求：熟悉　　难易程度：中等

7. 制订职业健康检查工作方案时要考虑哪些问题？
>> 学习目标要求：掌握　　难易程度：难

参考答案

第一章 职业卫生相关法律法规

第一节 职业病防治法及相关法律

一、单项选择题

1. D	2. C	3. C	4. E	5. B
6. C	7. B	8. C	9. A	10. D
11. C	12. D	13. D		

二、多项选择题

1. ABCDE	2. ABC	3. ABCDE	4. ABCDE	5. ABE
6. BCDE	7. ABCE	8. BDE	9. ABD	10. ABCDE
11. ACDE	12. ABCE	13. ACD	14. ABD	15. ABD
16. BCDE	17. ABCD	18. ABCD	19. ABCD	

三、判断题

1. 对	2. 错	3. 错	4. 对	5. 对
6. 错	7. 错	8. 对	9. 错	10. 错
11. 对	12. 对			

四、填空题

1. 预防为主、防治结合
2. 国务院卫生计生行政部门
3. 国务院卫生行政部门会同国务院安全生产监督管理部门
4. 防护设备、报警装置
5. 市级、职业卫生技术服务
6. 上岗前、在岗期间、离岗时
7. 省级以上人民政府卫生计生行政部门

五、名词解释

职业病：指企业、事业单位和个体经济组织等用人单位的劳动者在职业活动中，因接触粉尘、放射性物质和其他有毒、有害因素而引起的疾病。

六、简答题

1. 承担职业病诊断的医疗卫生机构应当具备以下条件：①持有《医疗机构执业许可证》。②具有与开展职业病诊断相适应的医疗卫生技术人员。③具有与开展职业病诊断相适应的仪器、设备。④具有健全的职业病诊断质量管理制度。

2. 用人单位应当采取的职业病防治管理措施有：①设置或者指定职业卫生管理机构或者组织，配备专职或者兼职的职业卫生管理人员，负责本单位的职业病防治工作。

②制订职业病防治计划和实施方案。③建立、健全职业卫生管理制度和操作规程。④建立、健全职业卫生档案和劳动者健康监护档案。⑤建立、健全工作场所职业病危害因素监测及评价制度。⑥建立、健全职业病危害事故应急救援预案。

3. 用人单位应当保障职业病病人依法享受国家规定的职业病待遇包括：①用人单位应当按照国家有关规定，安排职业病病人进行治疗、康复和定期检查。②用人单位对不适宜继续从事原工作的职业病病人，应当调离原岗位，并妥善安置。③用人单位对从事接触职业病危害的作业的劳动者，应当给予适当岗位津贴。

4. 安全生产监督管理部门履行监督检查职责时，有权采取下列措施：①进入被检查单位和职业病危害现场，了解情况，调查取证。②查阅或者复制与违反职业病防治法律、法规的行为有关的资料和采集样品。③责令违反职业病防治法律、法规的单位和个人停止违法行为。

5. 安全生产监督管理部门及其职业卫生监督执法人员履行职责时，不得有下列行为：①对不符合法定条件的，发给建设项目有关证明文件、资质证明文件或者予以批准。②对已经取得有关证明文件的，不履行监督检查职责。③发现用人单位存在职业病危害的，可能造成职业病危害事故，不及时依法采取控制措施。④其他违反本法的行为。

第二节　职业病防治相关规章

一、单项选择题

1. E	2. A	3. B	4. A	5. D
6. B	7. B	8. A	9. C	10. E
11. B	12. B	13. C	14. D	15. C
16. A	17. C	18. C	19. B	20. A
21. B	22. D	23. B	24. D	25. C
26. A	27. A	28. E	29. B	30. B
31. B	32. C	33. A	34. D	35. B
36. E	37. D			

二、多项选择题

1. ABCDE	2. ABCDE	3. ABC	4. ABCDE	5. ACDE
6. BD	7. ABCDE	8. ABCDE	9. BD	10. ABCDE
11. ABCDE	12. ABC	13. ACDE	14. ACE	15. ABC
16. ABCDE	17. ABCD	18. ABCD	19. ABCD	20. ABC
21. ABCDE	22. ACD	23. ABCDE	24. ABC	25. ABCD
26. ABCE	27. ABCD	28. AD	29. ABE	30. ABCDE
31. ABD				

三、判断题

1. 错	2. 错	3. 对	4. 错	5. 对
6. 对	7. 错	8. 对	9. 错	10. 对

11. 对　　　12. 错　　　13. 对　　　14. 错　　　15. 错
16. 错　　　17. 对　　　18. 对

四、填空题

1. 治疗、康复、定期检查
2. 上岗前、在岗期间、离岗时、应急
3. 责任主体
4. 职业健康监护技术规范
5. 职业病危害因素
6. 检查项目、检查周期
7. 应急职业健康检查
8. 90
9. 客观、公正
10. 应当
11. 调查结论、判定前
12. 市级
13. 两级鉴定、最终鉴定制
14. 职业卫生、放射卫生
15. 当事人、当事人委托
16. 职业病诊断医师、相关专业专家
17. 上岗前、在岗期间、离岗时
18. 国家卫生和计划生育委员会
19. 省级卫生计生行政部门、省级卫生计生行政部门、名单、地址、检查类别和项目
20. 400、6
21. 1、职业病诊断资格
22. 30、个人职业健康检查报告、职业健康检查总结报告、书面告知、书面告知
23. 卫生计生行政、安全生产监督管理

五、名词解释

1. 职业病危害：是指对从事职业活动的劳动者可能导致职业病的各种危害。职业病危害因素包括：职业活动中存在的各种有害的化学、物理、生物因素以及在作业过程中产生的其他职业有害因素。

2. 职业禁忌：是指劳动者从事特定职业或者接触特定职业病危害因素时，比一般职业人群更易于遭受职业病危害和罹患职业病或者可能导致原有自身疾病病情加重，或者在从事作业过程中诱发可能导致对他人生命健康构成危险的疾病的个人特殊生理或者病理状态。

3. 职业健康监护：以预防为目的，根据劳动者的职业接触史，通过定期或不定期的医学健康检查和健康相关资料的收集，连续性地监测劳动者的健康状况，分析劳动者健康变化与所接触的职业病危害因素的关系，并及时地将健康检查和资料分析结果报告

给用人单位和劳动者本人，以便及时采取干预措施，保护劳动者健康。职业健康监护主要包括职业健康检查、离岗后健康检查、应急健康检查和职业健康监护档案管理等内容。

4. 职业健康监护档案：是指对劳动者健康变化与职业病危害因素关系的客观记录，是职业病诊断鉴定的重要依据之一。职业健康监护档案的内容应当满足连续、动态观察劳动者健康状况、诊断职业病以及职业卫生执法的需要，内容应当完整简要。职业健康监护档案内容应包括职业史、既往史、职业病危害接触史、职业健康检查结果及处理情况、职业病诊疗等有关资料。

5. 职业病诊断：指职业病诊断机构按照《职业病防治法》《职业病诊断与鉴定管理办法》的有关规定和国家职业病诊断标准，依据劳动者的职业史、职业病危害接触史和工作场所职业病危害因素情况、临床表现以及辅助检查结果等，进行综合分析，做出诊断结论的过程。

6. 职业病鉴定：指当事人对职业病诊断机构做出的职业病诊断结论有异议的，可以在接到职业病诊断证明书之日起30日内，向职业病诊断机构所在地设区的市级卫生计生行政部门申请鉴定，称为职业病鉴定。

7. 职业病危害接触史：职业病危害是指劳动者接触职业病危害因素的种类及接触时间等。

8. 职业健康检查：指医疗卫生机构按照国家有关规定，对从事接触职业病危害作业的劳动者进行的上岗前、在岗期间、离岗时的健康检查。

9. 主检医师：是指具有执业医师证书、中级以上专业技术职务任职资格、职业病诊断资格，从事职业健康检查相关工作3年以上，熟悉职业卫生和职业病诊断相关标准，由职业健康检查机构指定负责确定职业健康检查项目和周期，对职业健康检查过程进行质量控制，审核职业健康检查报告的医师。

六、简答题

1. 用人单位在委托职业健康检查机构对从事接触职业病危害作业的劳动者进行职业健康检查时，应当如实提供下列文件、资料：①用人单位的基本情况。②工作场所职业病危害因素种类及其接触人员名册。③职业病危害因素定期检测、评价结果。

2. 用人单位应当为劳动者个人建立职业健康监护档案，并按照有关规定妥善保存。职业健康监护档案包括下列内容：①劳动者姓名、性别、年龄、籍贯、婚姻、文化程度、嗜好等情况。②劳动者职业史、既往病史和职业病危害接触史。③历次职业健康检查结果及处理情况。④职业病诊疗资料。⑤需要存入职业健康监护档案的其他有关资料。

3. 用人单位对不同阶段的劳动者进行职业健康检查的目的不尽相同，但是主要是围绕着保护劳动者的健康权益和维护用人单位的合法利益两个方面来进行的。①上岗前职业健康体检的目的在于检查劳动者的健康状况、发现职业禁忌证，进行合理的劳动分工，减少或消除职业病危害易感劳动者的健康损害。根据检查的结果，评价劳动者是否适合从事该工种的作业。②在岗期间的职业健康体检的目的在于及时发现劳动者的健康损坏，及时治疗，减轻职业病危害后果。根据检查的结果，评价劳动者的健康变化是否与职业病危害因素有关，判断劳动者是否适合继续从事该工种的作业。③离岗时职业健康检查的目的是了解劳动者离开工作岗位时的健康状况，检查的内容为评价劳动者在离开工作岗位时的健康变化是否与职业病危害因素有关。其健康检查的结论是职业健康损害的医学证据，有助于明确健康损害责任，保障劳动者健康权益。

4. 检查的内容和项目是根据劳动者拟从事的工种和工作岗位，分析该工种和岗位存在的职业病危害因素及其对人体的健康影响，按照《职业健康监护技术规范》（GBZ 188）的要求，确定特点的健康检查项目。

5. 用人单位应当根据职业健康检查报告采取对需要复查的劳动者，按照职业健康检查机构要求的时间安排复查和医学观察；对有职业禁忌的劳动者，调离或者暂时脱离原工作岗位；对疑似职业病病人，按照职业健康检查机构的建议安排其进行医学观察或者职业病诊断。

6. 职业病诊断需要下列资料：①劳动者职业史和职业病危害接触史（包括在岗时间、工种、岗位、接触的职业病危害因素名称等）。②劳动者职业健康检查结果。③工作场所职业病危害因素检测结果。④职业性放射性疾病诊断还需要个人剂量监测档案等资料。⑤与诊断有关的其他资料。

7. 专家库应当以取得各类职业病诊断资格的医师为主要成员，吸收临床相关学科、职业卫生、放射卫生等相关专业的专家组成。专家应当具备下列条件：①具有良好的业务素质和职业道德。②具有相关专业的高级专业技术职务任职资格。③熟悉职业病防治法律法规和职业病诊断标准。④身体健康，能够胜任职业病鉴定工作。

8. 职业病诊断机构做出职业病诊断结论后，应当出具职业病诊断证明书。职业病诊断证明书应当包括以下内容：①劳动者、用人单位基本信息。②诊断结论。确诊为职业病的，应当载明职业病的名称、程度（期别）、处理意见。③诊断时间。

职业病诊断证明书应当由参加诊断的医师共同签署，并经职业病诊断机构审核盖章。

9. 为方便劳动者进行职业病诊断与鉴定，从以下几个方面采取了措施：①扩大了劳动者选择职业病诊断机构的范围，第十九条明确规定劳动者可以在用人单位所在地、本人户籍所在地或者经常居住地的诊断机构进行职业病诊断。②规定了职业病诊断机构接诊义务，取消职业病诊断受理环节，第二十二条规定劳动者依法要求进行职业病诊断的，职业病诊断机构应当接诊，并告知劳动者要提供其所掌握的资料。③进一步强化了用人单位在劳动者进行职业病诊断与鉴定过程中的举证责任，包括：具体内容、举证时限、举证责任后果等，对相关部门、机构在职业病诊断、鉴定工作中协助取证、举证义务也依法作了具体表述（详见第二十三条至第二十八条、第四十六条）。④简化鉴定申请手续，第四十四条规定当事人申请鉴定时，只需提供鉴定申请书和原诊断证明书（已作首次鉴定的需要提供鉴定书）等。

10. 职业病诊断应当按照《职业病防治法》《职业病诊断与鉴定管理办法》有关规定和国家职业病诊断标准，依据劳动者的职业史、职业病危害接触史和工作场所职业病危害因素情况、临床表现以及辅助检查结果等，进行综合分析，由3名以上单数诊断医师进行集体诊断，做出诊断结论。诊断机构独立行使诊断权，并对诊断结论负责。当事人对诊断结论不服，可依法向职业病诊断机构所在地设区的市级卫生计生行政部门申请鉴定，对设区的市级职业病鉴定结论不服的，可依法向省级卫生计生行政部门申请再鉴定，省级鉴定结论为最终鉴定，即一次诊断、两级鉴定。

11. 主检医师应当具备以下条件：①具有执业医师证书。②具有中级以上专业技术职务任职资格。③具有职业病诊断资格。④从事职业健康检查相关工作3年以上，熟悉职业卫生和职业病诊断相关标准。

12. 职业健康检查机构应当具备以下条件：①持有《医疗机构执业许可证》，涉及放射检查项目的还应当持有《放射诊疗许可证》。②具有相应的职业健康检查场所、候检场所和检验室，建筑总面积不少于400 m^2，每个独立的检查室使用面积不少于6 m^2。③具有与批准开展的职业健康检查类别和项目相适应的执业医师、护士等医疗卫生技术人员。④至少具有1名取得职业病诊断资格的执业医师。⑤具有与批准开展的职业健康检查类别和项目相适应的仪器、设备；开展外出职业健康检查，应当具有相应的职业健康检查仪器、设备、专用车辆等条件。⑥建立职业健康检查质量管理制度。

13. 按照劳动者接触的职业病危害因素，职业健康检查分为：①接触粉尘类。②接触化学因素类。③接触物理因素类。④接触生物因素类。⑤接触放射因素类。⑥其他类（特殊作业等）。

以上每类中包含不同检查项目。职业健康检查机构应当根据批准的检查类别和项目，开展相应的职业健康检查。

14. 职业健康检查档案应当包括以下材料：①职业健康检查委托协议书。②用人单位提供的相关资料。③出具的职业健康检查结果总结报告和告知材料。④其他有关材料。

15. 职业健康检查中用人单位应当如实提供以下资料：①用人单位的基本情况。②工作场所职业病危害因素种类及其接触人员名册、岗位（或工种）、接触时间。③工作场所职业病危害因素定期检测等相关资料。

第二章 职业健康监护相关标准

第一节 总 则

一、单项选择题

| 1. E | 2. B | 3. E | 4. D | 5. D |
| 6. E | 7. C | 8. B | 9. A | 10. C |

二、多项选择题

| 1. ABCD | 2. ABCD | 3. ABC | 4. ABC | 5. ABD |
| 6. ABCDE | 7. ABC | 8. ACE | 9. ABCDE | 10. ABDE |

三、判断题

| 1. 对 | 2. 错 | 3. 对 | 4. 对 | 5. 对 |

四、填空题

1. 离岗时职业健康检查

2. 职业健康监护评价报告
3. 五
4. 血压
5. 职业史

五、名词解释

1. 职业禁忌证：指劳动者从事特定职业或者接触特定职业病危害因素时，比一般职业人群更易于遭受职业病危害和罹患职业病或者可能导致原有自身疾病病情加重，或者在作业过程中诱发可能导致对他人生命健康构成危险的疾病的个人特殊生理或者病理状态。

2. 噪声作业：指存在有损听力、有害健康或有其他危害的声音，且每日 8 h 或每周 40 h 噪声暴露 A 等效声级 ≥80 dB 的作业。

3. 生产性粉尘：指在生产过程中形成并能长时间飘浮在空气中的固体颗粒。

4. MSDS（化学品安全技术说明书）：亦可译为化学品安全说明书或化学品安全数据说明书。

5. 生物效应标志物：指机体中可测出的生理、生化、行为或其他改变的指标，既反映先天具有或后天获得的对暴露外源化学物产生的反应能力的指标。

6. 职业病：指职业性有害因素作用于人体强度与时间超过一定限度时，人体不能代偿其所造成的功能性或器质性病理改变，出现相应的临床征象，并影响劳动能力。

7. 职业健康监护：是指根据劳动者的职业接触史，通过系统的定期或不定期医学生理学检查和健康相关资料收集，连续性地监测劳动者的健康状况，分析劳动者健康变化与所接触的职业病危害因素的关系，评价职业病危害因素对暴露者健康的影响及其程度，掌握劳动者健康状况，及时发现健康损害征象，以便采取相应的干预措施，防止职业病危害因素所致疾病的发生和进一步发展。

六、简答题

1. 根据职业健康检查结果，对劳动者个体的体检结论可分为以下五种：①目前未见异常：本次职业健康检查各项检查指标均在正常范围内。②复查：检查时发现与目标疾病相关的单项或多项异常，需要复查确定者，应明确复查的内容和时间。③疑似职业病：检查发现疑似职业病或可能患有职业病，需要提交职业病诊断机构进一步明确诊断者。④职业禁忌证：检查发现有职业禁忌的患者，需写明具体疾病名称。⑤其他疾病或异常：除目标疾病之外的其他疾病或某些检查指标的异常。

2. 用人单位应当在下列情况下对劳动者进行上岗前的职业健康检查：①用人单位应当组织从事职业病危害作业的劳动者进行上岗前职业健康检查，不得安排未经上岗前职业健康检查的劳动者从事职业病危害的作业，不得安排有职业禁忌的劳动者从事其所禁忌的作业。②用人单位应当对从事职业病危害作业的劳动者进行定期职业健康检查，发现有职业禁忌或者有与所从事职业相关的健康损害的劳动者，应当将其及时调离原工作岗位，并妥善安置。③用人单位应当对从事职业病危害作业的劳动者进行离岗时的职业健康检查；对离岗时未进行职业健康检查的劳动者，不得解除或者终止与其订立的劳动合同。④用人单位发生分立、合并、解散、破产等情形的，应当对从事职业病危害作业的劳动者进行健康检查，并按照国家有关规定妥善安置职业病病人。⑤用人单位对受到或者可能受到急性职业中毒危害的劳动者，应当及时组织进行健康检查和医学观察。用人单位对需要复查和医学观察的劳动者，应当按照体检机构的要求安排其复查和医学观察。劳动者职业健康检查和医学观察的费用，由用人单位承担。

3. 职业健康监护目标疾病应遵循的原则是：①早期发现职业病及职业健康损害和职业禁忌证。②监视职业病及职业健康损害的发生、发展规律及分布情况。③评价作业环境与职业危害的关系和危害程度。④识别新的职业危害和高危人群。⑤为制定或修订卫生政策和职业病防治对策服务。⑥评价预防和干预措施的效果。⑦进行目标干预，包括改善作业环境条件，改革生产工艺，采取更为适当的个人防护，对职业病患者及疑似职业病和有职业禁忌人员的处理与安置等。

第二节　有害化学因素

一、单项选择题

1. C	2. B	3. C	4. B	5. C
6. E	7. A	8. A	9. A	10. A
11. E	12. C	13. E	14. C	15. A
16. B	17. E	18. C	19. E	20. E
21. C	22. D	23. B	24. B	25. C
26. B	27. D	28. E	29. D	30. B
31. D	32. C	33. A	34. D	35. C
36. D	37. E	38. A	39. D	40. B
41. A	42. C	43. E	44. A	45. A
46. E	47. B	48. E	49. D	50. A
51. C	52. A	53. C	54. D	55. A
56. C	57. D	58. C	59. D	60. E

二、多项选择题

1. ABCE	2. BDE	3. ABCD	4. AC	5. ABCDE
6. ABDE	7. ACE	8. ADE	9. ABCDE	10. BD
11. CDE	12. ABE	13. ACE	14. ACE	15. BCD
16. ACD	17. ACD	18. ABCDE	19. BCDE	20. AB
21. ABDE	22. BD	23. ABCDE	24. ABCDE	25. ABCD
26. BC	27. BCD	28. BDE	29. ABCDE	30. ABCD
31. ABD	32. BCE	33. AC	34. CDE	35. ACD
36. CE	37. BDE	38. ABCE	39. ABC	40. ABC
41. ABD	42. ABCD	43. ACDE	44. ABC	45. ABCD
46. ACE	47. ABCDE	48. BCD	49. AE	50. ADE
51. ADE	52. BC	53. ACDE	54. AB	55. ABCDE
56. ABCD	57. ABC	58. ABE	59. ABCDE	60. AB

三、判断题

1. 错	2. 错	3. 错	4. 对	5. 错
6. 对	7. 错	8. 对	9. 对	10. 对
11. 对	12. 错	13. 错	14. 错	15. 错
16. 错	17. 对	18. 错	19. 错	20. 对
21. 对	22. 对	23. 错	24. 对	25. 对
26. 对	27. 对	28. 错	29. 对	30. 对

四、填空题

1. 中度贫血、卟啉病、多发性周围神经病

2. 血常规、尿常规、心电图、血铅或尿铅

3. 中枢神经系统器质性疾病、已确诊并仍需要医学监护的精神障碍性疾病、慢性肾脏疾病

4. 10年（含10年）、6年、超过10年者、随访12年、每3年1次

5. ①肝功能检查，每半年1次、②作业场所有毒作业分级Ⅱ级及以上，1年1次、③作业场所有毒作业分级Ⅰ级，2年1次

6. 内科常规检查、口腔科常规检查、骨科检查（主要是骨关节检查）

7. 白细胞计数低于 $4 \times 10^9 \cdot L^{-1}$ 或中性粒细胞低于 $2 \times 10^9 \cdot L^{-1}$、血小板计数低于 $8 \times 10^{10} \cdot L^{-1}$

8. 每周复查1次、连续2次

9. 周期为1年

10. 视网膜及视神经病、中枢神经系统器质性系统

11. 多发性周围神经病

12. 慢性阻塞性肺疾病、支气管哮喘、慢性间质性肺病

13. 接触氯乙烯的作业人员在岗期间职业健康检查的职业病：职业性慢性氯乙烯中毒；氯乙烯所致肝血管肉瘤

14. 职业性三氯乙烯药疹样皮炎

15. 血常规、尿常规、血清ALT、心电图、全血或红细胞胆碱酯酶活性测定

五、名词解释

1. 卟啉病：是由于血红素生物合成途径中的酶缺乏引起的一组疾病。可为先天性疾病，也可后天出现。主要临床症状包括光敏感、消化系统症状和精神神经症状，该病是铅及其无机化合物等职业病危害因素的职业禁忌证。

2. 窒息性气体：指被机体吸入后，可使氧的供给、摄取、运输和利用发生障碍，使全身组织细胞得不到或不能利用氧，而导致组织细胞缺氧窒息的有害气体的总称。

3. 赫恩氏小体：亚硝酸盐类及苯的氨基、硝基化合物在体内经代谢转化产生的中间代谢物可直接作用于珠蛋白分子的巯基（—SH），使珠蛋白变性，常沉积红细胞中，形成赫恩氏小体，又名变性珠蛋白小体。

4. 迟发性阻塞性毛细支气管炎：在吸入氮氧化物气体，无明显急性中毒症状或在肺水肿恢复阶段后2周左右，突然发生咳嗽、胸闷，进行性呼吸困难，明显紫绀，两肺

可闻干湿啰音或细湿啰音，X射线胸片可见两肺满布粟粒状阴影。

六、简答题

1. 目标疾病为职业性慢性铅中毒，检查内容包括：症状询问重点询问神经系统和消化系统症状及贫血所致的常见症状；内科常规检查重点检查消化系统、贫血体征及神经系统常规检查；必检项目有血常规、尿常规、心电图、血铅或尿铅，可选检尿-δ氨基乙酰丙酸、血红细胞锌原卟啉（ZPP）或红细胞游离锌原卟啉（FEP）、神经-肌电图。

2. 目标疾病为职业禁忌证（中枢神经系统器质性疾病、已确诊并仍需要医学监护的精神障碍性疾病、慢性肾脏疾病）、职业病（职业性慢性汞中毒），主要的检查项目包括：重点询问神经精神症状；体格检查重点在神经系统常规检查、共济运动检查及震颤（眼睑、舌、手指震颤）；口腔科重点检查口腔及牙龈炎症；必检项目为血常规、尿常规、心电图、尿素、尿微球蛋白，可选检尿视黄醇结合蛋白、肾脏浓缩功能试验。

3. 职业健康监护技术规范中对苯进行了职业健康检查的相关规定，接触工业甲苯、二甲苯为参照其执行；在职业性苯中毒诊断标准中也将接触含苯的工业用甲苯、二甲苯所引起的苯中毒可使用该标准诊断。在对上述三种物质进行职业健康检查时，当关键必检项目异常需考虑疑似职业病时，接触苯与接触工业甲苯、二甲苯有所不同，接触后者时需要进一步确定是否含苯及作业场所环境空气中苯的检出情况。

4. 目标疾病为职业性急性氮氧化物中毒、职业性化学性眼灼伤、职业性化学性皮肤灼伤。检查内容包括：重点询问短期内吸入较大量的氮氧化物的职业接触史眼部刺激症状、呼吸系统症状；重点对呼吸系统、结膜、角膜病变进行检查，鼻、咽部及皮肤的常规检查等；必检的实验室与其他检查项目包括血常规、尿常规、心电图、胸部X射线摄片、血氧饱和度，选检项目的为血气分析。

第三节 粉 尘

一、单项选择题

1. C 2. C 3. A 4. E 5. D
6. E 7. A 8. A 9. B 10. B

二、多项选择题

1. ABCD 2. ABD 3. ACDE 4. BD 5. ABE
6. BCE 7. BE 8. ABCD 9. ABDE 10. ABCDE

三、判断题

1. 对 2. 错 3. 错 4. 对 5. 对

四、填空题

1. 呼吸系统、心血管系统

2. DR胸片、心电图、肺功能

3. p q r s t u

五、简答题

职业健康检查个体结论可分为五种：目前未见异常，可继续从事原打磨作业。疑似职业性矽肺，建议提交职业病诊断机构进一步明确诊断。矽尘作业职业禁忌证（活动性肺结核病），建议暂调离打磨（矽尘）作业岗位，积极进行专科治疗，如治愈则可返回原岗位。其他疾病或异常（肾结石），可继续从事原打磨作业。

复查示双中肺隐约少量小结节影，建议短期内（一般1个月内）复查后再明确结论。

第四节　有害物理因素

一、单项选择题

1. D	2. D	3. C	4. D	5. B
6. E	7. D	8. A	9. E	10. C

二、多项选择题

1. ABCE	2. CE	3. AC	4. ABCDE	5. BCDE
6. ACE	7. ABCD	8. ABCDE	9. BCD	10. ACD

三、判断题

1. 对	2. 对	3. 错	4. 错	5. 对

四、填空题

1. 3、渐进性听力下降、耳鸣、感音神经性聋、职业健康监护资料、现场卫生学调查

2. 白指发作累及手指的远端指节和中间指节、手部肌肉轻度萎缩、神经－肌电图检查提示周围神经源性损害

3. 热射病、热痉挛、热衰竭

五、名词解释

1. 职业性噪声聋：指劳动者在工作场所中，由于长期接触噪声而发生的一种渐进性的感音性听觉损害。

2. 手臂振动病：指长期从事手传振动作业而引起的以手部末梢循环障碍、手臂神经功能障碍为主的疾病，可引起手臂骨关节－肌肉的损伤，其典型表现为振动性白指。

六、简答题

对职业性噪声聋进行诊断需要以下五个步骤：①耳科常规检查。②至少进行3次纯音听力检查，两次检查间隔时间至少3 d，而且各频率听阈偏差≤10 dB，诊断评定分级时应以每一频率3次中最小阈值进行计算。③对纯音听力检测结果进行年龄性别修正。④进行鉴别诊断，应排除其他原因致聋，主要包括伪聋、夸大性听力损失、药物中毒性聋、外伤性聋、突发性聋、听神经病等。⑤符合职业性噪声聋听力损失特点者，计算双耳高频平均听阈，双耳高频平均听阈≥40 dB者，分别计算单耳平均听阈加权值，以较好耳听阈加权值进行噪声聋诊断分级。

第五节　生物因素及特殊作业

一、单项选择题
1. B   2. D   3. A   4. A   5. E

二、多项选择题
1. CE   2. ABCD   3. ABCDE   4. ABC   5. ABCE

三、判断题
1. 错   2. 对   3. 对

四、填空题
1. 皮肤病
2. 红绿色盲

五、名词解释

红色盲：又称第一色盲。患者主要是不能分辨红色，对红色与深绿色、蓝色与紫红色以及紫色不能分辨。常把绿色视为黄色，紫色看成蓝色，将绿色和蓝色相混为白色。

六、简答题

电工作业人员上岗前职业健康检查的目标疾病有①癫痫；②晕厥（近1年内有晕厥发作史）；③2级及以上高血压（未控制）；④红绿色盲；⑤器质性心脏病或各种心律失常；⑥四肢关节运动功能障碍。

第六节　职业病分类和目录

一、单项选择题
1. B   2. E   3. D   4. A   5. E

二、多项选择题
1. AB   2. ABE   3. ABCE   4. ABCE   5. ABCDE

三、判断题
1. 对   2. 错

四、填空题
1. 职业性放射性疾病
2. 肺癌

五、名词解释

爆震聋：指暴露于瞬间发生的短暂而强烈的冲击波或强脉冲噪声所造成的中耳、内耳或中耳及内耳混合性急性损伤所导致的听力损失或丧失。

第三章　职业病危害基本知识

第一节　职业病危害概述

一、单项选择题
1. D   2. B   3. C   4. C   5. A

6. B	7. A	8. A	9. C	10. A
11. A	12. A	13. B	14. C	15. C
16. A	17. C	18. B	19. E	20. D

二、多项选择题

1. ABC	2. ABCD	3. CDE	4. ABE	5. ABCD
6. ABC	7. ABCDE	8. ABCDE	9. ABCD	10. ABCD
11. ABC	12. BCDE	13. ABCE	14. ABCD	15. ABCE
16. BD	17. CDE	18. ACDE	19. ABCDE	20. ABCDE

三、判断题

1. 对	2. 错	3. 错	4. 错	5. 对
6. 错	7. 对	8. 错	9. 错	10. 对

四、填空题

1. 五

2. 革；水；密；风；护；管；教；查

3. 矽结节、肺间质弥漫性纤维化

4. 15

5. 身体上、心理上、社会上

6. 同时设计、同时施工、同时投入生产和使用

7. 预防为主、防治结合

8. 职业禁忌证、疑似职业病

9. 窒息、中枢抑制

10. 既往史、职业病危害接触史

五、名词解释

1. 高温作业：指有高气温，或有强烈的热辐射，或伴有高气湿相结合的异常作业条件、湿球黑球温度指数（WBGT 指数）超过规定限值的作业。

2. 职业接触限值：指劳动者在职业活动过程中长期反复接触，对绝大多数接触者的健康不引起有害作用的容许接触水平，是职业性有害因素的接触限制量值。

3. 职业禁忌证：指劳动者从事特定职业或者接触特定职业病危害因素时，比一般职业人群更易于遭受职业病危害和罹患职业病或者可能导致原有自身疾病病情加重，或者在作业过程中诱发可能导致对他人生命健康构成危险的疾病的个人特殊生理或者病理状态。

4. 职业健康监护：是以预防为目的，根据劳动者的职业接触史，通过定期或不定期的医学健康检查和健康相关资料的收集，连续性地监测劳动者的健康状况，分析劳动者健康变化与所接触的职业病危害因素的关系，并及时地将健康检查和资料分析结果报告给用人单位和劳动者本人，以便及时采取干预措施，保护劳动者健康。

5. 最高容许浓度：指工作地点空气中任何一次有代表性的采样测定均不得超过的浓度。

6. 时间加权平均容许浓度：是按 8 h 工作日的时间加权平均浓度规定的容许浓度。

7. 短时间接触容许浓度：是在1个工作日的任何时间均不得超过的15 min时间加权平均接触限值；每天接触不得超过4次，且前后两次接触之间至少要间隔60 min；同时，当日的时间加权平均阈限值亦不得超过。

8. 健康监护：是通过各种检查和分析，评价职业性有害因素对接触者健康的影响及其程度，掌握职工健康状况，及时发现健康损害征象，以便采取相应的预防措施，防止有害因素所致的疾患的发生、发展。

9. 生产性粉尘指在生产过程中形成的并能较长时间飘浮在空气中的固体微粒。

10. 噪声性耳聋：是人们在工作过程中，由于长期接触噪声而发生的一种进行性的感音性听觉损伤。

六、简答题

1.（1）职业病是指企业、事业单位和个体经济组织等用人单位的劳动者在职业活动中，因接触粉尘、放射性物质和其他有毒、有害物质等因素而引起的疾病。

（2）职业病的发病特点包括：①病因有特异性，在控制接触后可以控制发病。②病因大多可以检测，职业危害因素的数量及浓度，决定了职业病的有无、缓急。③有特定的发病范围，在不同的接触人群中，常有不同的发病集丛。④早诊断，合理处理，预后较好。⑤大多数职业病，目前缺乏特效治疗，其治疗方法，大多是对症的，降低职业病发病率的关键在于全面执行三级预防。

2. 工作场所空气中有害因素的检测工作程序包括：检测业务受理、现场采样/检测任务书、合同/委托书评审与签订、现场调查、检测方案制订、仪器管理、采样前准备、现场采样、现场检测、样品运输与交接、报告书编写与审核、报告书发放、资料归档等。

3. 职业卫生中三级预防的原则：①病因预防。②"三早"，早发现，早诊断，早治疗。③积极治疗，改善预后。

4. 生产性粉尘的来源有：①固体物质的粉碎加工。②可燃物的不完全燃烧。③蒸汽的冷凝氧化。④粉末状物质的过筛、包装、混合、搬运等。

5. 预防职业中毒的方法有：①根除毒物，改善生产工艺。②降低毒物浓度（技术革新、通风排毒）。③个体防护。④工艺建筑布局合理化。⑤安全卫生管理。⑥职业卫生服务。

6. 与化学因素相比，生产环境中的物理性有害因素的特点有：①生产环境中的物理因素在自然界中均有存在。②每一种物理因素都有特定的物理参数。③物理因素大都有明确的来源，当产生物理因素的装置停止工作后，其因素就会消失。④作业场所中物理因素的强度一般不是均匀分布的，多以装置为中心，相四周传播。⑤噪声、微波等物理因素可有连续性和脉冲性两者存在状态，在制定卫生标准的时候需要分别加以制定。⑥在许多情况下，物理因素对人体的危害程度与物理参数不呈直线相关关系。

7. 职业性有害因素的来源有：①生产工艺过程中产生的有害因素，包括化学物理和生物因素。②劳动过程中的有害因素。③生产环境中的有害因素。

8. 劳动过程中的有害因素包括：①劳动组织和制度不合理、劳动作息制度不合理等。②精神（心理）性职业紧张，如机动车驾驶。③劳动强度过大或生产定额不当，如安排的作业与生理状况不相适应等。④个别器官或系统过度紧张，如视力紧张。⑤长时间处于不良体位、姿势或使用不合理的工具等。⑥不良的生活方式，缺乏体育锻炼，个人缺乏健康和预防的观念。

9. 职业流行病学调查在评价职业性有害因素中的作用有：①可发现职业性有害因素对健康的影响。②阐明职业性损害在人群中的分布、发生和发展规律。③为制定、修订职业卫生标准和职业病诊断标准提供依据。④评价职业卫生和职业病防治工作质量及其预防措施的效果。

10. 我国职业卫生现状和面临的主要问题有：①职业性有害因素分布广、种类多、职业危害转嫁严重。②"进城务工人员"和一些特殊人群职业卫生问题严重。③职业紧张和心理障碍发生频率上升。④职业伤害和职业卫生突发事件频发。⑤职业安全、职业卫生和环境保护融合。⑥新理论和新技术在职业卫生中应用。

第二节 化学毒物

一、单项选择题

1. B	2. B	3. C	4. A	5. B
6. D	7. D	8. A	9. C	10. C
11. A	12. A	13. B	14. C	15. D
16. B	17. A	18. E	19. C	20. A
21. D	22. D	23. D	24. B	25. D
26. C	27. C	28. E	29. C	30. B
31. B	32. E	33. C	34. C	35. A
36. A	37. D	38. B	39. A	40. D
41. E	42. C	43. C	44. D	45. B
46. D	47. A	48. A	49. C	50. C

二、多项选择题

1. ABCD	2. ABC	3. ABCD	4. ABC	5. ABCDE
6. ABCDE	7. ABCDE	8. ABCDE	9. ABC	10. ABCDE
11. ABC	12. DE	13. AB	14. ABCD	15. ABCDE
16. BDE	17. ACD	18. BE	19. ABCDE	20. ABCD
21. BCDE	22. BE	23. ABE	24. AE	25. ABCE
26. ABC	27. ABCD	28. ABCDE	29. AD	30. ABCDE
31. ABCDE	32. ABD	33. BC	34. BCDE	35. BD
36. ABCDE	37. ABC	38. ABCDE	39. ABCD	40. ABC
41. ACD	42. ABCDE	43. ABCDE	44. ABC	45. ABC
46. ABCD	47. BCD	48. ABCDE	49. ABCDE	50. BD

三、判断题

1. 对	2. 对	3. 对	4. 错	5. 对
6. 对	7. 错	8. 错	9. 错	10. 对

| 11. 错 | 12. 错 | 13. 错 | 14. 对 | 15. 对 |
| 16. 对 | 17. 错 | 18. 对 | 19. 对 | 20. 错 |

四、填空题

1. 二巯基丙磺钠、二巯基丁二酸钠

2. 肝血管肉瘤

3. 易兴奋、口腔牙龈炎、震颤

4. 帕金森综合征

5. 中枢神经系统、造血系统

6. 多发性周围神经损害

7. 刺激期、潜伏期、肺水肿期、恢复期

8. 急性脑缺氧、急性一氧化碳中毒迟发脑病

9. 电击样死亡、积极防治肺水肿及 ARDS

10. 单纯窒息性气体、化学窒息性气体

11. 神经系统、药疹样皮炎

12. 碳氧血红蛋白、缺氧

13. 尿镉、尿视黄醇结合蛋白、尿 β_2 微球蛋白

14. 密切观察、早期发现、及时处理、防止反复

15. 阿托品、碘解磷定

16. 高铁血红蛋白血症、亚甲蓝（美蓝）

17. 呼吸道、纠正低氧血症

18. 刺激性、迟发性肺水肿

19. 刺激、窒息、神经毒

20. 职业性铬鼻病

21. 白血病

22. 六价铬化合物、肺癌

23. ≥3.86 μmol/L（800 μg/L）、4.82 μmol/24 h（1 000 μg/24 h）

24. 亚硝酸盐、硫代硫酸钠

25. 职业性牙酸蚀病

26. 腕下垂、肢端感觉障碍

27. 前驱期、呼吸困难期、痉挛期、麻痹期

28. 中枢神经系统、中毒性脑病、脑水肿

29. 中重度意识障碍、猝死、呼吸衰竭

30. 依地酸二钠钙静脉注射、二巯基丁二酸钠静脉注射、二巯基丁二酸胶囊

31. 肾小管病变、骨骼损害、肺部损害

32. 全血胆碱酯酶活力低于正常值的 80% 以下

33. 氟聚合物烟尘热

34. 金属络合剂、盐酸苯海索（安坦）、左旋多巴

35. 下肢肌力 3 度或以下、四肢远端肌肉明显萎缩并影响运动功能

36. 消化道、呼吸道、骨
37. 腹绞痛、贫血、轻度中毒性周围神经病
38. 全血细胞减少症、白血病、再生障碍性贫血、骨髓增生异常综合征
39. 明显蛋白尿、间质性肺炎
40. 外周血白细胞减少、中性粒细胞减少

五、名词解释

1. 毒物：在一定条件下，较小剂量即可引起机体急性或慢性病理变化，甚至危及生命的化学物质。
2. 生物转化：在体内代谢酶的作用下，其化学结构发生一系列改变，形成其衍生物以及分解产物的过程。主要包括：氧化、还原、水解和结合（或合成）四类反应。
3. 氧债（oxygen debt）：氧需和实际供需不足的量。
4. 蓄积：进入机体的毒物或其代谢产物在接触间隔期内，如不能完全排出而逐渐蓄于体内的现象称为毒物的蓄积。
5. 铅吸收：有密切铅接触史，尚无铅中毒的临床表现，尿铅≥0.39 μmol/L（0.08 mg/L）或 0.48 μmol/24 h（0.1 mg/24 h）；血铅≥2.40 μmol/L（50 μg/dL）；或诊断性驱铅实验后尿铅≥1.440 μmol/L 而 <3.84 μmol/L 者。
6. 急性中毒：指毒物一次或短时间（几分钟至数小时）大量进入人体而引起的中毒。
7. 慢性中毒：指毒物少量长期进入人体而引起的中毒。
8. 铅线：口腔卫生不好者，在门齿、犬齿与齿龈的交界边缘上可出现由硫化铅颗粒沉淀形成的暗蓝色线。
9. 铅绞痛：中度铅中毒或较重患者中毒严重时可出现腹绞痛，多为突然发作，部位为脐周，发作时患者面色苍白、烦躁、冷汗、体位卷曲，一般止痛不能缓解，发作持续数分钟以上。
10. 刺激性气体：指对眼、呼吸道黏膜和皮肤具有刺激作用，引起机体急性炎症、肺水肿为主要病理改变的一类有害气体，在化学工业生产中最常见。
11. 中毒性肺水肿：吸入高浓度刺激性气体后所引起的肺泡内及肺间质过量的体液潴留为特征的病理过程，最终可导致急生呼吸功能衰竭。是刺激性气体所致的最严重的危害和职业病常见的急症。
12. 成人呼吸窘迫综合征（ARDS）：是肺水肿的一种类型，是刺激性气体中毒，创伤，休克，烧伤，感染等严重疾病过程中继发的以进行性呼吸窘迫，低氧血症为特征的急性呼吸衰竭。
13. 窒息性气体：指被机体吸收后，可使氧的供给、摄取、运输和利用发生障碍使全身组织细胞得不到或不能利用氧，而导致组织细胞缺氧窒息的有害气体的总称。
14. 单纯窒息性气体：指其本身毒性很低或属惰性气体，但由于它们的存在可使空气中氧分压降低，引起肺内氧分压下降，随后动脉血氧分压也降低，导致机体缺氧窒息。
15. 化学窒息性气体：指能对血液或组织产生特殊的化学作用，使血液运送氧的能

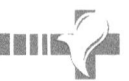

力或组织利用氧的能力发生障碍，引起组织缺氧或细胞内窒息的气体。

16. 赫恩氏小体（Heinz body）：苯的氨基和硝基化合物的代谢产物可作用于珠蛋白上的巯基，使珠蛋白变性而沉积在红细胞内形成赫恩小体。

17. 有机磷酸酯类农药：是一类含有磷原子的有机酯类化合物，在体内与胆碱酯酶形成磷酸化胆碱酯酶，使胆碱酯酶活性受抑制，而产生毒性作用的一类农药的总称。大多为磷酸酯类或硫代磷酸酯类。

18. 无力综合征（IMS）：在急性有机磷中毒胆碱能危象消失1～4天内，即在急性之后或迟发性神经病发病之前，可出现以肢体近端肌肉、颅神经支配的肌肉以及呼吸肌的无力为特征的临床表现，称为急性有机磷中毒的"中间肌无力综合征"。

19. 迟发性神经病：在急性有机磷中毒症状缓解后经过1～5周的潜伏期，有的病例出现感觉障碍期，继而发生下肢无力，直至下肢远端弛缓性瘫痪，严重者可累及上肢，多为双侧。

20. 生物农药：指由生物体产生的具有防治病虫害和除草剂等功能的一大类物质的总称。

六、简答题

1. 生产性毒物进入人体的途径有：①呼吸道：主要经呼吸道吸收进入人体，其毒作用发生较快。②皮肤。③消化道：常见于意外事故。

2. 用三级预防的观点阐述铅中毒的防护措施：

第一级预防又称病因预防，是从根本上杜绝危害因素对人的作用。①降低铅浓度：加强工艺改革；加强通风；控制熔铅温度，减少铅蒸气逸出；以无毒或低毒物代替铅。②加强个人防护和卫生操作制度。

第二级预防又称发病预防，是早期检测人体受到职业危害因素所致的疾病。其主要手段是定期进行环境中职业危害因素的监测和对接触者的定期体格检查，以早期发现病损，及时预防、处理。

第三级预防是在得病以后，合理康复处理。其原则为：对已受损害的接触者应调离原有工作岗位，并予以积极合理的治疗。

3. 急性职业中毒的急救和治疗原则为：①现场急救：脱离接触；去除污染衣物，清洗皮肤；保持呼吸道通畅；重要脏器的保护；严密观察生命体征的变化；严重者尽快转送医院。②阻止毒物继续吸收：进一步清洗、吸氧、催吐、洗胃、导泻等。③解毒和排毒：金属络合剂；高铁血红蛋白还原剂：亚甲蓝（美蓝）；氰化物中毒解毒剂：亚硝酸钠－硫代硫酸钠；有机磷中毒解毒剂；氟乙酰胺中毒解毒剂：乙酰胺（解氟灵）。④对症治疗。

4. 慢性汞中毒的临床症状为：慢性汞中毒主要引起神经精神系统症状，初期表现为类神经征。发展出现易兴奋症（特有）、震颤（意向性）和口腔炎三大典型症状。

5. 中毒性肺水肿分期：中毒性肺水肿一般分为四期：刺激期，潜伏期（诱导期），肺水肿期，恢复期。潜伏期对于肺水肿防治意义重大。

6. 刺激性气体诊断分级标准：

轻度中毒：急性气管—支气管炎/支气管周围炎。

中度中毒（有下列情况之一者）：
①急性支气管肺炎；②急性间质性肺水肿；③急性局限性肺泡性肺水。

重度中毒（有下列情况之一者）：①弥漫性肺泡性肺水肿或中央性肺泡性肺水肿；②急性呼吸窘迫综合征；③窒息；④并发严重气胸、纵隔气肿或严重心肌损害等；⑤猝死。

7. 苯作业上岗前职业禁忌证：①血常规检出有如下异常者：白细胞计数低于 $4 \times 10^9 \cdot L^{-1}$ 或中性粒细胞低于 $2 \times 10^9 \cdot L^{-1}$；血小板计数低于 $8 \times 10^{10} \cdot L^{-1}$。②造血系统疾病。

8. 职业性铬鼻病诊断标准：

铬鼻病患者可有流涕、鼻塞、鼻衄、鼻干燥、鼻灼痛、嗅觉减退等症状，及鼻黏膜充血、肿胀、干燥或萎缩等体征。凡有以下鼻部体征之一者，即可诊断为铬鼻病：①鼻中隔黏膜糜烂，少数情况下为鼻甲黏膜糜烂。②鼻中隔黏膜溃疡。③鼻中隔软骨部穿孔。

9. 常见的窒息气体有：

一氧化碳、硫化氢、氰化氢、甲烷。单纯窒息性气体：如氮气、氢气、甲烷、乙烷、二氧化碳等。化学窒息性气体，血液窒息性气体，如一氧化碳、苯胺；细胞窒息性气体，如硫化氢、氰化氢。

10. 慢性铅中毒的治疗原则：驱铅治疗：依地酸二钠钙；二巯基丁二酸钠。对症治疗：铅绞痛发作时，可静脉注射葡萄糖酸钙或皮下注射阿托品，以缓解疼痛。一般治疗：适当休息，合理营养，补充维生素等。

11. 镉的急、慢性中毒的治疗原则：治疗原则：慢性中毒以对症支持治疗为主。急性中毒应迅速脱离现场，保持安静及卧床休息。急救原则与内科相同，视病情需要早期给予短程大剂量糖皮质激素。

12. 慢性苯中毒的临床表现：慢性苯中毒以造血系统的损害为主。早期出现不同程度的中毒性类神经征，主要表现为头痛、头晕、记忆力减退、失眠、感觉异常、食欲不振等。对造血系统的损害是慢性苯中毒的主要特点，早期表现为白细胞总数降低及中性粒细胞减少，而淋巴细胞相对增多；随后可发生血小板减少，皮肤、黏膜出血及紫癜，出血时间延长；女性有月经增多。出血倾向不一定与血小板减少相平行。苯中毒早期红细胞由于补偿作用及寿命较长，故其数量未见明显减少。中毒晚期可出现全血细胞减少，甚至再生障碍性贫血。苯可引起各种类型的白血病，其中以急性粒细胞白血病较多见。

13. 一次大剂量接触六价铬导致的健康损害：①面颈部丘疹样改变。②四肢肌张力增高。③手背、手指甲根部湿疹样改变。④肺癌。

14. 慢性铅中毒的临床表现：①类神经征。②口腔炎。③周围神经炎。④消化系统症状。⑤血液系统改变

15. 慢性锰中毒患者常见体征：①四肢肌张力增高。②震颤。③腱反射亢进。

16. 铅中毒的发病机制：①卟啉代谢障碍。②与含硫基酶结合。③大脑皮层兴奋抑制过程失调。④外周神经纤维节段性脱髓鞘。

17. 简述氯气中毒临床表现：①刺激反应：一过性眼和上呼吸道黏膜刺激症状。②轻度中毒：气管-支气管炎或支气管周围炎。③中度中毒：支气管肺炎/间质性肺水肿或局限性肺泡性水肿或哮喘发作。④重度中毒：弥漫性肺泡性肺水肿或中央性肺水肿。

18. 化学性危害因素导致我国法定的职业肿瘤有：联苯胺所致膀胱癌，苯所致白血病，氯甲醚所致肺癌，砷所致肺癌、皮肤癌，氯乙烯所致肝血管肉瘤，铬酸盐制造业所致肺癌。

19. 急性有机磷中毒的临床表现为：①毒蕈碱样症状：早期就可出现。腺体分泌增强：口腔、鼻、气管、支气管、消化道、多汗、流涎、分泌物增多及肺水肿。平滑肌痉挛：气管、支气管、消化道及膀胱逼尿肌，导致呼吸困难、恶心、呕吐、腹痛、腹泻及大小便失禁。瞳孔缩小：（虹膜括约肌收缩）针尖样。心血管抑制：心动过缓、血压偏低及心律失常。②烟碱样作用：可出现血压升高及心动过速，运动神经兴奋时，可表现为肌束震颤，肌肉痉挛，进而由兴奋转为抑制，出现肌无力，肌肉麻痹（包括呼吸肌麻痹）③中枢神经系统：头昏、头痛、乏力、烦躁不安、共济失调，重症病例出现昏迷、抽搐甚至脑水肿，常因呼吸中枢或呼吸肌麻痹而危及生命。④其他：（有并发症）中毒性肝病、急性坏死性胰腺炎、脑水肿、中毒性心肌损害、迟发性神经病变。

20. 急性中毒有机磷中毒分级标准：①全血胆碱酯酶活性：轻度50%～70%、中度30%～50%、重度＜30%。②中间肌无力综合征。③迟发性神经病。

第三节　粉　　尘

一、单项选择题

1. E	2. C	3. D	4. A	5. C
6. E	7. D	8. A	9. A	10. A
11. C	12. E	13. B	14. A	15. B
16. A	17. A	18. D	19. E	20. E
21. E	22. B	23. D	24. D	25. D
26. C	27. C	28. A	29. C	30. C
31. C	32. E	33. E	34. C	35. C
36. D	37. A	38. B	39. D	40. B

二、多项选择题

1. ACDE	2. ABCD	3. ACDE	4. ABCDE	5. ABCDE
6. ABC	7. ABCD	8. ABCDE	9. ABCDE	10. ABCDE
11. ACD	12. ABCDE	13. AB	14. ABCDE	15. ABCD
16. ABCE	17. ABC	18. ABCDE	19. ABCD	20. ABCDE
21. ABCDE	22. AB	23. ABCE	24. ABCD	25. BCDE
26. CDE	27. BCD	28. ABE	29. BCD	30. BD
31. ABE	32. ABCDE	33. ABCD	34. ACDE	35. AE
36. ABCDE	37. BDE	38. BC	39. ABE	40. ABD

三、判断题

1. 对 2. 对 3. 错 4. 对 5. 错
6. 错 7. 错 8. 对 9. 错 10. 对

四、填空题

1. 医学随访检查
2. 粉尘中游离二氧化硅含量、劳动者的接触程度、劳动强度
3. 慢性肺组织纤维增生
4. 焊条种类、金属母材、被焊金属
5. 植物、动物、微生物
6. 植物性粉尘、动物性粉尘、人工合成有机粉尘
7. 肺部弥漫性间质纤维化
8. 游离二氧化硅
9. 矽结节、弥漫性肺间质纤维化
10. 肺部弥漫性纤维化
11. 不超过 10 mm
12. 圆形小阴影、不规则形小阴影
13. 无尘肺
14. 职业性、具体尘肺病名称、期别
15. 弥漫性肺间质纤维化
16. 类风湿尘肺
17. 弥漫性、局限性和大泡性肺气肿
18. 石墨粉尘、三等墨矽肺、单纯石墨尘肺
19. 石墨尘肺、煤肺
20. 弥漫性肺间质纤维化、不规则小阴影
21. 煤矽肺
22. 滑石粉尘、慢性肺组织纤维增生、硅酸盐
23. 粉尘浓度、粉尘中游离二氧化硅的含量、煤尘分散度
24. 弥漫性肺间质纤维化、胸膜斑、石棉小体
25. 石棉肺、滑石尘肺、云母尘肺、水泥尘肺
26. 陶瓷矿粉尘、制造陶瓷粉尘
27. s、s、p
28. 5
29. 异物肉芽肿、结节型病变、弥漫性肺间质纤维化
30. 肺癌、恶性间皮瘤

五、名词解释

1. 铝尘肺：是因长期吸入较高浓度金属铝尘或氧化铝粉尘所致的尘肺。
2. 有机粉尘毒性综合征：是短时间暴露高浓度含有革兰氏阴性细菌及其内毒素的有机粉尘而引起的非感染性呼吸系统炎症，通常于工作后 4～6 h 发病，表现为流感样

症候，出现发热、发冷、干咳、关节痛、头痛等。"枯草热"（花粉症）、"谷物热"、"纱厂热"等均属于有机粉尘毒性综合征。

3. 棉尘病：长期接触棉、麻等植物性粉尘引起的、具有特征性的胸部紧束感和/或胸闷、气短等症状，并有急性通气功能下降的呼吸道阻塞性疾病。长期反复发作可致慢性肺通气功能损害。

4. 速发型矽肺：从事高浓度、高游离二氧化硅含量粉尘作业的工人，经1～2年即发生矽肺病者。

5. 小阴影聚集：在X射线胸片上，肺野内出现局部小阴影明显增多聚集成簇的状态，但尚未形成大阴影。

6. 尘肺病：在职业活动中长期吸入生产性矿物性粉尘并在肺内潴留而引起的以肺组织弥漫性纤维化为主的疾病。

7. 炭黑尘肺：生产和使用炭黑的工人长期吸入较高浓度炭黑粉尘所引起的尘肺称为炭黑尘肺。

8. 卡普兰综合征（Caplan综合征）：即类风湿性尘肺结节是指煤矿工人中类风湿性节炎的患者，在X射线胸片中出现密度高而均匀、边缘清晰的圆形块状阴影，是煤矿工人尘肺的并发症之一。

9. 石棉小体：是胶原蛋白和黏多糖所形成的薄膜将石棉纤维包裹起来而形成的一种特殊形态的物质。

10. 胸膜斑：由于胸膜出现纤维化与增厚，在壁层和脏层胸膜形成一种形态不定的胸膜下局限性纤维斑片，称为胸膜斑。

六、简答题

1. 铝尘肺的临床表现为：铝尘肺发病工龄多为10～32年，平均24年，早期症状一般较轻，表现为咳嗽、气短、胸闷伴全身乏力。合并支气管和肺部感染时，咳痰、发热，肺部可闻及干湿啰音。长期接触铝尘，早期对肺功能损伤较轻，以阻塞型或限制型通气功能障碍为主，晚期由于肺容积的缩小，以限制型或混合型通气功能障碍为主，伴有换气功能障碍，严重时反复肺内感染，呼吸衰竭死亡。X射线胸片可见较细的不规则形小阴影，多出现在两肺中下区，呈网状或蜂窝状，为比较均匀、广泛的弥漫性小阴影，网格宽度均在1.5 mm以下。亦可见到密度较低的圆形小阴影，多为"p"形阴影，境界不十分清晰。随着病情进展，小阴影增多，可全肺分布，但无融合影出现。肺纹现紊乱，扭曲变形。Ⅲ期患者在上、中肺野可见大阴影。

2. 棉尘病的发病机制主要有以下三种：①组胺释放。棉尘病的表现之一为支气管痉挛，棉尘提取液可使人体肺组织释放过量组胺，引起支气管平滑肌痉挛。组胺释放学说可以解释棉尘病的急性期症状，但不能解释棉尘病进展和慢性期反应。②内毒素。棉尘受革兰氏阴性细菌及内毒素污染，内毒素激发的炎症反应是棉尘病发病的基础。内毒素可激活肺泡巨噬细胞并使之产生生物活性物质，引起中性粒细胞聚集和一系列生物学反应，从而引起肺部的急性和慢性炎症反应。③细胞反应。主要指棉尘浸出液激活巨噬细胞，使巨噬细胞分泌各种介质引起支气管痉挛。

3. 电焊工的临床表现为：电焊工尘肺发病缓慢，发病工龄多在15～20年，最短发病工龄为 4 年。患者临床症状主要有胸闷、胸痛、咳嗽、咳痰和气短等，但很轻微。在 X 射线胸片已有改变时仍可无明显自觉症状和体征。若无症状进行性加重，一般不影响工作。随病程发展，尤其是出现肺部感染或并发肺气肿后，可出现相应的临床表现。肺功能检查早期基本在正常范围，并发肺气肿等病变后肺功能才相应降低。电焊工可合并锰中毒、氟中毒和金属烟雾热等职业病。X 射线表现早期以不规则形小阴影为主，多分布于两肺中、下区。圆形小阴影出现较晚，以"p"影为主，且有分布广、密集度低的特点，随病情发展密集度逐渐增加。个别晚期病例出现大阴影。肺门一般不增大，很少有胸膜粘连和肺气肿。少数病例可见肺门密度增高、阴影增大、结构紊乱等征象。脱离作业后，很少有进展。

4. 影响矽肺发病的因素包括粉尘中游离二氧化硅含量、二氧化硅类型、粉尘浓度、分散度、接尘工龄、防护措施、接触者个体因素。

5. 矽肺的 X 射线胸片表现主要有圆形小阴影、不规则形小阴影、大阴影，还包括胸膜改变、肺气肿、肺门和肺纹理变化。

6. 职业性尘肺病的诊断原则为：根据可靠的生产性矿物性粉尘接触史，以技术质量合格的 X 射线高千伏或数字化摄影后前位胸片表现为主要依据，结合工作场所职业卫生学、尘肺流行病学调查资料和职业健康监护资料，参考临床表现和实验室检查，排除其他类似肺部疾病后，对照尘肺病诊断标准片，方可诊断。劳动者临床表现和实验室检查符合尘肺病的特征，没有证据否定其与接触粉尘之间必然联系的，应当诊断为尘肺病。

7. 我国国家职业卫生标准中尘肺壹期的定义：有下列表现之一者为中尘肺壹期：① 有总体密集度 1 级的小阴影，分布范围至少达到 2 个肺区。② 接触石棉粉尘，有总体密集度 1 级的小阴影，分布范围只有 1 个肺区，同时出现胸膜斑。③接触石棉粉尘，小阴影总体密集度为 0，但至少有两个肺区小阴影密集度为 0/1，同时出现胸膜斑。

8. 滑石尘肺患者 X 射线胸片影像的主要类型和特点：以混合型小阴影为主，即在不规则小阴影的背景上散在分布有细小的圆形小阴影，以"s"、"t"多见，阴影密集度较浅，边缘清楚。部分病例的 X 射线改变以不规则的小阴影为主，类似石棉肺。晚期病例可见大块纤维化所致的大阴影。在侧胸壁、膈肌或心包处可见滑石斑，呈线条状或不整形。

9. 硅酸盐尘肺的共同特点主要有：①病理改变主要表现为弥漫性肺间质纤维化，组织切片中可见含铁小体。②胸部 X 射线改变以不规则小阴影为主。③自觉症状和体征一般较明显，肺功能改变出现较早，早期为气道阻塞和肺活量下降，晚期出现"限制性综合征"，气体交换功能障碍。

气管炎、肺部感染和胸膜炎等合并症多见，肺结核合并率较矽肺低。

10. 类风湿性尘肺结节主要病理特征为：类风湿性尘肺结节是指煤矿工人中类风湿性节炎的患者，在 X 射线胸片中出现密度高而均匀、边缘清晰的圆形块状阴影，是煤矿工人尘肺的并发症之一。肺部病理特征是在轻度尘肺的基础上出现类风湿性尘肺结节，早期为胶原纤维增生，很快转为特殊性坏死，围绕坏死的核心发生成纤维细胞炎性反应而形成类风湿肉芽肿。大结节一般由数个小结节组成，每个结节轮廓清楚，最外为共有的多层胶原纤维所包绕。病理检查结节直径在 3～20 mm 之间，融合可达 50 mm 以上。结节切面呈一种特殊的明暗相间的多层同心圆排列。浅色区多为活动性炎症，而暗区则为坏死带，较暗区多是煤尘蓄积带。

11. 煤工尘肺灶周肺气肿的病理特点及其理论基础：煤工尘肺常见的肺气肿有两种。一种是局限性肺气肿，为散在分布于煤斑旁的扩大气腔，与煤斑共存。另一种是小叶中心性肺气肿，在煤斑的中心或煤尘灶的周边，有扩张的气腔，居小叶中心，称为小叶中心性肺气肿，这是由于煤尘和尘细胞在Ⅱ级呼吸性细支气管周围堆积，使管壁平滑肌等结构受损，从而导致灶周肺气肿的形成。如果病变进一步发展，向肺泡道、肺泡管及肺泡扩展，即波及全小叶形成全小叶肺气肿。

12. 石棉肺的病理改变及临床表现：肺间质弥漫性纤维化，可见石棉小体和脏层胸膜肥厚、壁层胸膜形成胸膜斑。

13. 石棉肺是由于长期吸入石棉粉尘，导致肺组织弥漫性纤维化的一种严重危害健康的职业性肺疾病。

14. 石棉肺 X 射线胸片表现：肺部不规则小阴影和胸膜变化。不规则小阴影是石棉肺 X 射线表现的特征，也是我国进行石棉肺诊断分期的主要依据。胸膜改变包括弥漫性胸膜增厚、局限性胸膜斑或钙化胸膜斑块。

15. 硅酸盐尘肺：在生产环境中因长期吸入硅酸盐尘所致的尘肺，统称硅酸盐尘肺。

我国现行法定职业病名单中硅酸盐尘肺主要包括石棉肺、滑石尘肺、云母尘肺、水泥尘肺。

第四节　物 理 因 素

一、单项选择题

1. A	2. C	3. A	4. E	5. E
6. D	7. B	8. B	9. A	10. B
11. C	12. E	13. C	14. C	15. B
16. C	17. A	18. C	19. D	20. E
21. E	22. A	23. D	24. A	25. B
26. D	27. E	28. C	29. C	30. D
31. B	32. A	33. D	34. A	35. C
36. D	37. B	38. E	39. D	40. C

二、多项选择题

1. ACDE	2. BCE	3. ADE	4. AD	5. AD
6. ADE	7. ACD	8. BD	9. ABE	10. ABE
11. AD	12. CE	13. ACD	14. CDE	15. ABCDE
16. ABC	17. ACE	18. ABCDE	19. ABCDE	20. ABCD
21. ACD	22. AC	23. CD	24. ABC	25. ABCDE
26. ABCDE	27. AD	28. ABCDE	29. ABCDE	30. ABCDE

31. ABCDE	32. ABCD	33. ABCD	34. CE	35. CDE
36. BE	37. ACDE	38. ABCDE	39. ACE	40. BCD

三、填空题

1. 湿球黑球温度、综合、℃

2. 13～14、平均值

3. 航空性中耳炎、航空性鼻窦炎、变压性眩晕、高空减压病、肺气压伤

4. 热射病、热痉挛、热衰竭、混合

5. 对流、传导、蒸发、辐射、蒸发出汗

6. 80%、30%

7. 机械性噪声、流体动力性噪声、电磁性噪声

8. 听觉适应、听觉疲劳

9. 3、感音、高频

10. 轻度、中度、重度

11. 振动频谱、共振频谱、4小时等能量频率计权振动加速度

12. 手传振动、全身振动

13. 手部症状、类神经症状

14. 雪盲症

15. 工作物质、光学谐振腔、激励能源

四、判断题

1. 错	2. 错	3. 对	4. 对	5. 错
6. 对	7. 错	8. 错	9. 错	10. 对

五、名词解释

1. 热射病：亦称中暑性高热。由于人体在热环境下，散热途径受阻，体温调节机制紊乱所致，其特点为在高温环境中突然发病，体温可高达40 ℃以上，先出汗、后无汗，并伴有皮肤干热和意识障碍、嗜睡、昏迷等中枢系统症状。

2. 热适应：是指人体在热环境中工作一段时间后对热负荷产生适应的现象。热适应者对热的耐受能力增强，可提高高温作业的劳动效率，有助于防止中暑的发生。

3. 减压病：减压病是由于高气压作业后减压不当，体内原已溶解的气体超过了过饱和极限，在血管内外及组织中形成气泡所致的全身性疾病。包括急性减压病和减压性骨坏死。

4. 高温作业：在高气温或同时存在高气湿或热辐射的不良气象条件下进行的生产劳动，通称为高温作业。

5. 职业性噪声聋：指劳动者在生产过程中，由于长期接触噪声而发生的一种渐进性的感音性听觉损伤，是国家法定职业病。

6. 爆震性耳聋：在某些特殊条件下，如进行爆破，由于防护不当或缺乏必要的防护设备，可因强烈爆炸所产生的冲击波造成急性听觉系统的外伤，引起听力丧失。

7. 职业性高原病：是在高海拔低氧环境下从事职业活动所致的一种疾病，高原低气压性缺氧是导致该病的主要病因，机体缺氧引起的功能失代偿和靶器官受损是病变的

基础。

8. 振动：指质点或物体在外力作用下，沿直线或弧线围绕平衡位置（或中心位置）作往复运动或旋转运动。

9. 手臂振动病：是指长期从事手传振动作业而引起的以手部末梢循环和（或）手臂神经功能障碍为主的疾病，并可引起手、臂骨关节－肌肉的损伤，典型表现为振动性白指。

10. 电光性眼炎：波长为250～320 nm的紫外线可被角膜和结膜上皮大量吸收，引起急性角膜、结膜炎，称为电光性眼炎，多见于电焊辅助工。

六、简答题

1. 在生产性有害因素中，物理因素与化学因素不同的特点为：①绝大多数自然存在。②具有特定的物理参数，危害与否及程度均由参数决定。③来源明确。④空间分布不均匀。⑤存在状态不同，有连续和脉冲之分。⑥对人体的危害与物理参数不呈直线相关关系。

2. 高温作业的类型及其特点：①高温、强热辐射作业：特点是气温高，热辐射强度大，而相对湿度较低，形成干热环境。②高温、高湿作业：特点是高气温、气湿，而热辐射强度不大，形成湿热环境。③夏季露天作业：特点为作业环境中热辐射较强，且辐射持续时间长。

3. 各类型中暑的病因与临床表现：①热射病。体温调节机制紊乱所致。在高温下突然发病，体温可达40 ℃以上，开始时大量出汗，以后出现"无汗"，并伴有干热和意识障碍、昏迷等中枢神经系统症状。②热痉挛：由于大量出汗，体内钠钾过量丢失所致，主要表现为肌肉痉挛，伴有收缩痛，患者神志清醒，体温多正常。③热衰竭：在高温高湿环境下，皮肤血液流量增加不伴有内脏血管的收缩或血容量的相应增加，不足以代偿，导致暂时性脑供血不足而晕厥。起病迅速，先有头晕头痛、心悸、出汗、皮肤湿冷、面色苍白血压下降，继而晕厥，通常休息片刻可恢复。

4. 中暑的治疗：①轻症中暑。离开作业环境，到阴凉处休息，给予含盐饮料。②重症中暑。热射病：降温，维持循环和呼吸功能，及时纠正水、电解质平衡紊乱。热痉挛：及时给予清凉饮料，必要时静滴葡萄糖生理盐水，补充钠钾离子。热衰竭：通风降温，充分休息，给予清凉饮料，对症处理。

5. 影响噪声对机体作用的因素有：①噪声的强度和频谱特性。噪声的危害随噪声强度增加而增加。接触强度相同的情况下，高频噪声对人体的影响比低频噪声大。②接触时间和接触方式。同样强度噪声，接触时间越长对人体影响越大。连续接触噪声比间断接触对人体影响更大。③噪声的性质。脉冲噪声比稳态噪声危害大。④其他有害因素共同存在。振动、高温、寒冷或某些有毒物质共同存在时，可加大噪声的不良作用。⑤机体健康状况及个人敏感性。在同样条件下，对噪声敏感的个体或有某些疾病的人，特别是患有耳病者，对噪声比较敏感，可加重噪声的危害程度。⑥个体防护。是否使用个体防护用品以及使用方法是否正确与噪声危害程度有直接关系。

6. 控制噪声危害的措施有：①控制噪声源。是从根本上解决噪声危害的一种方法，可以采用无声或低声设备代替发出强噪声的机械。②控制噪声的传播。应用吸声和消声技术，可以获得较好效果。③制定工业企业卫生标准：制定合理的卫生标准，将噪声强度限制在一定范围之内，是防止噪声危害的重要措施之一。④个体防护。佩戴个人防护用品是保护劳动者听觉器官的一项有效措施。⑤健康监护。定期对接触噪声工人进行健康检查，特别是听力检查，观察听力变化情况，以便早期发现听力损伤，及时采取有效的防护措施。⑥合理安排劳动和休息。

7. 急性高原病的表现有：①急性高原反应。头痛、失眠、呼吸困难、食欲缺乏、疲劳等。②高原性肺水肿。干咳、发绀、咳血性泡沫痰、呼吸困难、胸痛等。③高原性脑水肿。剧烈头痛、恶心、呕吐、兴奋、失眠、昏迷等。④视网膜出血。

8. 生产振动对机体的影响为：生产条件下，作业人员接触的振动强度大，时间长，对集体产生不良影响，甚至引起疾病。全身振动与手传振动不同。全身振动：大强度的振动可引起内脏移位或某些机械性损伤；低频率的垂直振动可损害腰椎，其次为胃肠疾病；低频率、大振幅的全身振动可引起运动病；全身振动主要是对中枢神经系统的影响，全身振动的长期作用还可出现前庭器官刺激症状及自主神经功能紊乱，胃肠分泌功能减弱，食欲减退等，内分泌系统调节功能紊乱等。手传振动：可以引起外周循环功能改变，外周血管发生痉挛，典型表现为发作性手指变白；振幅大、冲击力强的振动还可引起骨及关节的损害，如骨关节病、骨刺甚至手部肌肉萎缩等；长期接触手传振动，也可以引起外周和中枢神经系统的功能改变，如感觉迟钝、痛觉减退、自主神经功能紊乱；甚至可以引起听力下降、影响消化系统、内分泌系统、免疫系统功能等。

9. 手臂振动病的发病机制为：①手部长期接触振动和握持振动工具，使局部组织压力增加，内皮细胞受损产生的收缩因子引起局部血管收缩，内皮细胞损伤引起血管内膜增厚、管腔狭窄甚至阻塞，同时因内皮细胞产生的松弛因子释放减少，导致局部血管阻塞过程加剧。②振动刺激可通过躯体感觉－交感神经反射使手指血管运动神经元兴奋性增强，使血管平滑肌细胞对去甲肾上腺素的反应增强，导致血管舒张功能减退。③动静脉吻合中的β－肾上腺素能血管舒张机制也可受损，进而使血管对寒冷的扩张反应降低；此外，还有免疫学说、中枢和自主神经功能紊乱学说，但都难以解释白指发作的一过性特点。

10. 微波对人体的危害除表现为类神经症等功能性变化以外，严重时还可有局部器官的不可逆性损伤，如微波辐射引起的眼晶状体混浊，少数接触大功率微波辐射者，甚至可发展为白内障。主要有以下危害：诱发类神经症，心血管系统的损害，造血系统的损害，影响生殖、内分泌系统，影响免疫系统，致畸和致突变。

第四章 职业病危害预防控制措施

第一节 防毒措施（工程防护措施）

一、单项选择题

1. C	2. C	3. A	4. A	5. B
6. D	7. C	8. C	9. C	10. D
11. D	12. B	13. B	14. D	15. C
16. A	17. D	18. B	19. B	20. D

339

21. D	22. C	23. C	24. C	25. B
26. D	27. D	28. B	29. A	30. D

二、多项选择题

1. ABC	2. ABCDE	3. BCD	4. ABCD	5. ABCD
6. ABCE	7. ACE	8. ABCDE	9. ABCDE	10. ABCDE
11. ABC	12. ABC	13. ABCDE	14. ABCE	15. ABE
16. ABCD	17. ABC	18. ABC	19. ABCD	20. ABCDE
21. ABCDE	22. ABCDE	23. ABCD	24. ABC	25. ABCDE
26. ABCDE	27. ABCDE	28. ABCDE	29. ABCE	30. ABCD

三、填空题

1. 有毒有害物质

2. 静压、动压

3. 换气量（通风量）、容积（体积）

4. 自然通风、机械通风

5. 离心式通风机、轴流式通风机

6. 摩擦阻力、局部阻力

7. 动压、静压

8. 局部阻力

9. 风压、热压

10. 物理吸收、化学吸收

四、判断题

1. 错	2. 对	3. 错	4. 错	5. 错
6. 对	7. 错	8. 错	9. 错	10. 错

五、名词解释

1. 卫生工程防护措施：应用工程技术手段控制工作场所有毒有害物质，防止发生职业病的一切技术措施。

2. 毒物源：工作场所中可能散发有毒有害物质的源。

3. 毒物源控制：针对工作场所散发有毒有害物质的源头采取的密闭、隔离通风排毒等技术措施。

4. 排毒系统：指工作场所控制有毒有害物质散发的从毒物源到排入大气之前的全套通风排毒设施。

5. 全年（夏季）最小频率风向：全年（夏季）各风向中频率出现最小的风向。

6. 夏季主导风向：累年夏季个风向中最高频率的风向。

7. 排风罩：设置在有害源处，捕集和控制有害物的部件。

8. 罩口风速：罩口断面上的平均风速。

9. 控制点：有害物放散直到耗尽最初能量，放散速度降低到环境中无规则气流速度大小的位置。

10. 控制风速将控制点的有害物吸入罩内的最小风速。

六、简答题

1. 局部排毒系统的组成：（1）组成：局部排毒系统主要由吸气罩、风道、净化器、风机组成。（2）局部排毒系统的功能。①吸气罩：通过抽风，控制并隔离毒源，使毒物不外逸。②风道：输送含毒气体。③净化器：把含毒气流中毒物净化的设备。④风机：使含毒空气从吸气罩收集后流经风道、净化器并排入大气所需要的机械设备（或为该系统提供动力）。

2. 局部吸气罩的设置原则：①形式适宜。吸气罩的配置应与生产工艺协调一致，力求不影响工艺操作。②位置正确。吸气罩尽可能包围或靠近毒源，尽可能减小吸气范围，吸气罩的罩口迎着含毒气流方向，考虑操作人员的位置和活动范围。③风量适中。根据毒物性质、产毒设备运行的快慢、毒物散发的初始速度、干扰气流的大小来确定风量。④强度足够。根据吸气罩的用途来选择制作材料。⑤检修方便。安装的吸气罩便于拆卸和维护，不影响生产设备的检修。

七、案例分析

1. （1）工人加药时接触的氨短时间接触浓度为 40 mg/m³，超过短时间接触限值 30 mg/m³，不符合卫生要求。

（2）超标原因：氨水挥发性较强，仅采用普通铁盖对储罐进行密封，密封不严；采用侧墙排风扇排风可因气流组织、排风量、房间自然进风的开口面积等因素影响风机的排风效果。

（3）整改措施：加强氨水储罐的密闭，防止储罐内氨水挥发外逸；将氨水储罐安装呼吸阀，将罐内废气引至室外；在储罐上方设置吸气罩；加大风机功率，使其排风量不小于 720 m³/h。

2. （1）超标原因：胶水中含有30%的有机溶剂，涂胶后的喇叭送入储放区，胶水中的甲苯自然挥发到作业场所空气中，车间采用自然通风，不能及时将释放到车间内的甲苯稀释外排，导致甲苯蓄积而超标。

（2）整改方案：①合理布局＋车间机械通风。将储放区布置在车间靠近窗口的机械通风的下风向。②密闭抽排风。可将储放区密闭，并设置局部抽排风进行通风换气，使密闭区内呈负压。

第二节 防毒措施（个人防护和管理上的保障措施）

一、单项选择题

1. B	2. B	3. A	4. B	5. C
6. C	7. D	8. E	9. C	10. D
11. E	12. E	13. A	14. E	15. E
16. B	17. B	18. E	19. D	20. E
21. E	22. D	23. D	24. A	25. B
26. E	27. E	28. C	29. A	30. D

二、多项选择题

1. ABC	2. ABCD	3. ABC	4. ABCDE	5. ABCDE

6. ABCDE	7. ABCDE	8. ABC	9. ABCDE	10. ABC
11. ABCD	12. ABCD	13. ABCDE	14. ABCDE	15. ABC
16. ABC	17. ABCD	18. ABCD	19. ABCD	20. ABCD
21. ABCD	22. ABCDE	23. ABCDE	24. AD	25. ABC
26. ABCDE	27. ABCD	28. ABCDE	29. BC	30. ABCE

三、填空题

1. 自吸过滤式

2. 泄漏率

3. 送风过滤式

4. 多功能

5. 过滤效率和泄漏率

6. 氨的有机衍生物

7. 活性炭吸附

8. 5%

9. 5

10. 活性炭

四、判断题

1. 错	2. 对	3. 对	4. 错	5. 对
6. 对	7. 错	8. 对	9. 对	10. 对

五、名词解释

1. 指定防护因数（APF）：即一种或一类适宜功能的呼吸防护用品，在适合使用者佩戴且正确使用的前提下，预期能将空气污染物浓度降低的倍数。

2. 防毒呼吸护具普通过滤件 E 型：用于防护二氧化硫和其他酸性气体或蒸汽。

3. 泄漏率：是考核防尘口罩整体防护性能的指标，其包括面罩与面部的泄漏，呼气阀的泄漏和滤料的穿透三部分。

4. 防毒面罩死腔：是指防毒面罩与人体面部佩戴时的空间，用毫升表示。

5. 过滤效率：是评估防尘呼吸护具的重要技术指标。

6. 滤料静电效应：滤料带有静电荷，以相当极性的粉尘粒子产生排斥作用，而对异性粉尘粒子则产生吸附作用，即捕捉粉尘。

7. IDLH 浓度即能立即威胁生命和健康的浓度。

8. 多功能过滤件用于防护两种或两种以上普通类型的过滤元件。

9. 危害系数 = $\dfrac{\text{空气污染物浓度}}{\text{国家职业卫生标准规定浓度限值}}$

六、简答题

1. 防毒呼吸护具包括自吸过滤式防毒面具、送风过滤式防毒面具、供气式防毒面具和携气式防毒面具。

2. 选择防毒呼吸护具的一般原则：①在没有防护的情况下，任何人都不应暴露在能够或可能危害健康的空气环境中。②应根据国家有关的职业卫生标准，对作业中的空气环境进行评价,识别有害环境性质,判定危害程度。③应选择国家认可的符合标准要求的呼吸防护用品。④选择呼吸防护用品时也应参照使用说明书的技术规定,符合其适用条件。⑤若需要使用呼吸防护用品预防有害环境的危害,用人单位应建立并实施规范的呼吸保护计划。

3. 防毒呼吸护具的普通过滤件的七种类型:A 型:用于防护有机气体或蒸汽。B 型:用于防护无机气体或蒸汽。E 型:用于防护二氧化硫和其他酸性气体或蒸汽。K 型:用于防氨及氨的有机衍生物。CO 型:用于防一氧化碳气体。Hg 型:用于防护汞蒸气。H_2S 型:用于防硫化氢气体。

七、案例分析

1. 为喷漆工人配备防护用品:建议为员工配备自吸过滤式防毒面具,可以是半面罩或全面罩。过滤件应先用 A 型(用于防护有机气体或蒸汽)。

$$危害系数 = \frac{空气污染物浓度}{国家职业卫生标准规定浓度限值} = 120/100 = 1.2$$

同时该过滤件的 APF 指数不能低于2。

2. 呼吸防护用具的维护制度要点:(1)呼吸防护用具的检查与保养。

1)应按照呼吸防护用具使用说明书中有关内容和要求。由受过培训的人员实施检查和维护,对使用说明书未包括的内容,应向生产者或经销商查询。

2)应定期检查和维护呼吸防护用具。

3)对携氧式呼吸器,使用后应立即更换用完的或部分使用的气瓶或呼吸气体发生器并更换其他过滤部件。更换气瓶时不允许将空气与氧气瓶互换。

4)应按国家有关规定,在具有相应压力容器检测资格的机构定期检测空气瓶或氧气瓶。

5)应使用专用润滑剂润滑高压空气或氧气设备。

6)使用者不得自行重新装填过滤式呼吸防护用具的滤毒罐或滤毒盒内的吸附过滤材料。也不得采取任何方法自行延长已经失效的过滤元件的使用寿命。

(2)呼吸防护用具的清洗与消毒。

1)个人专用的呼吸防护用具应定期清洗和消毒。非个人使用的每次用后都应清洗和消毒。

2)不应清洗过滤元件,对可更换过滤元件的过滤式呼吸防护用具,清洗前应将过滤元件取下。

3)清洗面罩时,应按使用说明书要求拆卸有关部件。使用软毛刷在温水中清洗,或在温水中加适量中性洗涤剂清洗,清水冲洗干净在清洁场所避日风干。

4)若需使用广谱清洗消毒,在选用消毒剂时,特别是需要预防特殊病菌传播的情形,应先咨询呼吸防护装备生产者或职业卫生专家。应特别注意消毒剂生产者的使用说明。

(3)呼吸防护用具的储存。

1)吸防护用具应储存在清洁、干燥、无油污、无阳光直射和无腐蚀性气体的地方。

2）若呼吸防护用具不经常使用，应将呼吸防护用具放入密封袋内储存。储存时应避免面罩变形，且防毒过滤元件不应敞口储存。

3）所有紧急情况和救援使用的呼吸防护用具应保持待用状态，并置于管理．取用方便的地方，不得随意变更存放地点。

（4）佩戴呼吸防护具的气密性检查。

在每次使用呼吸防护用具时，使用密合性面罩的人员应首先进行佩戴气密性检查，以确定使用人员面部与面罩之间有良好的密合性；若检查不合格，不允许进入有害环境。

第三节　防尘措施（含工程防护、个人防护和管理保障等）

一、单项选择题

1. B	2. C	3. D	4. A	5. A
6. C	7. B	8. E	9. B	10. A
11. C	12. C	13. D	14. E	15. B
16. C	17. C	18. A	19. D	20. D
21. A	22. A	23. E	24. A	25. D
26. B	27. E	28. B	29. A	30. C

二、多项选择题

1. BD	2. ACD	3. ABCD	4. ABD	5. ABCDE
6. BCD	7. ABCDE	8. BCDE	9. BD	10. ABCD
11. BC	12. CDE	13. ABCD	14. AB	15. AB
16. AD	17. CDE	18. BE	19. ABC	20. ABCDE
21. AD	22. ABC	23. ABCD	24. ABD	25. AB
26. CE	27. ABCDE	28. AE	29. AD	30. ABCD

三、判断题

1. 错	2. 错	3. 对	4. 错	5. 错
6. 对	7. 对	8. 对	9. 错	10. 对

四、填空题

1. 注意防尘、戴防尘口罩

2. 自然通风系统、机械通风系统

3. 全面通风、局部通风

4. 排气罩、通风管道、风机、净化装置

5. 密闭罩、柜式排风罩、外部吸气罩、接受式排风罩、吹吸罩、大门空气幕

6. 全面通风量、气流组织、控制风速

7. ＜12

8. 总和、全面通风换气量、最大

9. 职业禁忌证

10. 防颗粒物呼吸器、超标倍数、暴露时间

五、名词解释

1. 机械通风：依靠风机造成的压力使空气流动的通风方式。
2. 吹风量：指单位时间内从吹风口吹出的空气量。
3. 排风量：指单位时间内从排风罩排出的空气量。
4. 局部排风：搜集和排出局部地点有毒有害物质的通风方式。
5. 工业通风：对生产过程的余热、余湿、粉尘和有害气体等进行控制和治理而进行的通风。
6. 呼吸防护用品：防御缺氧空气和尘毒等有害物质吸入呼吸道的防护用品。
7. 警示标识：通过采取图形标识，警示线、警示语句或组合使用，对工作场所的各种职业危害进行标识，以提醒劳动者或行人注意周围环境，避免危害发生。
8. 防护用品的有效性：指根据作业人员接触职业病危害因素的浓度或强度情况，评价配备的个体防护用品是否能够对作业人员起到有效防护的防护作用。
9. 有效截面：指风道中与空气流动方向垂直的截面。
10. 换气次数：指换气量与通风车间容积的比值。

六、简答题

1. 防尘降尘措施包括：①"革"：工艺改革，对粉尘生产工艺进行技术革新，从根本上消除粉尘危害。②"水"：物料加水、湿式清扫、作业。③"密"：将尘源密闭。④"风"：通风，包括自然通风和机械通风。⑤"护"：个人防护、个体防护。⑥"管"：健全防尘管理制度。⑦"教"：宣传教育，健康促进。⑧"查"：定期检测防尘设备效果、定期检测作业场所粉尘。

2. 排风罩设置应遵循的原则：①排风罩应尽可能包围或靠近有害物发生源，使有害物局限于较小的空间，尽可能减小其吸气范围，便于搜集和控制。②排风罩的吸气气流方向尽可能与污染气流方向一致。③已被污染的吸入气流不允许通过人的呼吸区，设计时充分考虑操作人员的位置和活动范围。④排风罩应力求结构简单，造价低，便于制作安装和拆卸维修。⑤要与工艺密切配合，使局部排风罩的配置与生产工艺协调一致，力求不影响工艺操作。⑥要尽可能避免或减弱干扰气流。⑦排风罩罩口要有一定的控制风速。

七、案例分析

1.（1）安装局部吸尘罩需要满足下列要求：形式适宜，位置正确，风量适中，强度足够，检修方便。

（2）轮碾机密闭吸尘罩的必需抽风量：

$$L = 3600\,Fv = 3600 \times (0.5 \times 0.8 + 0.05) \times 1.5 = 2430\ (m^3/h)$$
$$L_{总} = 3 \times 2430 = 7290\ (m^3/h)$$

2.（1）企业应采取的防尘措施有：①合理调整手工注浆线低速吊扇的开启时间段，避免二次扬尘，减少作业工人接触矽尘的机会，或者加速进行生产工艺的优化，促进手工注浆线向快排水和高压注浆工艺转化，利用生产设备密闭排风等优点，减少工人接触矽尘的机会。②严格做好工作场所地面和设备上灰尘清洁工作，做好"三扫一拖"管理工作，避免二次扬尘，并加强设备和防护设施的检维修和管理。③作业场所使用湿式洗坯盘下面的接料桶由小桶改为大口径接料桶，加强作业场所职业卫生管理，增加拖地次数，保持地面湿润，采购湿式扫地机，对地面进行清洁。④本项目生产车间地板清洁的特殊环境作业过程中，企业应为清洁工人配发相应的防尘口罩，并加强员工佩戴管理，确保员工在作业时正确佩戴，避免或减少粉尘对劳动者健康的影响。

（2）修坯作业应采取下列措施避免和管理粉尘散落：①修坯作业集中在修坯作业台上进行，在修坯台下方设置锥形槽，收集掉落的泥浆、泥坯，槽底中部为一水槽设有一定坡度，以便用水冲洗槽内泥尘。②车间设置设置冲洗笼头及水管，以方便冲洗地面及员工清洗。③采购配置一台吸尘器清洁地板积尘，每天吸尘1次；吸尘器无法清洁的地方利用拖把进行拖地及时将清除地面及设备表面积尘。④采用湿式。

第四节　物理因素防护措施（噪声、振动和高温）

一、单项选择题

1. A	2. B	3. C	4. C	5. B
6. D	7. A	8. D	9. C	10. E
11. E	12. B	13. C	14. A	15. B
16. B	17. B	18. D	19. D	20. B
21. A	22. C	23. D	24. C	25. A
26. B	27. C	28. D	29. C	30. B

二、多项选择题

1. ABC	2. AB	3. ABD	4. ABC	5. ABC
6. ABC	7. ABCDE	8. ABCD	9. ABCDE	10. ABCD
11. ABCDE	12. ABD	13. BD	14. ABD	15. ABCDE
16. ADE	17. BCD	18. ABCD	19. ABCE	20. ABCD
21. ABCD	22. ABCD	23. ABDE	24. ABCE	25. ABCDE
26. ABDE	27. ABCDE	28. ABCD	29. BCD	30. ABC

三、判断题

1. 错	2. 错	3. 对	4. 错	5. 对
6. 对	7. 对	8. 错	9. 错	10. 错

四、填空题

1. 20～20 000、声波

2. 20、20 000

3. 3

4. C、A、D

5. 1 000

6. 气象条件、劳动强度

7. 自然通风、机械通风

8. 频谱

9. 4小时等能量频率计权加速度

10. 进行工艺改革消除或减轻振动源的振动

五、名词解释

1. 生产性噪声：在生产过程中产生的声音频率和强度没有规律的声音，听起来使人感到厌烦暂时性听阈位移

2. 暂时性听阈位移：指人或动物接触噪声后引起听阈变化，脱离噪声环境后经过一段时间听力可恢复到原来水平。

3. 听觉适应：短时间暴露在强烈噪声环境中，感觉声音刺耳、不适，停止接触后，听觉器官敏感性下降，听力检查听阈可提高 10～15 dB，离开噪声环境 1 min 之内可以恢复。

4. 听觉疲劳：较长时间停留在强烈噪声环境中，引起听力明显下降，离开噪声环境后，听阈可提高超过 15～30 dB，需要数小时甚至数十小时听力才能恢复。

5. 高温作业：指在生产劳动过程中，工作地点平均 WBGT 指数 WBGT 限值的作业。

6. 手传振动：指生产中使用振动工具或接触受振工件时，直接作用或传递到人的手臂（并传到全身）的机械振动或冲击。

7. 非稳态噪声：指在观察时间内，采用声级计"慢挡"动态特性测量时，声级波动≥3 dB（A）的噪声。

8. WBGT 指数：又称湿球黑球温度，是综合评价人体接触作业环境热负荷的一个基本参量，单位为 ℃。

9. 日接振时间：指工作日中使用手持振动工具或接触受振工件的累积接振时间，单位为小时。

10. 4 h 等能量频率计权振动加速度：是指在日接振时间不足或超过 4 小时时，将其换算为相当于接振 4 小时的频率计权振动加速度值。

六、简答题

1. 在生产环境中可采取的防暑降温措施有：①技术措施。合理设计工艺流程，隔热，通风。②保健措施。供给饮料和营养。③个人防护。加强医疗预防工作。④组织措施。贯彻国家标准，法规，制度。

2. 防止噪声危害的措施有：制定工业企业卫生标准，控制噪声源，控制噪声的传播，个体防护，健康监护，合理安排劳动和休息。

七、案例分析

1.（1）各作业岗位噪声接触情况：每周工作5天，每天工作8 h的噪声职业接触限值为85 dB（A）。根据习题集中表4~5以个体噪声结果来评价作业岗位的噪声接触情况，其中轮胎操作工1、轮胎操作工2、1线生产操作工2、生产测试操作工、物料测试工2的噪声结果超过国家职业接触限值要求。

（2）超标的主要原因是装配风批装螺丝工艺、轮胎打气工序、除草机测试等产生较大的噪声。

（3）该企业工作场所噪声检测结果显示，工作岗位的噪声强度超标比较严重。应采用下列方法控制噪声对作业工人的危害：①企业应制订《工人听力保护计划》，从工程控制、个人保护及管理制度等方面控制噪声对作业工人的危害。②尽量从源头上控制噪声强度，改善工艺，做好设备的减震、吸声、消声等处理，尽量将工作场所噪声强度

降低到国家职业接触限值以下。③若工程上无法控制的，应切实做好个人防护。

2.（1）为高温作业的岗位：在生产劳动过程中，工作地点平均 WBGT 指数 ≥25℃的作业为高温作业，由此可知熔化炉前炉操作位、熔化炉熔炼控制操作位、压铸机操作位、造型操作位是高温作业岗位。

（2）噪声超标的主要原因：该铸造车间各岗位高温接触结果分析评价如下表。

	检测地点	热源情况	接触时间率	WBGT指数/℃	体力劳动强度	WBGT限值/℃	结果评定
铸造车间	熔化炉前炉操作位	稳定	50%	32.6	Ⅱ	31	合格
	熔化炉熔炼控制操作位	稳定	50%	29.0	Ⅰ	33	合格
	压铸机操作位	稳定	100%	27.5	Ⅰ	31	合格
	压铸机清理操作位	稳定	100%	24.6	Ⅰ	31	合格
	压铸机检查操作位	稳定	100%	24.8	Ⅰ	31	合格
	造型操作位	稳定	100%	30.9	Ⅰ	31	合格
	去毛刺操作位	稳定	100%	24.7	Ⅰ	31	合格
	外观检查操作位	稳定	100%	24.5	Ⅰ	31	合格
	镗孔清洗操作位	稳定	100%	24.5	Ⅰ	31	合格

（3）该企业应采用下列措施控制噪声对作业工人的危害：①改善工作条件。一是改革工艺过程，控制高温、热辐射的产生和影响，减轻劳动强度。二是合理布置和疏散热源。三是隔热，可以使用隔热材料、水和空气作为隔热层，对装置进行围闭，工人除开关装置外一般不接近围闭区域。四是通风降温，除自然通风外，机械通风可选择风扇、喷雾风扇、集中式全面或局部冷却送风系统等。②搞好卫生保健。包括调整作息制度，加强健康监护，加强个人防护，夏季高温天气供应清凉饮料等措施控制高温对作业工人健康的危害。

第五节 物理因素防护措施（其他物理因素）

一、单项选择题

1. D	2. B	3. A	4. A	5. D
6. B	7. A	8. D	9. A	10. C
11. D	12. A	13. C	14. B	15. B
16. C	17. C	18. E	19. E	20. A
21. D	22. D	23. C	24. E	25. E
26. C	27. D	28. E	29. E	30. C

二、多项选择题

1. ABCD 2. ABD 3. AB 4. ABCDE 5. ABCE

6. ABCE	7. ABCDE	8. ABCD	9. ABCDE	10. ABC
11. ABCD	12. ABCDE	13. ABCE	14. ACDE	15. ABCD
16. ABCE	17. BCDE	18. ABC	19. ABCD	20. ABDE
21. ABCDE	22. ABCE	23. ABCDE	24. ABC	25. ABCDE
26. ABCDE	27. ABCDE	28. ABCD	29. ABCDE	30. ABCD

三、填空题

1. 高频电磁场、微波

2. 场源屏蔽、距离防护、合理布局

3. 1、3

4. 皮肤和眼睛

5. 屏蔽辐射源、增大与辐射源的距离

6. 激光器、工作环境和个体防护

7. 0.8～1.2、1.4～1.6、1、视网膜、黄斑区

8. 5、4、越大

9. 减压病

10. 紫外辐射、红外辐射、激光

四、判断题

| 1. 对 | 2. 对 | 3. 对 | 4. 对 | 5. 错 |
| 6. 对 | 7. 错 | 8. 错 | 9. 对 | 10. 错 |

五、名词解释

1. 高频电磁场：指频率在 100 kHz～300 MHz 的电磁波，其波长范围从 1～3 000 m，按波长可分为长波、中波、短波、超短波。高频电磁辐射属于非电离辐射中的射频辐射（无线电波）。

2. 电磁辐射：包括非电离辐射和电离辐射，以电磁波的形式在空间向四周辐射传播，它具有波的一切特性，其波长 λ、频率 f 和传播速度 c 之间的关系为：$\lambda = c/f$。

3. 雪盲症：在阳光照射下的冰雪环境下作业时，会受到大量反射的紫外线照射，引起急性角膜、结膜损伤，称为雪盲症。

4. 电光性眼炎：又称为雪盲症，波长为 250～320 nm 的紫外线被角膜和结膜上皮大量吸收，引起急性角膜结膜炎，特点是眼睑红肿、结膜充血水肿，有剧烈的异物感和疼痛，症状有怕光、流泪和睁不开眼等。

5. 激光：是物质受激发辐射所发出的光放大，是一种人造的、特殊类型的非电离辐射，具有高亮度、方向性和相干性好等优异特性，在工业、农业、国防、医疗等方面得到了广泛的应用。

6. 蓝光损害：460 nm 的蓝色激光可使视网膜的视锥细胞发生永久性的消失，即蓝光损害，主要症状是目眩。

7. 低温作业：指在生产劳动过程中，工作地点的平均气温等于或低于 5 ℃ 的作业，按照工作地点的温度和低温作业时间率可将其分为 4 级，级数越高，冷强度越大。

8. 减压病：指在高气压下工作一段时间后，在转向正常气压时，因减压过速多导

致的职业病,对其的唯一根治手段是及时加压治疗以消除气泡。

9. 习服:在高海拔低氧环境下,人体为保持正常活动和进行作业,在细胞、组织和器官首先发生功能性的适应,逐渐过渡到稳定的适应称为习服。

10. 微波:指频率为 300 MHz～300 GHz 的电磁波,即波长在 1 mm～1 m 之间的电磁波,属于非电离辐射,随频率波长不同分为分米波、厘米波和毫米波,微波频率比一般的无线电波频率高,故其生物学效应大于高频电磁场。

六、简答题

1. 微波辐射防护的基本原则:①直接减少源的辐射。如操纵雷达设备,在调谐和试验中,在量取工作频率和频宽等主要输出参数时,可利用功率吸收器(如等效电阻)将电磁能转化为热能。不同类型吸收器可使能量损耗达 4 倍以上,从而消除了雷达试验中最强的辐射源——天线辐射。②屏蔽辐射源。反射屏蔽:适用于散射的辐射,网状屏蔽曾得到广泛的应用。此外,还有用夹有细金属丝或涂银的织品组成屏蔽窗帘、帷幔、工作服、风帽等"可塑性"屏蔽。吸收屏蔽:在某些情况下,完全或部分地屏蔽辐射源,可能会引起生产或工作过程的破坏。其原因是屏蔽壁反射出来的反射波作用于辐射体,影响了它的正常工作。因此,需采用吸收覆盖即屏蔽设备的反射面,用可吸收微波的材料覆盖,此办法也可应用于微波加热设备传送设备的出入口,以降低微波出入口的泄漏。当不可能对辐射源进行屏蔽时,应采用工作地点的屏蔽,或加大工作地点与辐射源距离。③个人防护及安全规则。防护眼镜及防护服,防护服一般在大强度辐射条件下,短时间进行实验研究时使用。防护设备应定期检查维修。

2. 高气压作业的防护措施:①技术革新。建桥墩时,采用管柱钻孔法代替沉箱,使工人可在水面上工作而不必进入高压环境,极深水下环境作业则不能由工人直接接触高压环境,如使用蛟龙号深海探测器由仓外的机械臂进行海底采样。②遵守安全操作规程。高气压作业后,必须遵照安全减压时间表逐步返回到正常气压状态;为潜水作业的安全,必须做到潜水技术保证、潜水供气保证和潜水医务保证三者相互密切协调配合。③安全教育。加强职业卫生安全教育,让工人了解发病的原因和预防方法。④保健措施。工作前防止过劳,严禁作业人员饮酒,加强营养;做好就业前全面的体格检查,合格者才能参加工作,以后每年都应该做 1 次体检,并继续到停止高气压作业后 3 年止。

七、案例分析

1. (1)电焊作业过程产生的职业病危害因素:电焊烟尘、锰及其无机化合物、氮氧化合物、臭氧、一氧化碳、二氧化碳、噪声、高温、电焊弧光。电焊工尘肺、噪声性耳聋、锰中毒、中暑、电光性眼炎、电光性皮炎。降低电焊工人的职业危害的方法:①岗前健康体检,排除有职业禁忌证人员进行电焊作业。②在岗定期健康体检,出现病损及时采取措施。③改进工艺、工程防护措施、个人防护用品。④制订、落实相关职业卫生管理制度。

(2)电光性眼炎是由于受到紫外线过度照射所引起的眼结膜、角膜的损伤,一般在受到紫外线照射后 6～8 h 发病。

电光性眼炎的症状:发病急骤,有明显的异物感,轻者自觉眼内沙涩不适,灼热疼痛;重者疼痛剧烈,畏光羞明,视物模糊,可引起慢性睑缘炎、结膜炎、角膜炎,甚至引起视力障碍。

预防和抗制电光性眼炎的措施：及时处理，症状轻者无需特别处理，较重者可用0.5%丁卡因滴眼，有镇静、止痛作用；可用新鲜人奶、牛奶滴眼，效果明显。改进生产工艺，手工焊改为自动焊接；缩短作用时间；采用防护面罩进行屏蔽防护；职业卫生管理制度的制订和落实。

（3）控制船舶修造业职业病危害需要从下列方面采取防护措施：①工艺措施。改进工艺，自动化生产。②工程措施。全面通风、局部排风、消声减震、防暑降温等。③个人防护措施。个人防护用品的使用。④职业卫生管理措施。制度和落实各种职业卫生管理制度。⑤医学防护措施。上岗前、在岗期间、离岗时健康检查。

2．（1）燃煤发电厂建设工程项目职业病危害预评价应考虑其主要的职业病危害因素及其存在部位见下表。

主要职业病危害因素	存在部位
煤尘	输煤系统、煤粉碎、锅炉上煤岗位等
氨水	氨水贮存部位、加氨过程、化水岗位等
酸	化水间酸罐槽场所、加酸计量间
碱	化水间碱罐槽场所、加碱计量间
二氧化硫	脱硫岗位、出煤渣岗位等
一氧化碳	锅炉间、出煤渣岗位等
粉尘	锅炉出煤渣岗位、脱硫渣贮存运输岗位等
放射线（铯^{137}）	给煤计量料位计操作场所
噪声	发电机房、各类泵作业场所、煤粉碎间等
高温	锅炉间、发电机房、各种蒸汽输送管及场所等
工频电场	升压站、配电房

（2）工频电场测量仪器的选择：采用高灵敏球型（球直径为12 cm）偶极子场强仪进行测量，场强仪测量范围为：0.003～100 kV/m，其他类型场强仪最低检测限低于0.05 kV/m。采样工频场强测定仪RJ–5。

工频电场监测对象的选择：相同型号、相同防护的工频设备选择有代表性的设备及其接触人员进行测量。不同型号或相同型号不同防护的工频设备及其接触人员应分别测量。

工频电场的测量方法：场强仪在直径3 m，极间距离1 m的平行平板电极产生的均匀电场中校准定标；测量时应考虑工作场所地面场强的分布、工作方式、工作地点，进行有代表性的选点测量。地面场强是测定距地面高1.5 m的电场强度，测量地点应比较平坦，且无多余的物体；对不能移开的物体应记录其尺寸及其与线路的相对位置，并应补充测量离物体不同距离处的场强。变电站内进行测量时应遵循高压设备附近工作的安全规程；环境条件为温度0～40 ℃，相对湿度小于60%。

(3) 工频电场对人体的主要危害：工频电场主要以电场辐射形式作用于人体，产生热效应和非热效应。神经系统损害是反应最敏感、最常见的，主要表现为神经衰弱综合征，如头痛、疲劳、乏力、睡眠障碍和记忆力减退，长伴手足多汗、脱发、易激动、胸闷、心悸、心前区不适和疼痛等症状。

针对工频电场采取的防护措施：①在满足生产要求前提下，应选用电磁辐射水平低的设备，设备及配件的加工应精良，外形和尺寸合理，避免出现高电位梯度；②电气设备的布置应满足带电设备的安全防护距离要求，还用有必要的隔离防护措施和防止误操作措施，应设置防直接雷击和安全接地等措施；③完善的职业卫生管理制度，健康体检制度、张贴警示标识、危害告知等。

第五章 职业健康监护技术

第一节 前期准备

一、单项选择题
1. D 2. E 3. C 4. D 5. E 6：A

二、多项选择题
1. ABC 2. ABCDE 3. ABCDE 4. ABCDE 5. ABDE
6. ABCD

三、判断题
1. 对 2. 对 3. 对 4. 错 5. 错
6. 对 7. 对 8. 对

四、填空题
1. GBZ 188—2014、职业病危害因素

2. 常规医学检查、特殊医学检查、常规医学检查

3. 职业病危害因素、靶器官

4. 生物接触标志物、效应标志物

5. 血常规、尿常规、ALT

6. 神经、消化

五、名词解释
1. 职业史：指员工既往和目前接触职业病有害因素的作业史。

2. 职业病危害因素：指在职业活动中产生和（或）存在的、可能对职业人群健康、安全和作业能力造成不良影响的因素或条件，包括化学、物理、生物等因素。

六、简答题
1. 职业健康检查的工作流程：业务受理→企业资料收集→制订体检方案→职业健康检查技术合同签定→前期准备工作→职业健康检查现场检查→ 职业健康检查资料整理→ 个体评定→职业健康检查总结报告书编写、签发。

2. 签订委托协议书应包含的内容：应明确合同主体，内容应包括双方的责任，如由企业明确存在的职业病危害因素种类、接触人数、本次需健康检查的人数、体检人员

个人信息等，服务方应做出质量保证、体检结果给付时间的承诺以及检查项目价格、检查时间、地点，和并载明违约责任、解决争议的方法等。

第二节　职业健康检查实施

一、单项选择题

1. C	2. B	3. D	4. D	5. E
6. E	7. A	8. A	9. C	10. B
11. D	12. E	13. B	14. B	15. A
16. A	17. B	18. E	19. E	20. A

二、多项选择题

1. ABCDE	2. ACDE	3. ABE	4. BCE	5. ABDE
6. ABDE	7. ABDE	8. ABC	9. ABCD	10. ABCDE
11. ABCDE	12. ABDE	13. BC	14. ABD	15. ACD
16. ABDE	17. ABCDE	18. ABCDE	19. ABCDE	20. ABC
21. ABCDE	22. ACDE			

三、判断题

1. 错	2. 对	3. 对	4. 错	5. 对
6. 错	7. 错	8. 对	9. 对	10. 对
11. 错	12. 错	13. 对	14. 对	15. 对

四、填空题

1. 6

2. 1、2

3. 远距离视力检查、外眼检查

4. 位置觉、震动觉

5. 气导、骨导

6. 1 000

7. 头颈部、腋窝

8. 2

9. 测试频率、听力级

10. 10、5

11. 颈前、颈后、锁骨上淋巴结

12. 甲状腺Ⅲ度肿大

13. 低、扩大

14. 最大的

15. 90～125

五、名词解释

1. 测听：是通过观察、记录和分析受试者对可控的声刺激的反应来了解听觉系统功能状态的检查技术。

2. 膝反射：坐位检查时，受检查者小腿完全松弛下垂，仰卧时检查者左手将受检者以左手把起其膝关节使之屈曲约120°，用叩诊锤叩击膝盖髌骨下方股回头肌腱，可引起小腿伸展。

3. 肌张力：根据触摸肌肉的硬度及伸屈其肢体时感知肌肉对被动伸屈的阻力作判断。

4. 巨脾：指脾缘超过脐水平或前正中线。

5. 掩蔽：一个声音的听阈因另一个掩蔽声音的存在而上升的现象，在测定一耳的听力时，常对另一耳加噪声以避免影响该耳的方法。

6. 记录错误：受检者说到的问题未被记录下来或不恰当地记录下来。

7. 公然欺骗的错误：没有问的问题或受检者没有回答的问题却记录了应答的结果。

8. 呼吸系统的叩诊检查：为了辨别胸部组织叩击的反响，分清音、鼓音、浊音或实音，同时还可以检查肺底界而进行的检查。

六、简答题

1. 纯音测试方法的基本原则：①先测试听力较好耳，若双耳听力相同，则一般先测试右耳。②首先测试1 000 Hz的听阈。③给声长度1～2 s，给声间隔不短于1 s，避免节律给声。④始测试时，给受试者一较响的声音，一般为40 dB HL开始测试，使之能清楚地听到。⑤听阈的搜寻遵循"减十加五"的原则，即受检者能听到声音，则将声强减少10 dB，若不能听到，则增加5 dB。⑥听阈是受检者在大约50%的时间能感知的最小声强。⑦测定1 000 Hz听阈后，按1 000 Hz、2 000 Hz、3 000 Hz、4 000 Hz、6 000 Hz、500 Hz、1 000 Hz的顺序检测。

2. 甲状腺的触诊检查：检查甲状腺峡部时，站在受试者前面用拇指或站于受试者后面用示指从胸骨上切边向上触摸，可感到气管前软组织，判断有无增厚，请受检者吞咽，可感到此软组织在手指下滑动，判断有无弥漫性增大或肿块。检查甲状腺侧叶时，一般用前面触诊的方法，用一手的拇指施压于一侧甲状软骨，将气管推向对侧，另一手食、中指在对侧胸锁乳突肌后缘向前推挤甲状腺侧叶，拇指在胸锁乳突肌前缘触诊，配合吞咽动作，重复检查，可触及被推挤的甲状腺。

3. 指鼻试验：嘱受检者用食指尖来回触碰自己的鼻尖及检查者手指，先慢后快。
跟膝胫试验：嘱受检者仰卧，抬起一侧下肢，然后将足跟放在对侧膝盖上，再使足跟沿胫骨前缘向下移动。

昂白试验（Romberg's test）：嘱受检者并足站立，两臂前伸，观察有无晃动和站立不稳。

4. 肺功能检查：①核对受检者并在肺功能检查表格上登记个人相关信息。②询问受检者在过去3个月是否有大的腹部和胸部手术或者心脏疾病，如果有，不应做肺功能检查。③测试前应详细地说明测试过程，并认真地做测试动作示范，务使受检者完全理解并掌握全部测试过程中应如何和测试人员配合。④要求受检者解开紧身衣服，若不能确保假牙完全可靠，要求取出。⑤把吹筒放在口腔内，其前口应含到牙齿内，并保证在吹气时不漏气。⑥要求受检者站立做肺通气功能检测，如果不能站立，在表格上填上说明受检者是坐着检测的编号。⑦要求受检者下巴微抬和脖子微伸。⑧夹住鼻子（测试与测试之间鼻夹可以移开）。⑨准备好后令受检者平静呼吸 3～5 次后，尽最大努力深吸气到最饱满状态（不能再吸气为止），要求受检者以最快速度、最大力的把气吹进吹筒（呼气时应用嘴唇含紧吹筒用最大力和最快速度吹），并持续用力至少坚持 4～6 s 以上。⑩每位受检者至少测试 3 次，以测定值最大的为结果。⑪检查每次测试记录图形，判定是否最大用力，有无停顿、换气、漏气或其他影响测试结果的异常，并记录下来，对测试结果应给予评价，如满意、不满意、不能合作或拒绝合作等。

5. 脾脏的触诊：检查脾时可用右手单手触诊或双手触诊法进行，受检者一般仰卧，而腿稍屈曲，检查者右手绕过受检者腹前方，后掌置于其左胸下部第 9～第 11 肋处，试将其脾从后向前托，并限制胸部运动，右手掌平放于脐部，与左肋大致成垂直方向，配合呼吸，如同触诊肝脏一样，触脾缘，直至触到脾缘或左肋缘为止。在脾轻度肿大而仰卧位不易触到时，也可取右侧卧位，右下肢伸直，左下肢屈曲，此时用双手触诊则较易触到脾脏。

6. 心电图的操作方法：受检者体位平卧，四肢稍分开，在四肢或胸导联位置涂上少量电极糊或盐水，把肢体导联线 RA（红色）接到右手上，肢体导联线 LA（黄色）接到左手上，肢体导联线 LL（绿色）接到左下肢下，肢体导联线 RL（黑色）接到右下肢上。把胸导联电极 V_1 放在胸骨右缘第 4 肋间，V_2 放在胸骨左缘第 4 肋间，V_3 放在 V_2 和 V_4 连线的中点，V_4 放在左锁骨中线第 5 肋间，V_5 放在左腋前线与 V_4 同一水平，V_6 放在左腋中线与 V_4、V_5 同一水平。常规描记 12 个导联，包括标准导联 Ⅰ、Ⅱ、Ⅲ，加压肢体导联 aVR、aVL、aVF 以及胸导联 V_1、V_2、V_3、V_4、V_5、V_6。

7. 针对苯接触人员，症状询问要点包括：①问诊时无关人员不应在场，使用恰当的语言和体语进行问诊，礼貌待人，获得受检者的信任。②无需顺着每个症状逐一询问，有系统性和目的性的询问，待获得一些信息后再着重问某些方面。③重点神经系统症状和造血系统的一些自我感觉症状，如皮下出血点、刷牙易出血、女工的月经有无异常等。

8. 对受检者进行个人基本信息采集：①有系统性和目的性的进行相关问题的询问，不重复提问，不谈与体检无关问题，以免降低受检者对检查人员的信心和期望。②职业史包括既往和目前接触职业病有害因素的作业史，要特别注意不同的接触史和不同的时段应分开记录，特别注意接触时间、工种、接触的职业病危害因素名称的准确。③询问到一些关于受检者隐私的问题时，如身份证号码、家庭住址及联系电话、家族史及既往史、月经史与生育史，要循循诱导，必要时使用一些过渡语言，取得受检者合作。④检查者要避免在询问和收集资料时出现如下的错误：询问错误、记录错误和公然欺骗的错误。

第三节 总结分析

一、单项选择题

1. D   2. C   3. A   4. D   5. E

二、多项选择题

1. ABC   2. ABCD   3. ABDE

三、判断题

1. 错   2. 错

第四节 案例分析

案例一答题要点：

（1）职业健康检查委托协议是提供职业健康检查服务的依据，协议应包含的主要内容包括以下几点：职业健康检查的依据、范围、检查的时间与地点、检查的项目与价格等，在制订职业健康检查项目时要注意单个工种有多个危害接触时必检项目的设置不要遗漏。

（2）依照相关法规与规范要求该公司需要提交的材料包括：用人单位的基本情况（包括主要产品、生产规模、生产所用到的原辅材料等）；工作场所职业病危害因素种类及其接触人员名册（包括各人的部门、工作岗位或工种、所接触职业病危害因素与接害工龄等信息）；工作场所职业病危害因素定期检测报告或是评价报告等，模拟材料应注意对上述内容全面与完整的反映。

（3）职业健康检查工作实施方案对体检是否能按协议要求准确、及时、顺利的完成至关重要，在模拟工作方案时应注重医护人员资质与人数、体检的时间安排、地点安排、日均检查人数以及各类生物检材的样本采集与运送做出合理计划，另外针对职业健康检查中发现复查人员时的进一步检查安排也应做出合理安排，在职业健康检查的流程管理、质量控制、个体结论报告与总结报告方面注意需安排主检医师完成审核。

在进行模拟纯音听阈测试过程中要注意测试环境噪声本底值的控制、对个体症状与相关疾病病史的询问、检查操作的规范及听力结果是否呈现水平或近似直线样不合格曲线等质量要求，在进行肺通气功能检查过程中要注意检查的过程是否符合职业健康监护技术规范附录B.7.8之要求、测试记录图形是否符合可接受等质量要求，胸部X射线摄影检查时要注意设备、摄影、图像质量均符合职业健康监护技术规范附录C的相关技术要求与质量要求。

（4）职业健康检查个体结论报告模拟时除个人基础信息外还需注意包括完整的职业史信息、检查异常所见、体检的结论与建议，结论需按照职业健康监护技术规范要求给出目前未见异常、复查、疑似职业病、职业禁忌证、其他疾病或异常五种规范结论，在给出疑似职业病的结论时注意其结果中一般应包含初次检查与后续复查的结果，噪声、苯、电焊烟尘、紫外辐射的疑似职业病个案模拟依照相应诊断标准做出，注意结合作业场所职业病危害检测资料与接触史进行综合分析。噪声作业模拟案例需注意听力评定是以纯音听阈测试结果为依据，其听损特点应符合噪声性听力损伤的特点，且有脱离噪声环境一周后复查测定听力的结果。苯作业疑似案例模拟中应注意有按规定体检周期进行的复查结果。在对电焊烟尘作业疑似案例的模拟时，可记录出粉尘接触现职业史与既往职业史协助辨别尘肺的种类，确切可靠的生产性粉尘接触史是尘肺病诊断的基本条件。在模拟紫外辐射所致的职业性电光性皮炎或是职业性白内障时除需与其他病因所致相鉴别。四种职业病危害的职业禁忌证应注意给出明确的疾病，如"传导性耳聋""平均语频听阈49 dB""地中海贫血""Ⅲ型肺结核以增殖病变为主""系统性红斑狼疮"，噪声作业的职业禁忌证模拟必要时需附上选检项目结果，苯作业职业禁忌证模拟时对造血系统疾病的确诊必要时需增加辅助检查项目，当以间质性肺病模拟粉尘作业职业禁忌证时需注意与尘肺病相鉴别。报告完成后依照国家相关法规要求疑似职业病者需分别向卫生计生行政部门与安全生产监督管理部门发出书面报告（示例见下文"疑似职业病报告卡"），疑似职业病依照法规要求还需告知劳动者本人并及时通知用人单位，可以疑似职业病告知书或通知书的形式，内容除基础信息外还需载明现职业史与既往职业史，并记录确定为疑似职业病的检查异常，有复查时需载明结果，给出提交职业病诊断机构进一步明确诊断的建议。模拟职业禁忌证的告知报告或是通知时除基础信息与职业史外，要明确给出需调离的危害因素作业岗位及何种情况可返回该危害作业岗位工作等。

（5）群体总结报告书应依照总结报告的规范要求来编写，其内容应包括职业健康监护技术规范所规定的受检单位基本信息、职业健康检查种类、应检人数、进行体检工作的时间、地点、实施情况等基本信息要素，也要包括对本次职业健康检查中发现的目标疾病（疑似职业病、职业禁忌证）与其他疾病或异常检出情况进行数据分析、汇总名单一览、处理建议等专门要素。在报告的编排格式上可采用规范结构来编写，模拟报告中需给出机构内编号、机构资格证书等资质信息，编写目录可参考以下：职业健康检查基本情况、职业健康检查实施情况、职业健康检查结果数据分析、职业健康检查结果一览、职业病危害因素的控制措施建议、体检所见异常的分析与处理意见。报告完成后需依照相关法规要求及时填写有毒有害作业工人健康监护汇总表（见下文"有毒有害作业工人健康监护汇总表"），并登录中国疾病预防控制信息系统完成信息填报。

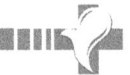

疑似职业病报告卡

编号：××××-××-001

用人单位 信息	单位名称：××大型机械制造有限公司 地　　址：××市××区××路××号 联系电话：××××××××××
疑似职业 病人信息	姓名：　　涂××　　性别：男　　年龄：　　××岁 工种：　　喷漆工　　工龄：6年 身份证号码：×××××××××××××××××× 联系电话：××××××××××
疑似职业 病病名	疑似慢性职业性苯中毒
初诊时间	2016年××月××日
信息来源	☑　职业健康检查　　□ 职业病诊断　　□门诊治疗　　□住院治疗（是否仍住院：□是　□否）　□职业病危害事故 其他：
其　它 相关信息	

报告单位：　　（盖章）　　　　　　　　　　联系电话：×××-××××××××
报告联系人：××医生　　　　　　　　　　　报告日期：2016年××月××日
主送单位：××市卫生和计划生育委员会　　　××市安全生产监督管理局
抄送单位：××区卫生和计划生育委员会　　　××区安全生产监督管理局

有毒有害作业工人健康监护汇总表

表　　号：卫统　　　表
制表机关：卫生部
批准机关：国家统计局
批准文号：国统制〔　　〕号
有效期至：　　　　年

一、用人单位信息

1. 单位名称：××大型机械制造有限公司
2. 组织机构代码：××××××××-×
3. 通讯地址：××市××区经济技术开发区××路1号
4. 邮编：××××××
5. 联系人：郭××
6. 电话：××××××××××
7. 经济类型：中外合资企业
8. 行业：机械制造业

9. 企业规模： 大型☐ 中型☐ 小型☐ 微型☐ 不详☐
10. 职工总人数：×××　　其中，女工数：××
　　生产工人数_____×××_____　　其中，女生产工人数：××
　　接触有毒有害作业人数：×××　　其中，接触有毒有害作业女工人数：×

二、职业健康检查情况

职业性有害因素	体检类型*	接触人（次）数	应检人（次）数	实检人（次）数	疑似职业病人数	禁忌证人数	调离人数
其他粉尘（金属）	在岗	50	50	50	0	0	0
其他粉尘（电焊烟尘）	在岗	160	160	160	1	1	2
噪声	在岗	160	160	160	1	1	2
高温	在岗	60	60	60	0	0	0
苯、二甲苯	在岗	120	120	120	1	1	2
汽油	在岗	40	40	40	0	1	1
紫外线	在岗	30	30	30	1	0	1
……	……	……	……	……	……	……	……

三、职业性有害因素检测情况

职业性有害因素	岗位	工种	浓度（强度）范围	检测时间
噪声	打磨、检查	打磨工	83～91dB	2015年9月
……	……	……	……	……

填表单位（签章）：××职业健康检查机构　　单位负责人：李××　　填表人：郭××
填表人联系电话：××××××××　　填表日期：2016年××月××日
填报说明：
　①由取得职业健康检查资质的医疗卫生机构填卡。
　②本表统计范围为所有可能产生职业性有害因素的生产和工作的用人单位。
　③取得职业健康检查资质的医疗卫生机构应于同年度的7月10日前和下一年度的1月10日前完成审核、确认上报。
　④*体检类型包括岗前、在岗、离岗和应急体检。岗前体检填写实检人（次）数和禁忌证人数；应急体检填写实检人（次）数和疑似病人数、调离人数；离岗/离岗后跟踪体检填写实检人（次）数和疑似职业病人数。
　⑤"二、职业健康检查情况"和"三、职业性有害因素检测情况"所填职业性有害因素应对应。

案例二答题要点：

本案例题（1）、（2）、（3）的相关内容可参照案例一答题要点完成。注意结合本案例为制药企业的特点，该企业存在较多如甲醛、强酸、磷及其无机化合物等化学因素，接触粉尘的类型属有机粉尘，也存在微波这样的物理因素接触岗位，故在模拟完成协议、制订方案时应注意职业健康检查的项目与健康检查周期等。

职业健康检查个体结论报告的模拟也可依照案例一的答题要点完成。在对疑似职业病的病例结论模拟时噪声、苯可参照案例一完成。微波所致的职业性白内障注意在案例中描述如何与其他病因所致白内障进行的鉴别。以有机粉尘所致的职业性哮喘或是职业性急性变应性肺泡炎作为模拟案例时也需注意。在模拟甲醇的职业禁忌证时，其视网膜及视神经疾病可结合视野检查结果进行分析。中枢神经系统器质性疾病模拟中注意既往病史及神经系统检查的综合分析。疑似职业病与职业禁忌证的告知、通知及报告可参考案例一模拟完成。

群体总结报告书及报告完成后有毒有害作业工人健康监护汇总表的填报与网上信息直报内容与案例一相似，可依照其要点完成。

案例三答题要点：

本案例题（1）、（2）、（3）的相关内容可参照案例一答题要点完成。注意结合本案例为船舶修造企业的特点，该企业存在较多电焊工作岗位，接触电焊烟尘、锰及其无机化合物、紫外辐射等职业病危害较为严重，且一般船舶制造过程也存在舱内电焊、打磨、喷漆等工种混合作业的情况，接触粉尘的类型往往既有电焊烟尘也有打磨粉尘，故在模拟完成协议、制订方案时应注意一个工种有多种混合职业病危害因素接触的职业健康检查项目与健康检查周期等问题。

职业健康检查个体结论报告的模拟也可依照案例一答题要点完成。在对疑似职业病的病例结论模拟时噪声、苯、紫外线辐射可参照案例一完成。在用人单位提供为非接触粉尘作业岗位员工胸片结果呈现与尘肺病相类似胸部 X 射线摄片检查结果时还应考虑存在间接接触可能。疑似职业病与职业禁忌证的告知、通知及报告可参考案例一模拟完成。

群体总结报告书及报告完成后有毒有害作业工人健康监护汇总表的填报与网上信息直报内容与案例一相似，可依照其要点完成。

案例四答题要点：

本案例题（1）、（2）、（3）的相关内容可参照案例一答题要点完成。注意结合本案例为电子设备制造企业的特点，该企业存在主要的职业病危害因素有铅及其无机化合物、酸雾与酸酐、氯气、苯，此外该企业还存在三氯乙烯、氰及腈类化合物两种行业常见的职业病危害因素，且该企业的职业卫生管理工作并不十分理想，故在模拟完成协议、制订方案时应注意多种职业病危害因素接触人员间可能会存在交叉的间接接触可能,合理根据职业健康检查周期制订职业健康检查项目,理清间接接触人员避免遗漏。

职业健康检查个体结论报告的模拟也可依照案例一的答题要点完成。在对疑似职业病的病例结论模拟时噪声、苯可参照案例一完成。在模拟铅所致的职业性慢性铅中毒的疑似职业病患者个体结论报告时可加入血红细胞锌原卟啉、尿δ-氨基-γ-酮戊酸等诊断所需选检项目后综合分析的内容模拟,案例也可模拟血铅、尿铅异常但血铅<600 μg/L,或尿铅<120 μg/L 时按健康检查周期安排复查的情况,在三氯乙烯的疑似职业病案例模拟中可结合其敏感个体微量接触即可导致职业性三氯乙烯药疹样皮炎的特点,在间接接触或企业未申报接触的岗位中进行案例模拟。噪声、苯作业职业禁忌证人员的模拟可参考案例一完成。注意铅的职业禁忌证为中度以上贫血,并且其判断是否适合工作岗位不应只是一次性。疑似职业病与职业禁忌证的告知、通知及报告可参考案例一模拟完成。

群体总结报告书及报告完成后有毒有害作业工人健康监护汇总表的填报与网上信息直报内容与案例一相似,可依照其要点完成。

案例五答题要点:

本案例题(1)、(2)、(3)的相关内容可参照案例一答题要点完成。注意结合本案例为化工涂料生产企业的特点,该企业存在主要的职业病危害因素有铅及其无机化合物、苯、酸雾与酸酐、TDI(甲苯二异氰酸酯)等,此外该企业还存在丙烯酰胺、甲醛、炭黑粉尘、锌尘、氰化合物等多种行业常见的职业病危害因素,且该企业的职业卫生管理工作并不十分理想,职业病危害预防控制措施及个人防护的使用管理等方面均存在问题,其工作场所检测结果均不十分理想。在模拟完成协议、制订方案时应注意多种职业病危害因素接触人员间可能会存在交叉的间接接触可能,且部分危害严重的岗位可考虑合理增检选检项目,在制订职业健康检查项目时还需注意如 TDI 等有特殊健康检查周期要求,正确设置职业健康检查项目类型,对间接接触人员也要避免遗漏。

职业健康检查个体结论报告的模拟也可依照案例一的答题要点完成。在对疑似职业病的病例结论模拟时噪声、苯可参照案例一完成。在模拟 TDI(甲苯二异氰酸酯)所致职业性哮喘时可考虑结合选检项目变应原皮肤实验、变应原支气管激发试验及抗原特异性 IgE 抗体等结果的综合分析后得出。在模拟铅所致的职业性慢性铅中毒的疑似职业病患者个体结论报告时可加入血红细胞锌原卟啉、尿δ-氨基-γ-酮戊酸等诊断所需选检项目后综合分析的内容模拟。案例也可模拟血铅、尿铅异常但血铅<600 μg/L,或尿铅<120 μg/L 时按健康检查周期安排复查的情况。噪声、苯作业的职业禁忌证人员模拟可参考案例一中去完成。注意铅的禁忌证为中度以上贫血,TDI 的禁忌证为慢性阻塞性肺病、慢性间质性肺病或是伴有气道高反应的过敏性鼻炎时均建议结合临床诊疗史综合分析给出。疑似职业病与职业禁忌证的告知、通知及报告可参考案例一模拟完成。

群体总结报告书及报告完成后有毒有害作业工人健康监护汇总表的填报与网上信息直报内容与案例一相似,可依照其要点完成。

案例六答题要点：

本案例题（1）、（2）、（3）的相关内容可参照案例一答题要点完成。注意结合本案例为汽车零部件制造企业的特点，该企业存在主要的职业病危害因素有噪声、工业甲苯、二甲苯、正己烷与树脂粉尘，企业在日常职业卫生管理工作比较健全，从职业病危害预防控制措施的设置到个人防护的使用管理均有严格的制度，工作场所检测结果仅噪声危害程度略为严重。在模拟完成协议、制订职业健康检查项目套餐及方案时可依照职业健康监护技术规范要求完成。

职业健康检查个体结论报告的模拟也可依照案例一的答题要点完成。在对疑似职业病的病例结论模拟时噪声可参照案例一完成。在模拟苯所致疑似职业病个案时虽本案例使用为工业甲苯、二甲苯，但如原辅材料成分分析及检测有苯的检出可给予该结论，需在个案模拟中加以注意。在模拟正己烷所致的职业性慢性正己烷中毒的疑似职业病患者个体结论报告时，需注意结合选检项目神经肌电图、尿2,5-己二酮结果的综合模拟分析。在职业禁忌证人员模拟中噪声、苯可参照案例一完成。该案例接触粉尘性质为人造有机物粉尘，其禁忌证模拟应注意可参照有机粉尘考虑为伴肺功能损害的心血管系统疾病。正己烷作业禁忌证的多发性周围神经病需分析如何排除为职业性慢性正己烷中毒所致的周围神经损害，可从病史（如糖尿病所致）及作业场所检测结果等分析得出。疑似职业病与职业禁忌证的告知、通知及报告可参考案例一模拟完成。

群体总结报告书及报告完成后有毒有害作业工人健康监护汇总表的填报与网上信息直报内容与案例一相似，可依照其要点完成。

案例七答题要点：

本案例题（1）、（2）、（3）的相关内容可参照案例一答题要点完成。注意结合本案例为木制家具生产企业的特点，该企业存在主要的职业病危害因素噪声、振动、木尘、二氯乙烷、正己烷等，其中木尘是其行业常见的职业病危害因素，企业在日常职业卫生管理工作比较健全，从职业病危害预防控制措施的设置到个人防护的使用管理均有严格的制度，工作场所检测结果仅噪声危害程度略为严重。在模拟完成协议、制订职业健康检查项目套餐及方案时可依照职业健康监护技术规范要求完成。

职业健康检查个体结论报告的模拟也可依照案例一的答题要点完成。在对疑似职业病的病例结论模拟时噪声、苯可参照案例一完成。在完成木尘所致疑似职业病个案时可依照有机粉尘所致的职业性哮喘或是职业性急性变应性肺泡炎进行模拟，且需要注意其健康检查周期的要求。在模拟1,2-二氯乙烷所致的疑似职业病患者个体结论报告时考虑的为职业性急性1,2-二氯乙烷中毒，可模拟突发急性中毒事件。在职业禁忌证人员模拟中噪声、苯可参照案例一完成。该案例接触粉尘性质为植物性有机粉尘，其禁忌证模拟为考虑为伴肺功能损害的心血管系统疾病。正己烷作业禁忌证的多发性周围神经病需分析如何排除为职业性慢性正己烷中毒所致的周围神经损害，可从病史（如糖尿病所致）及作业场所检测结果分析得出，疑似职业病与职业禁忌证的告知、通知及报告可参考案例一模拟完成。

群体总结报告书及报告完成后有毒有害作业工人健康监护汇总表的填报与网上信息直报内容与案例一相似，可依照其要点完成。

案例八答题要点：

本案例题（1）、（2）、（3）的相关内容可参照案例一答题要点完成。注意结合本案例为陶瓷制品生产企业的特点，该企业存在主要的职业病危害因素噪声、振动、矽尘、陶瓷粉尘、手传振动、高温等，其中矽尘、陶瓷粉尘、振动是其行业常见的职业病危害因素，企业在日常职业卫生管理工作比较健全，从职业病危害预防控制措施的设置到个人防护的使用管理均有严格的制度，工作场所检测结果仅噪声危害程度略为严重。在模拟完成协议、制订职业健康检查项目套餐及方案时可依照职业健康监护技术规范要求完成。

职业健康检查个体结论报告的模拟也可依照案例一的答题要点完成。在对疑似职业病的病例模拟时噪声、苯可参照案例一完成。在完成粉尘所致疑似职业病个案时可依照矽肺、陶工尘肺进行模拟。在模拟手传振动所致的疑似职业病患者个体结论报告时需细诉其完成选检项目冷水复温实验、神经肌电图、指端振动与温度觉检查与复查项目的结果与分析。在职业禁忌证人员模拟中噪声、苯可参照案例一完成。该案例接触粉尘性质为矽尘，其禁忌证模拟可以活动性肺结核、慢性阻塞性肺病、慢性间质性肺病、伴肺功能损害的疾病来进行模拟均可。高温作业职业禁忌证可模拟为未控制的高血压、糖尿病及甲状腺功能亢进症，或是慢性肾炎、癫痫、全身瘢痕面积在20%以上。前述三种未控制禁忌证在处理意见中需给出何种情况下可返回岗位工作。疑似职业病与职业禁忌证的告知、通知及报告可参考案例一模拟完成。

群体总结报告书及报告完成后有毒有害作业工人健康监护汇总表的填报与网上信息直报内容与案例一相似，可依照其要点完成。

案例九答题要点：

本案例题（1）、（2）、（3）的相关内容可参照案例一答题要点完成。注意结合本案例为皮革制品生产企业的特点，该企业存在主要的职业病危害因素有噪声、皮革粉尘、苯、三氯乙烯、二氯乙烷、正己烷等，其中皮革粉尘、苯是其行业常见的职业病危害因素，企业在日常职业卫生管理工作比较健全，从职业病危害预防控制措施的设置到个人防护的使用管理均有严格的制度，工作场所检测结果仅噪声危害程度略为严重。在模拟完成协议、制订职业健康检查项目套餐及方案时可依照职业健康监护技术规范要求完成。

职业健康检查个体结论报告的模拟也可依照案例一的答题要点完成。在对疑似职业病的病例结论模拟时噪声、苯可参照案例一完成。在完成皮革粉尘所致疑似职业病个案时可依照有机粉尘所致的职业性哮喘或是职业性急性变应性肺泡炎进行模拟，且需要注意其健康检查周期的要求。在三氯乙烯的疑似职业病案例模拟中可结合其敏感个体微量接触即可导致职业性三氯乙烯药疹样皮炎的特点，在间接接触或企业未申报接触的岗位中进行案例模拟，也可模拟急性三氯乙烯中毒。在职业禁忌证人员模拟中噪声、苯可参照案例一完成。该案例接触粉尘性质为动物性有机粉尘，其禁忌证模拟为考虑为伴肺功能损害的心血管系统疾病，1,2-二氯乙烷作业职业禁忌证的模拟考虑中枢神经系统器质性疾病或是慢性肝病，可结合临床病史或是神经系统检查、肝功能检查异常结果与相关症状进行模拟。疑似职业病与职业禁忌证的告知、通知及报告可参考案例一模拟完成。

群体总结报告书及报告完成后有毒有害作业工人健康监护汇总表的填报与网上信息直报内容与案例一相似，可依照其要点完成。

案例十答题要点：

本案例题（1）、（2）、（3）的相关内容可参照案例一答题要点完成。注意结合本案例为印刷制品生产企业的特点，该企业存在主要的职业病危害因素为纸尘、噪声、苯、正己烷、油墨及高温等，其中纸尘、噪声、油墨是其行业常见的职业病危害因素，企业在日常职业卫生管理工作比较健全，从职业病危害预防控制措施的设置到个人防护的使用管理均有严格的制度，工作场所检测结果仅噪声危害程度略为严重。在模拟完成协议、制订职业健康检查项目套餐及方案时可依照职业健康监护技术规范要求完成。

职业健康检查个体结论报告的模拟也可依照案例一的答题要点完成。在对疑似职业病的病例结论模拟时噪声、苯可参照案例一完成。在完成纸屑粉尘所致疑似职业病个案时可依照有机粉尘所致的职业性哮喘或是职业性急性变应性肺泡炎进行模拟，并对注意其健康检查周期的要求。在模拟正己烷所致的职业性慢性正己烷中毒的疑似职业病患者个体结论报告时需注意结合选检项目神经肌电图、尿2、5-己二酮结果的综合模拟分析。在职业禁忌证人员模拟中噪声、苯可参照案例一完成。该案例接触有机粉尘性质为植物性有机粉尘，其职业禁忌证模拟可考虑为伴肺功能损害的心血管系统疾病。高温作业职业禁忌证可模拟为未控制的高血压、糖尿病及甲状腺功能亢进症，或是慢性肾炎、癫痫、全身瘢痕面积在20%以上。前述三种未控制禁忌证在处理意见中需给出何种情况下可返回岗位工作。疑似职业病与职业禁忌证的告知、通知及报告可参考案例一模拟完成。

群体总结报告书及报告完成后有毒有害作业工人健康监护汇总表的填报与网上信息直报内容与案例一相似，可依照其要点完成。

案例十一答题要点：

本案例题（1）、（2）、（3）的相关内容可参照案例一答题要点完成。注意结合本案例为食品生产企业的特点，该企业存在主要的职业病危害因素有噪声、高温、有机粉尘等，企业在日常职业卫生管理工作比较健全，从职业病危害预防控制措施的设置到个人防护的使用管理均有严格的制度，工作场所检测结果仅噪声危害程度略为严重。在模拟完成协议、制订职业健康检查项目套餐及方案时可依照职业健康监护技术规范要求完成。

职业健康检查个体结论报告的模拟也可依照案例一的答题要点完成。在对疑似职业病的病例结论模拟时噪声可参照案例一完成。在完成有机粉尘所致疑似职业病个案时可依照有机粉尘所致的职业性哮喘或是职业性急性变应性肺泡炎进行模拟,且需要注意其健康检查周期的要求。在职业禁忌证人员模拟中噪声可参照案例一完成。该案例接触粉尘性质为纸屑粉尘,其禁忌证模拟为考虑伴肺功能损害的心血管系统疾病。高温作业职业禁忌证可模拟为未控制的高血压、糖尿病及甲状腺功能亢进症,或是慢性肾炎、癫痫、全身瘢痕面积在20%以上。前述三种未控制禁忌证在处理意见中需给出何种情况下可返回岗位工作。职业机动车驾驶作业人员职业禁忌证模拟可考虑常见的未控制的高血压及双耳语频听阈提高的情况进行模拟,其中未控制的高血压注意区分大型车与小型车有所不同。疑似职业病与职业禁忌证的告知、通知及报告可参考案例一模拟完成。

群体总结报告书及报告完成后有毒有害作业工人健康监护汇总表的填报与网上信息直报内容与案例一相似,可依照其要点完成。

案例十二答题要点:

本案例题(1)、(2)、(3)的相关内容可参照案例一答题要点完成。注意结合本案例为金属制品生产企业的特点,该企业存在主要的职业病危害因素有噪声、高温、金属粉尘、打磨粉尘、酸雾及酸酐等,其职业病危害风险较大,但该企业在日常职业卫生管理工作比较健全,从职业病危害预防控制措施的设置到个人防护的使用管理均有严格的制度,工作场所检测结果仅噪声危害程度略为严重。在模拟完成协议、制订职业健康检查项目套餐及方案时可依照职业健康监护技术规范要求完成。

职业健康检查个体结论报告的模拟也可依照案例一的答题要点完成。在对疑似职业病的病例结论模拟时噪声可参照案例一完成。酸雾作业疑似职业病案例模拟时可对职业性牙酸蚀病、职业性接触性皮炎、职业性哮喘多个同时发生的情况进行模拟,可参照相关诊断标准完成案例模拟。高温作业职业禁忌证可模拟为未控制的高血压、糖尿病及甲状腺功能亢进症,或是慢性肾炎、癫痫、全身瘢痕面积在20%以上。前述三种未控制禁忌证在处理意见中需给出何种情况下可返回岗位工作。职业机动车驾驶作业人员职业禁忌证模拟可考虑常见的未控制的高血压及双耳语频听阈提高的情况进行模拟,其中未控制的高血压注意区分大型车与小型车有所不同。疑似职业病与职业禁忌证的告知、通知及报告可参考案例一模拟完成。

群体总结报告书及报告完成后有毒有害作业工人健康监护汇总表的填报与网上信息直报内容与案例一相似,可依照其要点完成。

案例十三答题要点:

本案例题(1)、(2)、(3)的相关内容可参照案例一答题要点完成。注意结合本案例为汽车整车制造企业的特点,该企业存在主要的职业病危害因素有噪声、工业甲苯、二甲苯、电焊烟尘、砂轮磨尘、汽油、紫外辐射、锰及其无机化合物,其职业病危害风险较高,但该企业在日常职业卫生管理工作比较健全,从职业病危害预防控制措施的设置到个人防护的使用管理均有严格的制度,工作场所检测结果仅噪声危害程度略为严重。在模拟完成协议、制订职业健康检查项目套餐及方案时可依照职业健康监护技术规范要求完成。

职业健康检查个体结论报告的模拟也可依照案例一的答题要点完成。在对疑似职业病的病例结论模拟时噪声可参照案例一完成。在模拟苯所致疑似职业病个案时因本案例使用为工业甲苯、二甲苯,故原辅材料成分分析及检测中应有苯的检出才可给予该结论,需在个案模拟中加以注意。在职业禁忌证人员模拟中噪声、苯可参照案例一完成。该案例接触粉尘性质为电焊烟尘、砂轮磨尘,其禁忌证模拟可以活动性肺结核、慢性阻塞性肺病、慢性间质性肺病、伴肺功能损害的疾病进行模拟均可。高温作业职业禁忌证可模拟为未控制的高血压、糖尿病及甲状腺功能亢进症,或是慢性肾炎、癫痫、全身瘢痕面积在20%以上。前述三种未控制禁忌证在处理意见中需给出何种情况下可返回岗位工作。职业机动车驾驶作业人员职业禁忌证模拟可考虑常见的未控制的高血压及双耳语频听阈提高的情况进行模拟,其中未控制的高血压注意区分大型车与小型车有所不同。疑似职业病与职业禁忌证的告知、通知及报告可参考案例一模拟完成。

群体总结报告书及报告完成后有毒有害作业工人健康监护汇总表的填报与网上信息直报内容与案例一相似,可依照其要点完成。

案例十四答题要点:

本案例题(1)、(2)、(3)的相关内容可参照案例一答题要点完成。注意结合本案例为成衣生产企业的特点,该企业存在主要的职业病危害因素有噪声、棉尘、微波等,其中棉尘、苯是其行业常见的职业病危害因素,企业在日常职业卫生管理工作不够健全,从职业病危害预防控制措施的设置到个人防护的使用管理均无管理制度,工作场所检测结果噪声、棉尘等均超标严重。在模拟完成协议、制订职业健康检查项目套餐及方案时可依照职业健康监护技术规范要求完成。

职业健康检查个体结论报告的模拟也可依照案例一的答题要点完成。在对疑似职业病的病例结论模拟时噪声可参照案例一完成。在完成棉尘所致疑似职业病个案时可依照棉尘病进行模拟,且需要注意结合呼吸系统症状及工前、工后肺功能检查结果综合分析得出。在职业禁忌证人员模拟中噪声可参照案例一完成。高温作业职业禁忌证可模拟为未控制的高血压、糖尿病及甲状腺功能亢进症,或是慢性肾炎、癫痫、全身瘢痕面积在20%以上。前述三种未控制禁忌证在处理意见中需给出何种情况下可返回岗位工作。棉尘作业人员职业禁忌证模拟可考虑活动性肺结核、慢性阻塞性肺病或伴肺功能损害的疾病进行,注意在模拟中描述如何与绵尘病相鉴别的内容。疑似职业病与职业禁忌证的告知、通知及报告可参考案例一模拟完成。

群体总结报告书及报告完成后有毒有害作业工人健康监护汇总表的填报与网上信息直报内容与案例一相似,可依照其要点完成。

案例十五答题要点:

本案例题(1)、(2)、(3)的相关内容可参照案例一答题要点完成。注意结合本案例为建筑材料生产企业的特点,该企业存在主要的职业病危害因素噪声、石料粉尘、水泥粉尘、高温等,其中噪声、石料粉尘是其行业常见的职业病危害因素,企业在日常职业卫生管理工作比较健全,从职业病危害预防控制措施的设置到个人防护的使用管理均有严格的制度，但控制效果不够理想，工作场所检测结果噪声、水泥粉尘危害程度严重。在模拟完成协议、制订职业健康检查项目套餐及方案时可依照职业健康监护技术规范要求完成。

职业健康检查个体结论报告的模拟也可依照案例一的答题要点完成。在对疑似职业病的病例结论模拟时噪声可参照案例一完成。在完成粉尘所致疑似职业病个案时可依照矽肺及水泥尘肺进行模拟。在职业禁忌证人员模拟中噪声可参照案例一完成，该案例接触石料粉尘中游离二氧化硅浓度较高按游离二氧化硅粉尘进行案例模拟，其禁忌证模拟可以活动性肺结核、慢性阻塞性肺病、慢性间质性肺病、伴肺功能损害的疾病均可。高温作业职业禁忌证可模拟为未控制的高血压、糖尿病及甲状腺功能亢进症，或是慢性肾炎、癫痫、全身瘢痕面积在20%以上。前述三种未控制禁忌证在处理意见中需给出何种情况下可返回岗位工作。职业机动车驾驶作业人员职业禁忌证模拟可考虑常见的未控制的高血压及双耳语频听阈提高的情况进行模拟，石料运输均为大型车，其未控制的高血压注意按大型车进行模拟。疑似职业病与职业禁忌证的告知、通知及报告可参考案例一模拟完成。

群体总结报告书及个体报告完成后有毒有害作业工人健康监护汇总表的填报与网上信息直报内容与案例一相似，可依照其要点完成。

案例十六答题要点：

本案例题（1）、（2）、（3）的相关内容可参照案例一答题要点完成。注意结合本案例为家电产品制造企业的特点，该企业存在主要的职业病危害因素有铅及其无机化合物、噪声、工业甲苯、二甲苯、三氯乙烯、TDI等，该企业的职业卫生管理工作较为规范，在模拟完成协议、制订方案时可参考职业健康监护技术规范相应内容进行。

职业健康检查个体结论报告的模拟也可依照案例一的答题要点完成。在对疑似职业病的病例结论模拟时噪声、苯可参照案例一完成。在模拟铅所致的职业性慢性铅中毒的疑似职业病患者个体结论报告时可加入血红细胞锌原卟啉、尿δ-氨基-γ-酮戊酸等诊断所需选检项目后综合分析的内容模拟。案例也可模拟血铅、尿铅异常但血铅＜600 μg/L，或尿铅＜120 μg/L时按健康检查周期安排复查的情况。禁忌证人员的噪声危害作业的模拟可参考案例一中去完成。铅及其无机化合物的禁忌证模拟时需注意铅的禁忌证为中度以上贫血，并且在判断是否适合工作岗位不应只是一次性。高温作业职业禁忌证可模拟为未控制的高血压、糖尿病及甲状腺功能亢进症，或是慢性肾炎、癫痫、全身瘢痕面积在20%以上。前述三种未控制禁忌证在处理意见中需给出何种情况下可返回岗位工作。电工作业人员职业禁忌证模拟最为常见的包括晕厥、2级以上未控制的高血压、器质性心脏病或各种心律失常，模拟时晕厥需结合既往1年内的病史，心脏病可以经临床诊断的各类器质性心脏疾患如心肌梗死、心瓣膜病等，心率失常则可以有诱发短暂意识障碍或晕厥等的心率失常如窦性停搏、完全性房室传导阻滞等模拟。疑似职业病与职业禁忌证的告知、通知及报告可参考案例一模拟完成。

群体总结报告书及报告完成后有毒有害作业工人健康监护汇总表的填报与网上信息直报内容与案例一相似，可依照其要点完成。

案例十七答题要点：

本案例题（1）、（2）、（3）的相关内容可参照案例一答题要点完成。注意结合本案例为纸制品生产企业的特点，该企业存在主要的职业病危害因素为纸尘、噪声、高温、苯、油墨及酸雾酸酐等，其中纸尘、噪声、高温是其行业常见的职业病危害因素，企业在日常职业卫生管理工作比较健全，从职业病危害预防控制措施的设置到个人防护的使用管理均有严格的制度，工作场所检测结果仅噪声危害程度较为严重。在模拟完成协议、制订职业健康检查项目套餐及方案时可依照职业健康监护技术规范要求完成。

职业健康检查个体结论报告的模拟也可依照案例一的答题要点完成。在对疑似职业病的病例结论模拟时噪声、苯可参照案例一完成。本案例中虽未直接使用苯，但废纸脱墨后的油墨可能含有苯。在完成纸屑粉尘所致疑似职业病个案时可依照有机粉尘所致的职业性哮喘或是职业性急性变应性肺泡炎进行模拟，并应注意其健康检查周期的要求。在职业禁忌证人员模拟中噪声、苯可参照案例一完成，该案例接触有机粉尘性质为植物性有机粉尘，其职业禁忌证模拟可考虑为伴肺功能损害的心血管系统疾病。高温作业职业禁忌证可模拟为未控制的高血压、糖尿病及甲状腺功能亢进症，或是慢性肾炎、癫痫、全身瘢痕面积在20%以上。前述三种未控制禁忌证在处理意见中需给出何种情况下可返回岗位工作。疑似职业病与职业禁忌证的告知、通知及报告可参考案例一模拟完成。

群体总结报告书及报告完成后有毒有害作业工人健康监护汇总表的填报与网上信息直报内容与案例一相似，可依照其要点完成。

案例十八答题要点：

本案例题（1）、（2）、（3）的相关内容可参照案例一答题要点完成。注意结合本案例为热力发电厂的特点，该企业存在主要的职业病危害因素噪声、煤炭粉尘、高温、酸雾与酸酐、二氧化硫、氮氧化物等，其中煤炭粉尘、噪声是其行业常见的职业病危害因素，企业在日常职业卫生管理工作比较健全，从职业病危害预防控制措施的设置到个人防护的使用管理均有严格的制度，除噪声危害外其他控制均较为理想。在模拟完成协议、制订职业健康检查项目套餐及方案时可依照职业健康监护技术规范要求完成。

职业健康检查个体结论报告的模拟也可依照案例一的答题要点完成。在对疑似职业病的病例结论模拟时噪声可参照案例一完成。在完成粉尘所致疑似职业病个案时可依照煤工尘肺进行模拟。模拟氮氧化物疑似职业病时参照虑职业性刺激性化学物所致慢性阻塞性肺疾病，注意鉴别其他心肺疾患及长期吸烟史等。在职业禁忌证人员模拟中噪声可参照案例一完成。该案例接触煤炭粉尘可按煤工尘肺相关职业禁忌证进行案例模拟，其禁忌证模拟可以活动性肺结核、慢性阻塞性肺病、慢性间质性肺病、伴肺功能损害的疾病。高温作业职业禁忌证可模拟为未控制的高血压、糖尿病及甲状腺功能亢进症，或是慢性肾炎、癫痫、全身瘢痕面积在20%以上。前述三种未控制禁忌证在处理意见中需给出何种情况下可返回岗位工作。职业机动车驾驶作业人员职业禁忌证模拟可考虑常见的未控制的高血压及双耳语频听阈提高的情况进行模拟，其中未控制的高血压注意区分大型车与小型车有所不同。疑似职业病与职业禁忌证的告知、通知及报告可参考案例一模拟完成。

群体总结报告书及报告完成后有毒有害作业工人健康监护汇总表的填报与网上信息直报内容与案例一相似，可依照其要点完成。

案例十九答题要点：

本案例题（1）、（2）、（3）的相关内容可参照案例一答题要点完成。注意结合本案例为码头运输企业的特点，该企业存在主要的职业病危害因素有噪声、高温、植物性有机粉尘、煤炭粉尘等，其高温、粉尘是其行业常见的职业病危害因素，企业在日常职业卫生管理工作比较健全，从职业病危害预防控制措施的设置到个人防护的使用管理均有严格的制度，工作场所检测结果噪声、粮食粉尘与高温危害程度较重。在模拟完成协议、制订职业健康检查项目套餐及方案时可依照职业健康监护技术规范要求完成。

职业健康检查个体结论报告的模拟也可依照案例一的答题要点完成。在对疑似职业病的病例结论模拟时噪声可参照案例一完成。在完成植物性有机粉尘所致疑似职业病个案时可依照有机粉尘所致的职业性哮喘或是职业性急性变应性肺泡炎进行模拟，且需要注意其健康检查周期的要求。在完成煤炭粉尘所致疑似职业病个案时可依照煤工尘肺进行模拟，但注意作业场所煤炭粉尘并未检出严重超标情况，可结合接害工龄、既往职业史等情况综合分析给出。在职业禁忌证人员模拟中噪声可参照案例一完成。该案例接触粉尘性质为植物性有机粉尘与煤炭粉尘，其禁忌证模拟有机粉尘接触考虑为伴肺功能损害的心血管系统疾病，煤炭粉尘可以活动性肺结核、慢性阻塞性肺病、慢性间质性肺病、伴肺功能损害的疾病进行模拟。高温作业职业禁忌证可模拟为未控制的高血压、糖尿病及甲状腺功能亢进症，或是慢性肾炎、癫痫、全身瘢痕面积在20%以上。前述三种未控制禁忌证在处理意见中需给出何种情况下可返回岗位工作。职业机动车驾驶作业人员职业禁忌证模拟可考虑常见的未控制的高血压及双耳语频听阈提高的情况进行模拟，其中未控制的高血压注意区分大型车与小型车的区别。高处作业职业禁忌证常见的有未控制的高血压、眩晕症、器质性心脏病或各类心率失常，模拟时晕厥可结合既往病史，心脏病可以经临床诊断的各类器质性心脏疾患如心肌梗死、心瓣膜病等进行模拟，心率失常则可以有诱发短暂意识障碍或晕厥等的心率失常如窦性停搏、完全性房室传导阻滞等进行模拟，眩晕症需结合相应症状及前庭功能检查结果分析进行模拟。疑似职业病与职业禁忌证的告知、通知及报告可参考案例一模拟完成。

群体总结报告书及报告完成后有毒有害作业工人健康监护汇总表的填报与网上信息直报内容与案例一相似，可依照其要点完成。

案例二十答题要点：

本案例题（1）、（2）、（3）的相关内容可参照案例一答题要点完成。注意结合本案例为汽车发动机制造企业的特点，该企业存在主要的职业病危害因素有噪声、含苯的工业甲苯、二甲苯、金属粉尘、电焊烟尘、砂轮磨尘、紫外辐射、锰及其无机化合物，其职业病危害风险较重，该企业在日常职业卫生管理工作比较健全，从职业病危害预防控制措施的设置到个人防护的使用管理均有严格的制度，工作场所检测结果噪声危害程度较为严重，粉尘也有超标监测点，苯虽未超标但存在检出。在模拟完成协议、制订职业健康检查项目套餐及方案时可依照职业健康监护技术规范要求完成。

职业健康检查个体结论报告的模拟也可依照案例一的答题要点完成。在对疑似职业病的病例结论模拟时噪声、苯可参照案例一完成。在模拟苯所致疑似职业病个案时虽本案例使用为含苯的工业甲苯、二甲苯，需综合作业场所检测资料综合分析后给予该结论。在小件与大件车间均存在使用砂轮打磨产生的粉尘，总装车间焊接工种接触电焊烟尘，故可按照尘肺或电焊工尘肺进行疑似职业病的模拟。在职业禁忌证人员模拟中噪声、苯可参照案例一完成。该案例接触粉尘性质为电焊烟尘、砂轮磨尘，其禁忌证模拟可以活动性肺结核、慢性阻塞性肺病、慢性间质性肺病、伴肺功能损害的疾病进行模拟均可。高温作业职业禁忌证可模拟为未控制的高血压、糖尿病及甲状腺功能亢进症，或是慢性肾炎、癫痫、全身瘢痕面积在20%以上。前述三种未控制禁忌证在处理意见中需给出何种情况下可返回岗位工作。疑似职业病与职业禁忌证的告知、通知及报告可参考案例一模拟完成。

群体总结报告书及报告完成后有毒有害作业工人健康监护汇总表的填报与网上信息直报内容与案例一相似，可依照其要点完成。

第六章　职业卫生流行病学

第一节　流行病学基本知识

一、单项选择题

1. C	2. A	3. B	4. C	5. C
6. B	7. B	8. B	9. C	10. C
11. B	12. D	13. A	14. B	15. B
16. B	17. D	18. E	19. D	20. C
21. D	22. B	23. B	24. C	25. C

二、多项选择题

1. AD	2. ABCD	3. ABCD	4. ABC	5. ABCD
6. BC	7. ACE	8. AC	9. BD	10. BD
11. ABCD	12. ACDE	13. ABCDE	14. ABD	15. ACD
16. ABCD	17. DE	18. ABCD	19. ACE	20. BC
21. ABDE	22. ABE	23. ACDE	24. ABCD	25. ABD

三、判断题

1. 错	2. 错	3. 错	4. 对	5. 对
6. 对	7. 对	8. 对	9. 对	10. 对
11. 错	12. 对	13. 错	14. 对	15. 对
16. 错	17. 错	18. 错	19. 错	20. 错
21. 对	22. 错	23. 对	24. 错	25. 对

四、填空题

1. 暴露机会、劳动条件、劳动强度
2. 发病率
3. 分层抽样
4. 选择偏倚、信息偏倚、混杂偏倚
5. 一般人群中所研究疾病的发病率、暴露组与对照组人群发病率之差、要求的显著性水平、检验把握度
6. 前瞻性队列研究、历史性队列研究、双向性队列研究
7. 选择偏倚
8. 4
9. 随机、对照、盲法
10. 队列研究、病例对照研究
11. 外围的远因、致病机制的近因
12. 一
13. 描述性
14. 信息偏倚
15. 流行病学三角、轮状模型

五、名词解释

1. 流行：是指某疾病在某地区显著超过该疾病历年散发发病水平。
2. 发病率：表示在一定时间内，一定人群中某疾病新病例出现的频率。
3. 队列研究：是将一个范围明确的人群按照是否暴露于某可以因素及其暴露程度分为不同的亚组，追踪其各自的结局，比较不同亚组之间结局的差异，从而判定暴露因子与结局之间有无因果关联及关联大小的一种观察性研究方法。
4. 偏倚：指在研究推理过程中的各个阶段，由于其他因素的影响，设计的失误、资料获取失真、分析方法不正确或推断不符合逻辑等所引起，使得所获得的结果系统地偏离真实值，从而得出错误的结果或结论。
5. 暴露：在流行病学研究中，暴露指的是研究对象具有某种特征，或其接触任何可能与其健康有关的因素。
6. 类实验：一个完全的流行病学实验必须有对照、随机抽样分组、干预措施、随访观察结局这四个基本特征，如果一项实验研究缺少其中一个或几个特征，这种实验就称为类实验。
7. 匹配过度：病例对照研究中匹配的目的是保证对照组与病例组在某些重要方面的可比性。首先，所匹配的因素一定是混杂因素，否则不应匹配，其次，即使是混杂因素也不一定都要匹配，因为一旦某因素做了匹配，不但该因素与疾病的关系不能分析，而且该因素与其他因素的交互作用也不能充分分析。把不必要的因素列入匹配，不但丢失了信息，增加了工作难度，反而还降低了研究效率，这种情况称为匹配过度。
8. 危险因素：指使疾病发生概率升高的特征或暴露因素。
9. 二级预防：又称临床前期预防，即在疾病的临床前期做好早期发现，早期诊断，

早期治疗的"三早"预防措施。

10. 哨点监测：为了达到特定目的，在经过选择的人群中用标准的内容和方法开展的监测，称为哨点监测。

六、简答题

1. （1）影响患病率升高的因素：病程长，寿命延长，新病例增加，病例迁入，健康者迁出，诊断水平提高，报告率提高。

（2）影响患病率降低的因素：病死率高，新病例减少，健康者迁出，病例迁出。

2. 现况研究的特点：①现况研究开始时一般不设有对照组；②现况时间具有特点的时期或时点；③现况研究在确定因果联系时受到限制；④对不会发生改变的暴露因素，可做因果推断；⑤用现在的暴露（特征）来替代或估计过去的情况具有一定的条件限制；⑥定期重复调查可获得发病率的资料。

3. 队列研究的偏倚及防止策略：①选择偏倚。如果研究人群在一些重要因素方面与一般人群或待研究的总体人群存在差异，即研究人群（样本）不是一般人群（总体）的一个无偏代表，将会引起选择偏倚。选择偏倚一旦产生，往往很难消除。预防选择偏倚的方法有严格遵守随机化的抽样原则，严格按规定的标准选择对象，坚持随访到所有的研究对象。②失防偏倚。指在队列研究的追踪观察期内，由于对象迁移、外出、死于非终点疾病或拒绝继续参加观察而退出队列所致的偏倚。失防偏倚也属于选择偏倚，需要尽量提高研究对象的依从性。③信息偏倚。指在获取暴露、结局或其他信息时所出现的系统误差。信息偏倚的防止办法包括选择精确稳定的测量方法、校准仪器、严格的实验操作规程、同等地对待每一个研究对象、提高临床诊断技术的准确性、明确各项标准、严格按规定执行、做好调查员培训等。④混杂偏倚。是指所研究因素与结果的联系被其他外部因素混淆。混杂偏倚的防止需在研究设计阶段对研究对象作某种限制，在对照的选择中采用匹配的方法，在研究对象抽样中严格遵守随机化原则，在资料分析中可采用分层分析、标准化和多因素分析等方法。

4. （1）队列研究与实验性研究的相同点：①均为由因及果的研究方法；②均需设立对照组；③均能够检验因素与疾病的因果关系。

（2）队列研究与实验性研究的不同点：①队列研究属于观察法，实验性研究属于实验法。②实验性研究必须有人为的干预措施，队列研究则不需要。③队列研究中的暴露是在研究之前已客观存在的，然后根据暴露与否分组，而实验性研究是随机分组，然后给其中一组人为地施加干预措施（暴露）。

5. 因果关联推断的标准：①关联的时间顺序；②关联的强度；③关联的可重复性；④关联的合理性；⑤研究的因果论证强度。

6. 疾病三级预防：一级预防，又称病因预防，主要包括健康促进和健康保护。

二级预防，又称"三早"预防，即早发现、早诊断、早治疗，是防止或减缓疾病发展而采取的措施。要达到"三早"预防，就要向群众大力宣传防病知识和有病早治的好处，提高医务人员诊断水平，开发适宜的筛检方法及检测技术。

三级预防，又称临床预防，三级预防可以防止伤残和促进功能恢复，提高生存质量，延长寿命，降低病死率，主要包括对症治疗和康复治疗。

第二节 流行病学方法在职业卫生中的应用

一、单项选择题
1. A   2. C   3. C   4. E   5. D

二、多项选择题
1. ACD   2. ABCDE   3. BE   4. ABCE   5. ABCDE

三、判断题
1. 错   2. 错   3. 对   4. 对   5. 错

四、填空题
1. 介绍、现场
2. 基本情况调查、专题调查、事故调查
3. 有害因素、职业人群
4. 职业卫生事故调查
5. 事故发生的全过程

五、名词解释
1. 健康工人效应：由于职业人群多处于青壮年阶段，有些还经过就业体检加以筛选，故较一般人群健康，至少开始工作时是健康的，总发病率与死亡率将低于总体人群，这种现象称为健康工人效应。
2. 职业流行病学：用流行病学方法研究疾病和其他健康指标在职业人群中分布和决定因素的学科。调查职业病的发病率、死亡率、患病率和职业性危害因素引起的其他现象的发生率，测量职业暴露和疾病的联系。

六、简答题
1. 从事染料生产的相对危险度 $OR=1.6$。年龄、性别、吸烟和可能与从事染料生产有关并引起膀胱癌的其他因素均应考虑为混杂因素。
2. 职业卫生事故调查是对急性职业中毒事故发生的原因和引起中毒的有害物质以及事故所致人员损伤情况等进行的现场调查，目的在于尽快有效的抢救病人，预防事故的再次发生。其主要内容包括：职业卫生基本情况、事故发生的全过程、检测生产环境中各种可疑有害因素的浓度或强度。
3. 完整的职业卫生专题调查分为准备、实施和总结三个阶段。准备阶段的主要任务是明确目的、设计调查方案、组建调查人员，并进行试点调查。实施阶段是在试点调查基础上总结经验教训，按照计划，全面开展工作。总结阶段是对进行资料整理与分析，将原始素材中具有科学意义的信息挖掘出来，形成有实际指导意义的总结报告或论文。
4. 职业卫生基本情况调查的内容主要包括：用人单位基本情况、主要工作场所的劳动条件、主要产品和工艺流程、防护设施及其使用维修情况、职业性有害因素及其接触人数、作业环境及接触者健康状况、劳动组织及班次、生活福利和医疗服务情况、建设项目三同时情况、职业卫生培训情况、职业卫生管理情况等。

第七章　职业健康监护质量管理

第一节　质量管理手册

一、单项选择题

1. A	2. D	3. E	4. C	5. B
6. B	7. B	8. C	9. C	10. C
11. B	12. C	13. A	14. A	15. D
16. C	17. E	18. E	19. D	20. E
21. C	22. C	23. E	24. B	25. A
26. D	27. B	28. E	29. B	30. D

二、多项选择题

1. ACE	2. ABDE	3. ABCDE	4. ABCE	5. BCD
6. ABCDE	7. ABD	8. BC	9. ACDE	10. ABDE
11. ACDE	12. ABCDE	13. ABCDE	14. ABDE	15. ABCD
16. ABCDE	17. BCD	18. AD	19. ABD	20. CDE
21. ABD	22. DE	23. BCE	24. CD	25. AD

三、判断题

1. 对	2. 错	3. 对	4. 对	5. 对
6. 对	7. 错	8. 错	9. 对	10. 错

四、填空题

1. 复查评价及建议

2. 质量负责人

3. 计量部门

4. 纠正措施

5. 书面

6. 唯一性

7. 杠改

8. 最高管理者

9. 授权签字人

10. 作废

五、名词解释

1. 质量管理手册：是证实或描述文件化质量体系的主要文件，是阐明一个组织的质量方针，并描述其质量体系的文件。可应用于多方面的质量管理，是一种有效的管理方案。

2. 质量管理：是指确定质量方针、目标和职责，并通过质量体系中的质量策划、控制、保证和改进来使其实现的全部活动。

3. 质量方针：是由组织的最高管理者正式发布的该组织总的质量宗旨和方向。

4. 内部审核：指实验室或机构针对质量管理体系中的全部要素，定期对其所进行的活动审核，以验证其管理体系的运行是否持续有效。

5. 质量目标：是职业健康检查工作在质量方面所追求的目的，质量目标是与质量方针保持一致的具体化、细节化的工作准则。

6. 文件控制：指对机构质量管理体系所要求的文件的编写、批准、发放、使用、更改、回收和作废等过程进行控制，以确保机构使用现行有效的文件和资料。

六、简答题

1. （1）质量管理体系：指以质量管理为对象，通过指导和控制组织的与质量相关的相互协调的活动所建立或形成的体系。
（2）质量管理体系的作用：是用以指挥和控制组织质量方针、目标的建立与实施，目的是实现质量目标。

2. 建立职业健康监护质量管理体系的意义：①有利于实现职业健康监护规范化管理。②有利于稳定和提高职业健康检查服务的质量。③有利于提高工作效率、降低成本、提高效益。④有利于减少失误、纠纷，降低业务风险。⑤有利于获得权威机构的认可，有利于体检数据被社会及客户信任。⑥有利于提高市场竞争力和拓展市场。

3. （1）质量管理体系文件的构成：由三个层次的文件构成。第一层次：质量手册；第二层次：程序文件；第三层次：各种作业指导书、工作规程、质量记录等。
（2）三个层次的质量管理体系文件的作用及关系：质量手册：质量手册是组织内部质量管理的纲领性文件和行动准则，阐明组织的质量方针，并描述其质量管理体系的文件，它对质量管理体系做出了系统、具体而又纲领性的阐述。程序文件：质量手册的支持性文件，是实施质量管理体系要素的描述，它对所需要的各个职能部门的活动规定了所需要的方法，在质量手册和作业文件间起承上启下的作用。作业文件：程序文件的支持性文件，是对具体的作业活动给出的指示性文件。

4. 建立质量管理体系的步骤：①质量体系的策划与设计。该阶段主要是做好各种准备工作，包括教育培训，了解相关法律法规，分析内外部环境，组织落实，拟定计划；确定质量方针，制订质量目标；确定组织结构，配备资源等方面。②质量体系的建设。该阶段主要是建设改善设施环境条件，加强技术人员建设，组织编写质量管理体系文件，审核批准发布体系文件，并组织学习宣贯。③质量体系的运行及改进。通过试运行，监督各部门贯彻执行体系文件的情况，并对暴露出的问题，及时采取改进措施和纠正措施，组织质量体系的内部审核与管理评审，以验证和确认体系文件的适用性和有效性，通过持续改进不断完善质量体系。

5. 建设职业健康监护质量管理体系应遵循下列 8 项质量管理原则：①以客户为关注的角度，机构应该了解客户的需求，满足客户的要求。②领导作用，领导者建立创造的环境能使员工充分参与实现组织目标的活动。③全员参与，鼓励各级工作人员为机构的利益充分发挥才干。④过程方法，将相关的资源和活动作为过程来进行管理，可以更高效地达到预期的目的。⑤管理的系统方法，识别、理解并管理一个由相互联系的过程所组成的体系，提高组织的有效性和效率。⑥以 PDCA 循环模式不断持续改进。⑦基于事实的决策方法，在数据和信息的分析基础上做决定。⑧互利的供方关系，与供方之间

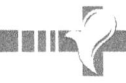

保持互利关系,增强双方的创造价值的能力。

6. 质量目标与质量方针的联系:职业健康监护的质量方针是职业健康监护组织的最高管理者发布的机构总的质量宗旨和方向,质量方针确定了机构在职业健康检查工作质量方面的策略和追求方向,是质量管理领域一切活动的驱动力。质量目标是职业健康检查在质量方面所追求的目的。质量方针与质量目标是保持一致的,质量方针是职业健康检查机构中长期追求的一个宗旨方向,质量目标是近期的具体目标。质量方针为质量目标的建立提供了一个框架,质量目标在质量方针的框架下,督促指导各部门在各个方面工作以质量为核心不断改进。

第二节 程序文件

一、单项选择题

1. B	2. A	3. B	4. B	5. D
6. C	7. A	8. A	9. A	10. D
11. C	12. D	13. E	14. B	15. A
16. C	17. E	18. D	19. B	20. C
21. B	22. B	23. D	24. D	25. B
26. C	27. C	28. A	29. C	30. D

二、多项选择题

1. ABCDE	2. ABCD	3. ACDE	4. ABE	5. ABCDE
6. BCD	7. ABCDE	8. ADE	9. ABC	10. ABCDE
11. BCD	12. ABCDE	13. BCDE	14. AE	15. ABDE
16. ABC	17. BC	18. ABCD	19. BCD	20. ACDE
21. ABCD	22. ABD	23. ABCE	24. ABCDE	25. ABCD

三、判断题

1. 对	2. 错	3. 错	4. 错	5. 对
6. 错	7. 错	8. 错	9. 错	10. 对

四、填空题

1. 合格、准用、停用

2. 附加审核

3. 启动、控制

4. 纠正措施

5. 原始记录

6. 职业健康监护授权签字人

7. 质控关键点

8. 委托-体检方案-体检-数据、资料汇总录入-体检结果分析-职业性健康检查总结报告书

9. 作业指导书

10. 封样、标识、记录

五、名词解释

1. 质量控制点：指质量活动过程中需要进行重点控制的对象或实体。它具有动态特性。具体地说，是生产现场或服务现场在一定的期间内、一定的条件下对需要重点控制的质量特性、关键部位、薄弱环节，以及主导因素等采取特殊的管理措施和方法，实行强化管理，使工序处于良好控制状态，保证达到规定的质量要求。

2. 纠正措施：指为消除已发现的不合格或其他不期望情况的原因所采取的措施。

3. 预防措施：指为消除潜在不合格或其他潜在不期望情况的原因所采取的措施。

4. 溯源性：指通过一条具有规定不确定度的不间断的比较链，使测量结果或测量标准的值能够与规定的参考标准，通常是与国家测量标准或国际测量标准联系起来的特性。

5. 程序文件：指在质量管理体系中质量手册的下一级文件层次，规定某项工作的一般过程。再下一级文件层次是作业指导书。程序文件存储的是程序，包括源程序和可执行程序。

6. 不符合项：指性能、文件或程序方面的缺陷，因而使某一物项的质量变得不可接受或不能确定。

7. 内部培训考核：指本院工作人员上岗前必须通过由职业健康监护以及相关部门负责人主持的培训考核，应针对岗位的要求进行，考核内容包括质量管理体系文件、有关法律法规、所在岗位职责、工作性质、专业技术知识与技能等。

六、简答题

1. 职业健康监护开展新项目的内部评审程序：①新项目负责人将新项目的总结报告及相应的报告书（单）等技术资料提交质量负责人。②质量负责人组织对新项目进行项目实施效果的系统评审，识别存在的问题，并提出必要的改进措施。③质量负责人根据评审意见做出综合评价，报技术负责人批准。④质量管理科负责对评审结果及任何必要的改进措施进行记录，并予以保存。⑤新项目负责人根据内部评审结论，组织相应的文件修改。

2. 日常职业健康监护工作的质量控制：①健康监护部门负责本专业日常工作的控制，当发现异常情况应立即组织人员采取措施，当发现存在不符合或潜在不符合时，相关人员应及时与内审员和质量负责人沟通，配合做好原因的调查及相应纠正或预防措施，确保健康监护工作得到有效的控制。质量监督员对本部门所从事的活动进行控制，发现异常及时记录，并上报部门负责人或质量负责人；情况严重，立即采取控制措施，必要时，应启用《不符合工作的控制程序》。③质量管理科主任根据各专业部门和质量监督员报告的情况做好相应的记录，组织对日常健康监护工作进行质量监控，必要时，启动《纠正措施程序》或《预防措施程序》。④质量监督员在日常的工作中注意以下问题：消耗材料、方法、作业指导书、标准、手册、记录、健康检查仪器设备等。

3. 报告书（单）发放的注意事项：①报告授权签字人负责批准报告书（单）的发放，并签名确认。②完成报告签名后，健康监护部门根据不同的要求统一盖章发放，其他人员不得擅自盖章。③报告书副本由质量管理科负责留底归档；各健康监护部门应配合做好报告书副本、相关记录的存档工作，质量管理科定期分类整理、归档。④发放职业健康检查报告书（单）以 30 个工作日为时限，如果需要以简化的方式发放报告，按本程序有关规定执行。⑤如果需要以电话、传真的形式传送报告结果，应按相关规定进行申请，报告发放员负责传送并做好登记；但传送时应向委托方声明：所发放的内容只作参考，以正式书面报告为准。⑥如果客户要求以邮寄方式发放报告，应按相关规定进行申请，报告发放员负责邮寄报告的保密性和完整性，并在发放登记"备注"中注明。⑦待发报告由报告发放员保管，并填写"职业健康检查总结报告书发放登记表"，以待委托方领取报告。

4. 网络直报的工作程序：①职业健康监护部门负责安排人员于每次职业健康检查开始前对企业进行调查，并填写职业病危害因素作业工人健康监护信息表，并确保填写内容与健康检查项目实施情况一致。②职业健康监护部门安排专人负责协助对收集的职业病危害因素作业工人监护信息表进行整理，完成职业病危害因素作业健康检查数据的填写。③职业卫生管理科负责安排固定人员对上报材料进行收集整理，并完成网络直报。

5. 评价职业健康监护质量监控计划实施的有效性：①定期汇总职业健康监护质量监控计划实施情况，评估其有效性，一般每年不少于 1 次；评估不符合的应交相应部门查明原因，重新制订监控计划，并及时向质量负责人汇报。②对经连续两年运行并通过评审确认有效的质量监控计划，可连续三年不进行有效性评审，直至运行中发现问题、改进机会或缺陷，或三年期满后才重审。③质量负责人将质量监控计划评审结果及纠正措施情况提交管理评审。

6. 期间核查程序和溯源程序的目的：①为确保职业健康检查结果的准确性和有效性，保证检查仪器设备的正常运行使用，特制订本程序。②对设备（从选购到维护的各个环节）的检定、校准进行控制，确保其量值准确，并能溯源到国际单位制（SI）及国家计量基准。

7. 职业健康监护部门负责人和质量监督员对相关职业健康检查工作进行监督时，主要从哪些环节对不符合项进行识别：①客户申诉发现问题。②人员操作的失误。③仪器设备的损坏及失效。④消耗材料的质量问题。⑤技术方法存在的问题。⑥环境条件的失控。⑦校准或溯源性的失控。⑧原始记录上的差错。⑨数据处理上的差错。⑩计算机出现的异常。⑪报告书（单）中的差错。⑫部门协作方、分包方的失误。⑬质量控制中发现的问题。⑭内部审核或外部审核中发现的差错。⑮管理评审中发现的问题。

第三节　作业指导书

一、单项选择题

1. A	2. E	3. C	4. A	5. C
6. A	7. C	8. B	9. E	10. B
11. B	12. B	13. D	14. C	15. B
16. D	17. E	18. C	19. C	20. E
21. A	22. A	23. E	24. D	25. A
26. C	27. A	28. E	29. C	30. C

| 31. A | 32. E | 33. A | 34. D | 35. E |
| 36. D | 37. E | 38. D | 39. E | 40. E |

二、多项选择题

1. ABCDE	2. ABCDE	3. ABCD	4. ABC	5. ABCD
6. ABCDE	7. ABCDE	8. ABCD	9. ABCD	10. AD
11. ABC	12. ACD	13. ABD	14. ABCD	15. ABDE
16. ABC	17. ABC	18. CD	19. AB	20. ABCD
21. ACDE	22. ABCD	23. ABCD	24. ADE	25. ABCDE
26. ABCDE	27. ABCDE	28. ABCDE	29. ABCD	30. BDE

三、判断题

| 1. 对 | 2. 错 | 3. 错 | 4. 错 | 5. 错 |
| 6. 对 | 7. 错 | 8. 错 | 9. 对 | 10. 对 |

四、填空题

1. 《职业病防治法》《职业健康检查管理办法》
2. 职业卫生状况
3. 必检项目，选检项目
4. 代谢方式、半衰期
5. 体检项目、体检人数
6. 授权签字人
7. 职业史、既往史、职业病危害因素暴露情况、医学生理学检查结果
8. 阻塞性通气功能障碍、限制性通气功能障碍、混合性通气功能障碍
9. 较好耳，右耳
10. 复查

五、名词解释

1. 作业指导书：指为保证过程的质量而制订的程序。
2. 质量记录：指机构进行质量活动所留下的记录。
3. 复查：指职业健康检查发现与目标疾病相关的单项或多项异常时，对相应指标再进行确认的过程。
4. 噪声敏感者：指上岗前职业健康检查纯音听力检查各频率听力损失均≤25 dB，但噪声作业1年之内，高频段3 000 Hz、4 000 Hz、6 000 Hz中任一耳，任一频率听阈≥65 dB者。
5. 室间质量评价：是多家实验室分析同一标本并由外部独立机构收集和反馈实验室上报的结果以此评价实验室操作的过程。
6. 室内质控：是各实验室为了监测和评价本室工作质量，以决定常规检验报告能否发出所采取的一系列检查、控制手段。
7. 个体健康评价：是指主检医师根据受检者的职业健康检查结果做出综合评定的过程。

六、简答题

1. 职业史采集的注意事项：①职业史按参加工作时间填写，同时记录接触毒物名称。同一时间内接触两种或两种以上毒物，或在一段时间内前后接触两种或两种以上接触毒物，分别记录接触时间和毒物名称。②应选择通俗易懂的语言，以提高病史采集的技巧。③对于曾经诊断过职业病的劳动者需要出示诊断书（本）、详细记录、病名、诊断机构、诊断时间等。

2. 不可以。油漆中的挥发性物质苯、甲苯、二甲苯主要危害人的血液循环，李某白细胞总数偏低，属职业禁忌证，应过一段时间后复查，如正常，才可以。

3. 纯音听阈检查的基本要求及注意事项：①由于该项检查较为特殊，在现场检查时，尽量选取单独房间并做到隔音良好，否则应了解检测室的本底是否适宜进行检查。②纯音测听检查为主观检查，故受检者的配合极其重要，应事先与受检者进行沟通，说明声音的反应方法和注意事项，使之能有效的完成检查。③由测试者佩戴耳机，按升5降10的原则确定每一频段全面、仔细的检查。④当两耳听力有差异时，从较好耳开始测试，若双耳听力相同，则一般先测试右耳。

4. 现场开展职业健康检查时应注意：①进行职业健康检查的受检者在用人单位无专人负责带队时，要求受检者都必须出示个人身份证，必要时在体检表上贴上本人近照，以查验是否与检查者相符后才可体检，条件允许时应在体检前进行拍照。②将体检表全面核实体检项目或检查单据后发给每位受检者，受检者根据体检顺序及流程逐项检查，有疑虑者可询问现场导医，导医岗位的设置是现场服务人性化的具体体现。③加强现场服务意识，设置现场责任人岗位，采用有效的沟通模式协调各方面关系，出现病情危重者或应急事件及时上报，确保体检有序进行。

5. 体检工作完成后主检医师还应做以下工作：①体检报告及评价阶段根据受检者接触的职业病危害情况及职业健康检查结果综合分析后，主检医师对每个受检者的健康状况严格按照目前未见异常、复查、疑似职业病、职业禁忌证、其他疾病或异常五种类型出具个体结论性意见。②同时为用人单位出具总结性报告，对职业病危害因素的危害程度、防护措施效果等进行综合评价，分析劳动者健康损害和职业接触的因果关系和健康危险度，指出在生产工艺、作业环境、防护设施方面存在的问题，提出改进的意见和干预措施的建议。③对本次检查检出的疑似职业病或职业病、职业禁忌证者填写疑似职业病、职业禁忌证报告卡并上报有关部门。④有客观准确的职业禁忌证时应明确指出不宜从事什么有害作业；需复查时应说明复查哪些项目、复查几次；若发现其他疾患者应建议到有关医院检查治疗。

6. 使用仪器进行职业健康检查前应注意：①仪器是否经过检定或校准，检定是否在有效期内。②使用充电电池的仪器电量是否满足检查需要。③仪器使用的环境条件应当满足要求。④需要预热等有特殊要求的仪器严格按操作说明进行。

7. 制订职业健康检查工作方案时要考虑：①对企业的基本情况是否了解，是否现场职业卫生学调查？在开展职业健康检查前，应对被检查企业的职业卫生状况有充分的了解，否则应进行必要的调查。②明确职业健康检查对象、职业病危害因素和检查项目，根据作业场所有害因素浓度或强度以及个体暴露时间的长短，确定职业健康检查对象;并对照《职业健康检查项目及周期》确定受检者体检项目。③职业健康检查委托协议制订应加强与用人单位的密切交流,深入了解目前企业状况和需求,按时组织体检。④在噪声作业人员体检时,应考虑到员工长时间暴露在较强噪声中暂时性听阈位移的发生等情况。

主要参考文献

［1］中华人民共和国职业病防治法［S］.中华人民共和国主席令第 48 号（2016 年 7 月 2 日修订）.

［2］刘移民.职业病防治理论与实践［M］.北京：化学工业出版社，2010.

［3］孙贵范.职业卫生与职业医学［M］.7 版.北京：人民卫生出版社，2012.

［4］詹思延.流行病学［M］.7 版.北京：人民卫生出版社，2012.

［5］中华人民共和国卫生部.GBZ 1—2010 工业企业设计卫生标准［S］.北京：中国建筑工业出版社，2010.

［6］中华人民共和国住房和城乡建设部.GB/T 50087—2013 工业企业噪声控制设计规范［S］.北京：中国建筑工业出版社，2013.

［7］中华人民共和国卫生部.GBZ/T 194—2007 工作场所防治职业中毒卫生工程防护措施规范［S］.北京：中国建筑工业出版社，2007.

［8］中华人民共和国国家质量监督检验检疫总局中国国家标准化管理委员会.GB/T 29510—2013 个体防护装备基本要求［S］.北京：中国标准工业出版社，2013.

［9］蒋仲安，杜翠凤，牛伟.工业通风与除尘［M］.2 版.北京：冶金工业出版社，2010.

［10］张殿印，王纯.除尘工程设计手册［M］.2 版.北京：化学工业出版社，2010.

［11］中华人民共和国卫生和计划生育委员会.GBZ188—2014 职业健康监护技术规范［S］.北京：中国标准出版社，2014.

［12］谢建华.质量管理体系 ISO9001&TS1649 最新应用实务［M］.北京：中国经济出版社，2013.

［13］北京质量协会.2015 版质量管理体系审核员实用教程［M］.北京：中国铁道出版社，2015.

［14］张登学.现场职业健康体检的质量控制［J］.职业卫生与病伤，2009，24（2）：104-105.

［15］倪蕾，吴静，吴桂芳.职业健康监护流程中的质量控制［J］.医学信息，2010，23（11）.